監修　日比　紀文　●　山本　博徳
編集　久松　理一　●　矢野　智則

実臨床に役立つ

IBD内視鏡

―― 診断・モニタリング・サーベイランス

日本メディカルセンター

■ 監　修
- 日比　紀文　北里大学北里研究所病院炎症性腸疾患先進治療センター　センター長
- 山本　博徳　自治医科大学消化器内科　教授

■ 編　集
- 久松　理一　杏林大学医学部第三内科学　教授
- 矢野　智則　自治医科大学消化器内科　講師

■ 執　筆（執筆順）
- 山田　哲弘　東邦大学医療センター佐倉病院内科学講座消化器内科分野　助教
- 鈴木　康夫　東邦大学医療センター佐倉病院内科学講座消化器内科分野　教授
- 村野　実之　むらのクリニック　院長
- 辻川　知之　東近江総合医療センター　副院長/同 消化器内科
- 馬場　重樹　滋賀医科大学消化器内科　講師
- 小林　清典　北里大学医学部新世紀医療開発センター　准教授
- 横山　　薫　北里大学医学部消化器内科　講師
- 佐田　美和　北里大学医学部消化器内科　講師
- 五十嵐正広　がん研有明病院消化器内科　部長
- 岸原　輝仁　がん研有明病院消化器内科　副医長
- 千野　晶子　がん研有明病院消化器内科　医長
- 梁井　俊一　岩手医科大学内科学講座消化器内科消化管分野　助教
- 松本　主之　岩手医科大学内科学講座消化器内科消化管分野　教授
- 竹内　　健　東邦大学医療センター佐倉病院内科学講座消化器内科分野　講師
- 砂田圭二郎　自治医科大学消化器内科　講師
- 本間　　照　済生会新潟第二病院　副院長/同 消化器内科
- 岩永　明人　済生会新潟第二病院消化器内科　医長
- 味岡　洋一　新潟大学大学院医歯学総合研究科分子・診断病理学分野　教授
- 久松　理一　杏林大学医学部第三内科学　教授
- 別府　剛志　福岡大学筑紫病院消化器内科
- 平井　郁仁　福岡大学筑紫病院消化器内科　准教授
- 松井　敏幸　福岡大学筑紫病院消化器内科　教授
- 新崎信一郎　大阪大学大学院医学系研究科消化器内科学　助教
- 小林　　拓　北里大学北里研究所病院炎症性腸疾患先進治療センター　副センター長
- 中野　　雅　北里大学北里研究所病院内視鏡センター　センター長
- 日比　紀文　北里大学北里研究所病院炎症性腸疾患先進治療センター　センター長
- 矢野　　豊　福岡大学筑紫病院消化器内科　講師
- 久原研二郎　福岡大学筑紫病院消化器内科
- 飯島　英樹　大阪大学大学院医学系研究科消化器内科学　講師
- 猿田　雅之　東京慈恵会医科大学消化器・肝臓内科　講師
- 渡辺　憲治　大阪市立大学大学院医学研究科消化器内科学　客員准教授/
　　　　　　　大阪市立総合医療センター消化器内科　副部長

末包	剛久	大阪市立総合医療センター消化器内科 医長
佐野	弘治	大阪市立総合医療センター消化器内科 副部長
長堀	正和	東京医科歯科大学消化器内科 特任准教授
大塚	和朗	東京医科歯科大学医学部附属病院光学医療診療部 教授
竹中	健人	東京医科歯科大学消化器内科
渡辺	守	東京医科歯科大学消化器内科 教授
仲瀬	裕志	京都大学医学部附属病院内視鏡部 講師
本澤	有介	京都大学大学院医学研究科消化器内科
松浦	稔	京都大学大学院医学研究科消化器内科 助教
髙津	典孝	福岡大学筑紫病院消化器内科/田川市立病院 内科（消化器）医長
松岡	克善	東京医科歯科大学消化器内科 講師
永山	学	自治医科大学消化器内科
矢野	智則	自治医科大学消化器内科 講師
山本	博徳	自治医科大学消化器内科 教授
林	芳和	自治医科大学消化器内科 講師
能田	貞治	大阪医科大学第二内科 助教（准）
井上	拓也	大阪医科大学第二内科 診療准教授
樋口	和秀	大阪医科大学第二内科 教授
中村	正直	名古屋大学大学院医学系研究科消化器内科学 助教
大宮	直木	藤田保健衛生大学消化管内科 教授
後藤	秀実	名古屋大学大学院医学系研究科消化器内科学 教授
細江	直樹	慶應義塾大学医学部内視鏡センター 専任講師
長沼	誠	慶應義塾大学医学部消化器内科 専任講師
岩男	泰	慶應義塾大学医学部予防医療センター長 教授
金井	隆典	慶應義塾大学医学部消化器内科 教授・診療部長
十河	光栄	大阪市立大学大学院医学研究科消化器内科学/長吉総合病院内科
山上	博一	大阪市立大学大学院医学研究科消化器内科学 講師
遠藤	豊	大船中央病院消化器・IBDセンター センター長
加藤	真吾	埼玉医科大学総合医療センター消化器・肝臓内科 准教授
国崎	玲子	横浜市立大学市民総合医療センター炎症性腸疾患センター 准教授
木村	英明	横浜市立大学市民総合医療センター炎症性腸疾患センター 准教授
藤井	俊光	東京医科歯科大学消化器内科 助教/潰瘍性大腸炎・クローン病先端治療センター
野口	篤志	大阪市立大学大学院医学研究科消化器内科学/浅香山病院消化器内科 内科医長
鎌田	紀子	大阪市立大学大学院医学研究科消化器内科学 講師
中村	志郎	兵庫医科大学炎症性腸疾患内科 教授
河合	幹夫	兵庫医科大学炎症性腸疾患内科 特任助教
佐藤	寿行	兵庫医科大学炎症性腸疾患内科
内野	基	兵庫医科大学炎症性腸疾患学講座外科部門 准教授
池内	浩基	兵庫医科大学炎症性腸疾患学講座外科部門 教授

序　文

　潰瘍性大腸炎やクローン病など炎症性腸疾患（inflammatory bowel disease；IBD）の本邦での増加は著しく，消化器疾患を診療している医師にとってIBD患者さんの診療は避けて通れないものとなってきた．また，抗TNFα抗体を含めて種々の新薬が登場し，治療法も複雑になり，的確な診断や治療経過把握に内視鏡は欠かせないものとなっている．この状況に対応した内視鏡の解説書が少ないことを懸念していたが，ここにIBDの実臨床に直接役立つ，今までにないユニークな内視鏡の教科書が出来上がったと確信している．消化管，とくに大腸内視鏡は，疾患群別に腫瘍内視鏡と炎症内視鏡とに分けて考える必要がある．本書は炎症内視鏡，とくにIBDに焦点を絞ったものである．IBDなど炎症の腸疾患を実際に診療していくにあたり，内視鏡には3つの大きな役割があると考えている．

　1）まず診断の手段としての内視鏡である．IBDの診療において大事なことは，医療面接により正しく的確に病歴を把握し，理学的所見，糞便検査や血液検査に基づいて，鑑別をすすめていくことである．ここまでで，ほぼ90%以上の症例で診断が可能であるが，さらに内視鏡所見に基づき精確に診断し，他疾患との鑑別を行い，各患者さんに応じた治療を行っていくことである．間違った診断や，病態も考えない治療は患者さんの不利益をもたらすことになる．

　2）次に，治療効果や経過を評価（モニタリング）するための内視鏡である．IBDの治療において大事なことは，症状などの変化のみならず治療後の内視鏡によるモニタリングにより治療効果を判定し，治療の変更や継続・中止などを判断していくことである．

　3）さらに，炎症からの発癌への対策，すなわち，適切な癌サーベイランスにも内視鏡が必要とされる．また，腫瘍内視鏡と同様に，内視鏡による拡張術など内視鏡治療にも重要である．

　対象読者は，おもにIBDに関心のある一般内科医や消化器内科医と考えている．また，一般病院において内視鏡を日常的に扱っているが，必ずしもIBDを専門としているわけではない方々も対象としている．患者さんは下痢や腹痛などをきたし，外来にやってくる．的確な診断と治療が求められる．次に，数人ないし数十人のIBD患者を担当しており，治療を開始したがそれが適切なのか，さらには，どのような治療をいかに続けていくか日常悩んでいる方々，そのような読者も想定している．

本書は山本博徳先生とともに監修させていただいたが，編集いただいた久松理一君と矢野智則君が各著者と密接に連絡をとり築き上げた労作であり，炎症内視鏡の3つの役割を重視して，内視鏡写真を中心に編集された，かつ実臨床に合わせて，実際の症例呈示と豊富な内視鏡写真から構成された，今までにない非常にユニークでわかりやすいものとなった．炎症内視鏡のバイブルとなると確信している．読者の皆様の日常臨床に直接役立つものとして座右においていただければと存じます．

2015年9月

北里大学北里研究所病院炎症性腸疾患先進治療センター
日 比 紀 文

目　次

第1章　IBD診断における問診・理学的所見の取り方のコツ・ピットフォール

山田哲弘，鈴木康夫　15

　Ⅰ．潰瘍性大腸炎／16
　Ⅱ．潰瘍性大腸炎 ― 診断確定へのアプローチ／18
　Ⅲ．クローン病／19
　Ⅳ．クローン病 ― 診断確定へのアプローチ／21

第2章　IBDの内視鏡診断

1 典型例

❶ 潰瘍性大腸炎

村野実之　24

　Ⅰ．潰瘍性大腸炎における内視鏡診断の意義／24
　Ⅱ．潰瘍性大腸炎の典型的内視鏡所見／24

❷ クローン病

辻川知之，馬場重樹　31

　Ⅰ．活動期クローン病の内視鏡所見／31
　Ⅱ．内視鏡で認められるクローン病の消化管病変／31

2 他疾患との鑑別

❶ 腸管ベーチェット病・単純性潰瘍

小林清典，横山　薫，佐田美和　37

　Ⅰ．腸管ベーチェット病と単純性潰瘍の概念／37
　Ⅱ．臨床症状と診断法／37
　Ⅲ．内視鏡所見の特徴／38
　Ⅳ．IBDとの内視鏡による鑑別診断／40

❷ その他の腸炎

五十嵐正広，岸原輝仁，千野晶子　44

　Ⅰ．腸　結　核／44
　Ⅱ．アメーバ性大腸炎／46
　Ⅲ．偽膜性腸炎／47

Ⅳ．サイトメガロウイルス（CMV）腸炎／49
Ⅴ．カンピロバクター腸炎／49
Ⅵ．放射線腸炎／50
Ⅶ．collagenous colitis／51

第3章　IBDにおける内視鏡の重要性（総論）

梁井俊一，松本主之　　53

Ⅰ．診断における内視鏡の重要性／54
Ⅱ．クローン病／54
Ⅲ．潰瘍性大腸炎／56
Ⅳ．経過観察（モニタリング・サーベイランス）における内視鏡検査の重要性／57
Ⅴ．治療における内視鏡検査の重要性／58

第4章　IBDにおける内視鏡のコツ

1 内視鏡施行前の評価（CT・MRI・USなど）

竹内　健，鈴木康夫　　62

Ⅰ．横断的画像診断法の意味／62
Ⅱ．CT・MRIによるクローン病の活動性評価／63
Ⅲ．潰瘍性大腸炎におけるCT画像診断／66
Ⅳ．超音波検査／67
Ⅴ．CT・MRI・USの問題点／67

2 適応，禁忌，注意事項

砂田圭二郎　　69

Ⅰ．潰瘍性大腸炎／69
Ⅱ．クローン病／72

3 病理生検のコツ

本間　照，岩永明人，味岡洋一　　77

Ⅰ．内視鏡観察手順／77
Ⅱ．病変周辺粘膜からの生検の重要性／80
Ⅲ．疾患特異的組織学的所見／80
Ⅳ．クローン病における非乾酪性類上皮細胞肉芽腫／81

第5章　内視鏡によるIBDモニタリング

【総論】

1 IBDのモニタリングにおける内視鏡の位置づけ

久松理一　　86

Ⅰ．なぜIBD診療において疾患活動性モニタリングが必要なのか？／86

Ⅱ．疾患活動性モニタリングにおける内視鏡の位置づけ／87
　　Ⅲ．内視鏡によるモニタリングの課題／88

2 粘膜治癒という概念の重要性と課題　　　　　　　　　　　久松理一　90

　　Ⅰ．IBDの治療目標の変化／90
　　Ⅱ．粘膜治癒とは／91
　　Ⅲ．なぜ粘膜治癒が重要なのか／91
　　Ⅳ．大規模試験の結果をどう考えるか？ ── 実臨床との乖離と課題／92

3 各内視鏡スコアの特性　　　　　　　　　　　別府剛志，平井郁仁，松井敏幸　96

　　Ⅰ．潰瘍性大腸炎（ulcerative colitis；UC）の内視鏡スコア／96
　　Ⅱ．クローン病（Crohn's disease；CD）の内視鏡スコア／100

【各論】　潰瘍性大腸炎

1 急性期の寛解導入前後での内視鏡（その適応，時期，注意事項など）

❶ ステロイド強力静注療法前後での内視鏡
　　　　　　　　　　　　　　　　　　　　　　　　　　　　　　新崎信一郎　104

　　Ⅰ．ステロイド強力静注療法の施行前に／104
　　Ⅱ．ステロイド強力静注療法の効果判定／105
　　Ⅲ．付：ステロイド強力静注療法前の内視鏡に画像強調内視鏡
　　　　（NBI/BLI/AFI）や拡大内視鏡は有用か？／106
　　Ⅳ．症　　例／106

❷ 抗TNFα抗体療法前後での内視鏡
　　　　　　　　　　　　　　　　　　　　小林　拓，中野　雅，日比紀文　108

　　Ⅰ．抗TNFα抗体製剤の特徴／108
　　Ⅱ．治療前の内視鏡／109
　　Ⅲ．効果判定のための内視鏡／109
　　Ⅳ．維持療法中の内視鏡／112
　　Ⅴ．臨床試験における内視鏡／112

❸ タクロリムス投与前後での内視鏡
　　　　　　　　　　　　　　　　　　　　矢野　豊，久原研二郎，松井敏幸　114

　　Ⅰ．タクロリムスの特徴／114
　　Ⅱ．タクロリムスの適応と効果／114
　　Ⅲ．投与方法について／115
　　Ⅳ．タクロリムス投与時の注意点／116
　　Ⅴ．急性期潰瘍性大腸炎のタクロリムスによる寛解導入前後での内視鏡
　　　　（その適応，時期，注意事項など）／117

2 外来でのモニタリング

❶ 慢性持続型症例のモニタリングの注意点
飯島英樹　120

　Ⅰ．慢性持続型潰瘍性大腸炎に対する大腸内視鏡検査の目的／120
　Ⅱ．慢性持続型潰瘍性大腸炎の大腸内視鏡検査施行の際の注意点／120
　Ⅲ．大腸内視鏡の挿入と観察法の基本／121
　Ⅳ．慢性持続型症例に対する大腸粘膜の内視鏡的評価／121
　Ⅴ．慢性持続型症例における colitic cancer の発生増加／122

❷ 臨床症状と内視鏡所見が一致しない症例（治療強化をどうやって決めるか？）
横山　薫　124

　Ⅰ．外来における大腸内視鏡検査／124
　Ⅱ．臨床的寛解にあるが大腸内視鏡検査で活動性病変を認めた場合／124
　Ⅲ．再燃を疑われたが，大腸内視鏡検査で粘膜治癒が得られていた場合／129

❸ 薬剤減量や中止のタイミングをどのように決めるか？
猿田雅之　131

　Ⅰ．外来での潰瘍性大腸炎の内視鏡検査によるモニタリング／131
　Ⅱ．潰瘍性大腸炎の内視鏡所見／131
　Ⅲ．内視鏡検査と病理検査の分類／133
　Ⅳ．外来でのモニタリングとしての内視鏡検査のタイミング／133
　Ⅴ．薬剤の減量や中止のポイント／134
　Ⅵ．各種薬剤の減量・中止について／135
　Ⅶ．症例提示／135

【各論】　クローン病

❶ 抗 TNFα 抗体製剤による寛解導入前後での内視鏡観察
竹内　健　139

　Ⅰ．抗 TNFα 抗体製剤導入後の治療目標の変化／139
　Ⅱ．抗 TNFα 抗体製剤治療における内視鏡検査の適応／139
　Ⅲ．抗 TNFα 抗体製剤による治療中の内視鏡観察時期／140

❷ 術後の内視鏡モニタリング
渡辺憲治，末包剛久，佐野弘治　145

　Ⅰ．術後内視鏡モニタリングの原則／145
　Ⅱ．手術部位と内視鏡の機器選択／146
　Ⅲ．術式と術後内視鏡モニタリング／147

❸ 臨床症状と内視鏡所見が一致しない症例（治療強化をどうやって決めるか？）
長堀正和　*151*

Ⅰ．クローン病に対する大腸内視鏡による活動性の評価／*151*
Ⅱ．症　　例／*151*
Ⅲ．考　　察／*153*

❹ 小腸病変のモニタリング ― 内視鏡か造影か CTE/MRE か？
大塚和朗, 竹中健人, 渡辺　守　*154*

Ⅰ．小腸病変のモニタリング方法／*154*
Ⅱ．小腸造影／*154*
Ⅲ．大腸内視鏡／*155*
Ⅳ．CTE／*155*
Ⅴ．MRE／*156*
Ⅵ．カプセル内視鏡／*156*
Ⅶ．バルーン内視鏡／*157*

第6章　IBD 治療中の特殊ケース

❶ 難治性潰瘍性大腸炎における CMV 感染合併―どこまで内視鏡でわかるか？
仲瀬裕志, 本澤有介, 松浦　稔　*162*

Ⅰ．human cytomegalovirus とは／*162*
Ⅱ．HCMV 診断方法／*162*
Ⅲ．CMV 感染合併の臨床像とは／*164*
Ⅳ．CMV 感染による内視鏡所見／*165*

❷ IBD における *Clostridium difficile* 感染合併例―偽膜形成例と非形成例
髙津典孝, 松井敏幸　*170*

Ⅰ．*Clostridium difficile* 感染症（CDI）／*170*
Ⅱ．IBD に合併する CDI／*173*

❸ 5-ASA アレルギー ― 特徴的内視鏡所見は存在するのか？
松岡克善, 渡辺　守　*178*

Ⅰ．5-アミノサリチル酸（aminosalicylic acid；ASA）製剤について／*178*
Ⅱ．5-ASA アレルギー／*178*
Ⅲ．5-ASA アレルギーを発症した症例における内視鏡像／*178*
Ⅳ．5-ASA アレルギーに特徴的な内視鏡像はあるのか？／*182*

第7章　IBD 内視鏡治療

❶ 内視鏡的バルーン拡張術の適応 ― どのような症例に積極的に行うか？
永山　学, 矢野智則, 山本博徳　186

　Ⅰ．内視鏡的バルーン拡張術（EBD）の適応・除外基準／186
　Ⅱ．EBD の適応判断／186
　Ⅲ．EBD の適応症例／187
　Ⅳ．EBD の除外症例／190

❷ 内視鏡的バルーン拡張術の実際 ― 偶発症，ピットフォールも含めて
矢野智則　193

　Ⅰ．狭窄例における前処置／193
　Ⅱ．機器選択／193
　Ⅲ．EBD の手順／193
　Ⅳ．複数狭窄例に対する EBD／196
　Ⅴ．透視ガイド下での EBD／197
　Ⅵ．経口挿入の併用／197
　Ⅶ．マーキング（点墨とクリップ）／197
　Ⅷ．戻りでの EBD／198
　Ⅸ．治療後の管理・投薬／199
　Ⅹ．偶　発　症／199
　Ⅺ．ピットフォール／199

❸ 内視鏡的バルーン拡張術後の戦略
林　芳和, 永山　学, 矢野智則　200

　Ⅰ．内視鏡的バルーン拡張術（EBD）のポイント／200
　Ⅱ．EBD 後の治療方針／200
　Ⅲ．EBD 後のサーベイランス方針／200
　Ⅳ．再バルーン拡張術の実際／202
　Ⅴ．再バルーン拡張術を断念するときのポイント／202

第8章　IBD カプセル内視鏡

❶ IBD 患者におけるカプセル内視鏡の適応
能田貞治, 井上拓也, 樋口和秀　206

　Ⅰ．IBD に使用できるカプセル内視鏡機器／206
　Ⅱ．クローン病における SBCE／207
　Ⅲ．潰瘍性大腸炎における CCE／210

2 カプセル内視鏡前の消化管開通性評価
中村正直，大宮直木，後藤秀実　*212*

Ⅰ．カプセル内視鏡（CE）の有用性と問題点／212
Ⅱ．カプセル内視鏡滞留の回避 ― パテンシーカプセル（PC）／212
Ⅲ．消化管開通性が得られなければ／215

3 IBD 患者のカプセル内視鏡所見
細江直樹　*216*

Ⅰ．IBD 患者の小腸カプセル内視鏡／216
Ⅱ．IBD 患者の大腸カプセル内視鏡／218

第9章　IBD サーベイランス内視鏡

1 潰瘍性大腸炎患者におけるサーベイランス内視鏡
長沼　誠，岩男　泰，金井隆典　*222*

Ⅰ．潰瘍性大腸炎と発癌／222
Ⅱ．どのような症例にサーベイランスが必要か？／222
Ⅲ．サーベイランスの時期と間隔について／223
Ⅳ．観察のポイント／224
Ⅴ．生検する際のポイント／226
Ⅵ．生検後の対応／227

2 クローン病患者におけるサーベイランス内視鏡
渡辺憲治，十河光栄，山上博一　*229*

Ⅰ．クローン病における炎症発癌／229
Ⅱ．クローン病サーベイランスの注意点と工夫／230
Ⅲ．クローン病サーベイランス内視鏡の実際／231

付　録

1 IBD の内視鏡スコア
別府剛志，平井郁仁，松井敏幸　*234*

2 IBD 診療におけるコントロバーシーな話題

❶ 潰瘍性大腸炎急性期の内視鏡 ― 前処置は必要か？
・必要である …………………………………………………… 遠藤　豊　*242*
・必要でない …………………………………………………… 加藤真吾　*242*

❷ 寛解導入後に必ず内視鏡をやるべきか？
・客観的評価としてやるべき ………………………… 国崎玲子，木村英明　*244*
・臨床試験でなければ臨床症状で十分 ……… 松浦　稔，本澤有介，仲瀬裕志　*244*

- ❸ クローン病の小腸病変は内視鏡的モニタリングが必要か？
  - 患者負担が大きく全小腸を評価できない ………………………… 藤井俊光 246
  - 粘膜治癒判定を行うべき ……………………… 渡辺憲治, 野口篤志, 鎌田紀子 246
- ❹ クローン病小腸狭窄に対するバルーン拡張術後の再拡張は症状再発時まで待つか？
  - 定期検査で再狭窄があれば行う ………………………………… 砂田圭二郎 248
  - 症状再発まで待って行う ………………………………………… 遠藤　豊 248

3 IBD 診療において陥りやすいピットフォール（症例ケース）

- ❶ 潰瘍性大腸炎―急性増悪？ それとも感染性腸炎の合併？
  　　　　　　　　　　　　　　　　　　　　中村志郎, 河合幹夫, 佐藤寿行 250

- ❷ 潰瘍性大腸炎―急性増悪？ それとも 5-ASA アレルギー？
  　　　　　　　　　　　　　　　　　　　　　　　　　松岡克善, 渡辺　守 252

- ❸ 潰瘍性大腸炎―急性増悪？ それとも IBS 症状？
  　　　　　　　　　　　　　　　　　　　　　　　　　　　　　小林　拓 253

- ❹ クローン病の増悪？それとも感染？（肛門周囲膿瘍，腹腔内膿瘍）
  　　　　　　　　　　　　　　　　　　　　　　　　　内野　基, 池内浩基 254

　索　引……………256

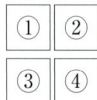

表紙・カバー写真
①②：新崎信一郎（p.107）
③④：竹内　健（p.141）

第1章

IBD診断における問診・理学的所見の取り方のコツ・ピットフォール

IBD診断における問診・理学的所見の取り方のコツ・ピットフォール

　炎症性腸疾患（IBD）における診断・治療は，本邦において従来，厚生労働省研究班の事業として，「診断基準」「治療指針」が作成され，日常診療における一助となってきた．これまでの「診断基準」「治療指針」が比較的に，専門領域の医師を対象としたものであったのに対し，近年では一般医も対象とした診療ガイドラインも整備され，クローン病，潰瘍性大腸炎におけるエビデンスとコンセンサスを統合した診療ガイドラインとして2006年に発表されている[1)~3)]．

　ここでは潰瘍性大腸炎，クローン病を中心に診断における問診・理学的所見のあり方を説明する．

I. 潰瘍性大腸炎（図1[1)]）

1. 問診・理学的所見

- 潰瘍性大腸炎の多くは血性下痢で発症し，重症度により腹痛，発熱などの症状も随伴する．初発例では自然寛解性の感染性腸炎や薬剤起因性などと同様

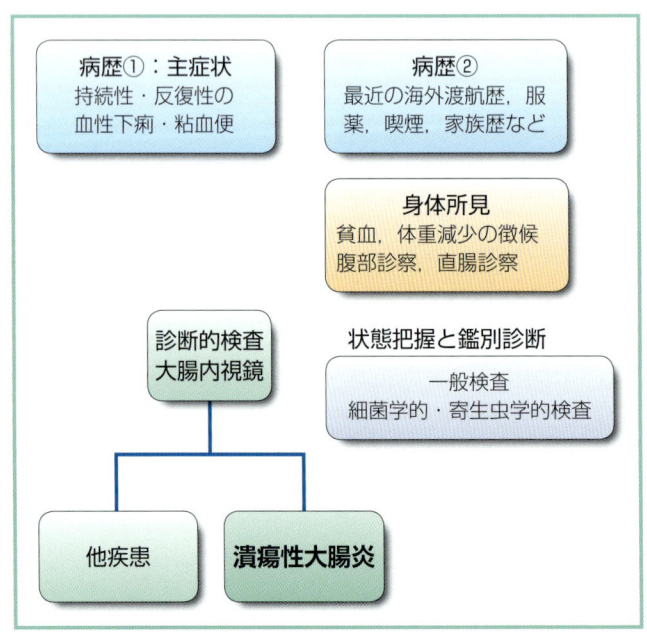

図1　潰瘍性大腸炎の診断的アプローチ

- の臨床症状を呈するため，症状の持続や反復の有無，海外渡航歴，服薬歴などを聴取することが重要である[4)〜8)]．
- 現在16万人の患者がおり以前は若年者に発症するとされ，中年〜高齢者では比較的まれとされてきたが，近年では20〜30歳代であった発症のピークが30〜40歳代へと変遷しつつある．したがって，必ずしも中高齢者だからといって潰瘍性大腸炎の存在は否定はできない．
- 持続性または反復性の血性下痢・粘血便，あるいはその既往があれば潰瘍性大腸炎を疑う．約半数は1カ月以上の経過で緩徐に増悪するほか，多くの症例が潰瘍性大腸炎の診断後に再燃寛解を繰り返す再燃寛解型の経過をたどる．初発の症状以降，再燃せず病状・病勢が安定する初回発作型もまれではないが，再燃の予測にもっとも重要なのは以前の病気の活動性の有無であるとされる．
- 通常の服薬状況〔とくに抗菌薬，非ステロイド性抗炎症薬（NSAIDs）〕，喫煙の有無についても同様に確認を行う．喫煙が潰瘍性大腸炎の発症・悪化のリスクを減少させる（一方，クローン病における喫煙は増悪・再燃，治療抵抗性のリスク因子となる）．虫垂切除歴についても同様で，虫垂切除により潰瘍性大腸炎発症のリスクが下がるとされる．
- 家族歴も重要であり家族内発症はまれではない[9),10)]．
- 身体所見は非特異的であり，他の急性腸炎疾患に類似する．初回診断時潰瘍性大腸炎の患者の約30％で横行結腸より近位腸管に炎症が指摘されているほか，臨床症状は炎症の広がりと程度に相関するため，全大腸炎型では腹痛

> **MEMO　医療面接と身体所見**
> - 慢性下痢にて発症：持続性・反復性の血性下痢・粘血便
> - 比較的若年（近年では発症ピークの変移が認められている）
> - 服薬，家族歴，喫煙の有無（禁煙のエピソードの有無）
> - 貧血，体重減少の徴候
> - 腹部診察，可能であれば直腸診察

> **ADVICE　潰瘍性大腸炎を疑う患者への問診のポイント**
> - 多くの症例で1カ月以上の症状持続
> - 初回発作型もあるが多くは再燃寛解型
> - 中等症〜重症では全身症状を伴うことがある．
> - 罹患範囲と臨床症状は相関するとされる：直腸炎型の症状として便通異常〔多くは下痢・便秘，30％にしぶり腹（テネスムス），10％に下腹部痛もしくは肛門部痛〕，左側大腸炎型や全大腸炎型においては血便，下痢を80％以上の症例で認め，さらに便回数が1日10行以上という場合には罹病範囲が口側に進展していることにより起こるとされる．
> - 蠕動や便意に伴って出現し，排便により軽快する下腹部痛も潰瘍性大腸炎に比較的特徴的な症状とされる．
> - 腸管外合併症の有無についても確認が必要

のほか，発熱，貧血，体重減少の徴候の全身症状が加わることが多い．ほか診察所見として，直腸診で鮮血を認めることもある．
- また，関節炎，虹彩炎，膵炎，皮膚症状（結節性紅斑，壊疽性膿皮症）などの腸管外合併症を伴うことも少なくない．

2. 血液・生化学的検査

- 炎症所見の上昇に伴って血算・生化学検査の変動が認められる（白血球数，CRP，赤沈，血小板数）．従来は，厚生労働省の難治性炎症性腸管障害調査研究班の特定疾患として取り扱われていたが，平成 26 年に難病法（難病の患者に対する医療などに関する法律）として法定化された．臨床調査個人票の作成に当たっては，内視鏡・病理検査もしくは X 線造影検査の画像検査のほかに，赤血球，白血球，ヘモグロビン，赤沈（1 時間），CRP，総蛋白，アルブミン，血小板の血液検査の記載が求められる（クローン病においては上記のほかコレステロール値）．
- 特異的なマーカーはないが，近年では便中カルプロテクチン・ラクトフェリンおよび便中ヘモグロビン定量法が潰瘍性大腸炎の病状や活動性，過敏性腸症候群との鑑別にも有用である[11),12)]．再燃・長期予後予測においても有用であるという報告が多くなされている．
- ほかには以前より抗好中球細胞質抗体（ANCA），抗 *Saccharomyces cerevisiae* 抗体（ASCA），抗核抗体などの検査が用いられてきた．しかしながら診断的価値は高いものの，いずれも日本人 IBD における感度，陽性率は低いとされる．

II. 潰瘍性大腸炎 ― 診断確定へのアプローチ

1. 細菌学的・寄生虫学的検査

糞便検査では培養を実施し，*Clostridium difficile* や病原性大腸菌などによる感染症も考えられる場合はトキシンの検査を行う．また，内視鏡的な類似疾患であるアメーバ性腸炎などの寄生虫・原虫の検索や血清抗体検査なども実施する．

> **MEMO　まずは感染性腸炎を除外すること**
> - 潰瘍性大腸炎の炎症所見は内視鏡的にも生検組織学的にも非特異的であるため，細菌性赤痢，アメーバ性大腸炎，サルモネラ腸炎，カンピロバクター腸炎，大腸結核，クラミジア腸炎などの感染性腸炎を否定することが必須となる．

潰瘍性大腸炎重症例の見分け方，見極め

　潰瘍性大腸炎は基本的には慢性の経過をたどり，緩徐に増悪するものではあるが，時として急激な経過をたどることがある．このような場合には積極的な治療介入や見極めが重要になるため，重症～劇症の重症度の早急な判断が求められる．

　臨床症状としては，10回以上の血性下痢，大量出血，診察時の腹部圧痛，ベッドから起き上がれないなどの全身状態悪化が挙げられる．検査所見においては総蛋白やAlbの低下，Hbの急激な低下に注意を要する．CRPの高度な上昇も重症例判断の一助になるが，陰性例も存在することがある．内視鏡検査においては，欧米において推奨されているsigmoidoscopyの範囲では深掘れ潰瘍などの重症の活動所見を捉えられないこともあり，可能な範囲の深部大腸の観察を行ったり，CT等の代替の検査を行うことで深部大腸の評価を考慮すべきである．重症～劇症例の治療介入の判断の期間としては，連日もしくは数日内が望ましい．

2. 診断的検査

　上記ステップを踏まえ，診断的検査は大腸内視鏡となる．詳細については他項に譲るが，腸管内における連続性や対称性，潰瘍の形態および周辺粘膜の変化などを評価する．生検組織学的検査も内視鏡に併せて行う．

III. クローン病（図2）

- クローン病は，潰瘍性大腸炎と異なり口腔から肛門まで消化管のどの部位にも病変を生じうる慢性の肉芽腫性炎症を主体とする疾患である．
- 現在では40,000人を超える患者がおり，クローン病の発症年齢は若年に多く，男性では20歳代前半，女性では10歳代後半に好発する．世界的にもクローン病は年々と増加傾向にある．本邦においては欧米諸国と異なり男性に多い．
- 小腸・大腸（とくに回盲部），肛門周囲に起こりやすく，臨床症状は病変の主座により異なるが，初発症状として腹痛，下痢など軽微な場合が多い．
- 経過の進行とともにさまざまな症状が認められ，発熱，肛門周囲症状，体重減少など再燃・寛解を呈しながら慢性に持続する．日常のQOLは著しく低下することも多く，消化管全層性炎症に伴って腹腔内膿瘍や内・外瘻，消化管狭窄，穿孔などの重篤な障害をきたし，その経過は多彩である．
- 潰瘍性大腸炎と同様に関節，皮膚，眼などに腸管外合併症をきたすこともある．

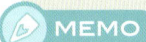 腸管外合併症はクローン病のほうが頻度が多いとされる．

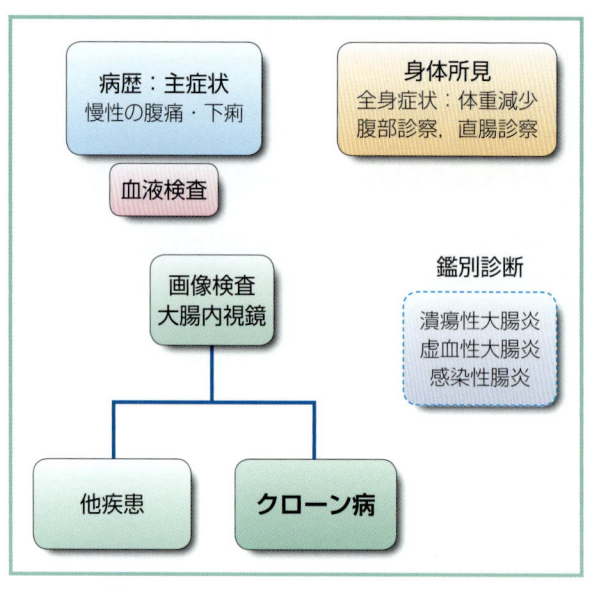

図2 クローン病の診断的アプローチ

1. 身体所見と特徴

- 腹痛症状と典型的な肛門病変が診断に比較的有用であり，また虫垂炎に症状が酷似し手術にて診断がつくこともある．主病変が回盲部である場合は全体の約 40 ～ 50％，小腸が 15 ～ 30％，結腸・直腸，肛門に主病変を認める場合が 25 ～ 35％とされる[13]．
- 回盲部病変はクローン病においてもっとも高頻度に認められるが，下痢，間欠的な腹痛および微熱を認めることが多い．虫垂炎類似症状にて発症することがあったり，その経過中で腸腰筋膿瘍による右下肢痛などが出現することもある．
- 小腸病変である場合，腸管の吸収障害が主たる病態となるので，臨床症状としては，下痢，低栄養状態，体重減少が認められる．狭窄による通過障害が認められることもある．小児の場合では成長障害，慢性貧血などの契機ともなりうるが，広範囲に及ぶ小腸病変を反映している．

> **MEMO クローン病の初期症状は？**
> - 回盲部病変が最多だが，初期症状は軽微であることが多く，緩徐進行性に経過しさまざまな経過をたどる（腹腔内膿瘍，内・外瘻，狭窄，穿孔，突然の大量出血）．特異的な肛門病変を呈することが多い．

- クローン病の原因はいまだ明らかにされていない．遺伝的素因を有する個体にさまざまな環境因子が関与して腸粘膜の免疫系の調節機構が障害されて炎症が生じるという説が，現在の国際的なコンセンサスである．ほか血縁者内のクローン病罹患率がやや高いことが知られ，なんらかの遺伝的機序が関与

していることが推測されている．クローン病の罹患率に大きな地域差がみられることから，食事との因果関係が考えられ，多くの臨床的・疫学的研究結果が報告されている．海外では糖質（とくに砂糖）の高摂取量との関連が指摘され，脂肪と砂糖を多く含むファストフードとの関連を認めている．因子と断定できる食事内容は判明していない．

- 喫煙はクローン病のリスク因子と考えられる．クローン病の発症・再燃・増悪と喫煙との因果関係を示す報告があるだけでなく，禁煙により術後の再発率が低下する．喫煙は抗TNFα抗体製剤の効果にも影響する．
- 数々の薬剤との関連が検討されているなかで，NSAIDsや経口避妊薬がクローン病の発症や増悪に関連していることが示されている．

クローン病と潰瘍性大腸炎とは共通点や類似点はあるが，それぞれ独立した疾患と考えられる．

2. 血液・生化学検査

- 一般に血液炎症反応（CRP，赤沈）は病勢を示すスコアと比較的よく相関する．ほかにも血清総蛋白，アルブミン，コレステロール，ヘモグロビンなども状態を把握するために必要である．クローン病病勢はCDAI（Crohn's disease activity index）を用いて評価されることが一般的であるが，体重やヘマトクリットなどの項目も含まれる．しかしながら，上記検査所見だけで病勢を正確に把握できるものではないこともわかってきている．

IV. クローン病―診断確定へのアプローチ

クローン病を疑った場合，血液検査により，炎症反応，低栄養，鉄欠乏性貧血の有無をチェックし，画像診断によりクローン病に特徴的な形態所見の有無を確認する．必要に応じて便培養その他の検査で感染性腸炎を除外する[14),15)]．

間違いやすい感染性腸炎～治療上注意の必要な感染症～
- **腸結核とクローン病**

 クローン病治療において，抗TNFα抗体製剤による治療は重要な位置付けにある．抗TNFα抗体製剤の使用にあたり，結核感染を助長させる恐れがあることから，仮にクローン病の確定診断に至ったとしても，結核スクリーニングは必須である〔ツベルクリン反応，IGRA（インターフェロン-γ遊離試験），胸部X線，場合によっては胸部CT〕．

 また，臨床症状や経過からは腸結核とクローン病は鑑別できないこともあり，その差異につき十分な理解が必要である．クローン病と異なる点として，結核の形態学的・画像的特徴として，腸間膜付着対側に病変が好発し，下部大腸に病変が及ぶのはまれなことがある．自然治癒傾向もあり，未治療の状態で活動期と陳旧性変化が混在する所見も結核の特

徴といえる．
　生検組織からの類上皮性肉芽種もクローン病に比べ大型で，癒合傾向を示すのも特徴とされるが，生検から乾酪性肉芽種が検出されるのは1割以下であり，肉芽種の検出も半数以下であるため注意を要する．

- **アメーバ性大腸炎と潰瘍性大腸炎**

　アメーバ性大腸炎も慢性に経過し，感染時期が特定できず血便や粘血便をきたすことから潰瘍性大腸炎との鑑別を有する．とくにステロイド投与により劇的に症状・病状の悪化を認めることから注意を要する．アメーバ性大腸炎は嚢子を経口摂取することで消化管内に侵入し，栄養型が大腸で分裂・増殖して組織障害をきたす．感染症を発症しうる地域は海外のみならず，国内（海外渡航歴なし）も考慮が必要なほか，また性感染症としての位置付けもあり，問診は重要である．ほとんどの症例で盲腸に病変を認めるほか，直腸と盲腸にskipして病変を呈するのは，連続性病変である潰瘍性大腸炎とは異なる．内視鏡所見としては，隆起を伴うアフタ様びらんや粘液付着・白苔を伴う"汚い"潰瘍が特徴とされる．

文献

1) Hibi T, et al：Guidelines for the Management of Ulcerative Colitis in Japan—Developed through integration of evidence and consensus among experts：Research Group for Intractable Inflammatory Bowel Disease 2006. IBD Research　2010；4：189-239
2) Matsuoka K, Hibi T：Treatment guidelines in inflammatory bowel disease：the Japanese perspectives. Dig Dis　2013；31(3-4)：363-367
3) 日本消化器病学会 編：クローン病診療ガイドライン．2010, 南江堂，東京
4) Henriksen M, Jahnsen J, Lygren I, et al：Ulcerative colitis and clinical course：results of a 5-years population-based follow-up study（the IBSEN study）. Inflamm Bowel Dis　2006；12(7)：543-550
5) Munakata A：Draft revision of the Criteria for Diagnosis of Ulcerative Colitis. The Report for 1997 Research Group for Intractable Inflammatory Bowel Disease, Research on Intractable Diseases, the Ministry of Health and Welfare, Japan.
6) Kornbluth A, Sachar DB：Ulcerative colitis practice guideline in adults（update）：American College of Gastroenterology, Practice Parameters Committee. Am J Gastroenterol　2004；99：1371-1385
7) Carter MJ, Lobo AJ, Travis SPL：Guidelines for the management of inflamematory bowel disease in adults. Gut　2004；53(Suppl V)：v1-v16
8) Peppercorn MA：Clinical manifestations, diagnosis, and prognosis of ulcerative colitis. UpToDate 2005, version 13.2
9) Monsén U, Broström O, Nordenvall B, et al：Prevalence of inflammatory bowel disease among relatives to patients with ulcerative colitiss. Scand J Gastroenterol　1987；22：214-218
10) Orholm M, Munkholm P, Langholz E, et al：Familial occurrence of inflammatory bowel disease. N Engl J Med　1991；324：84-88
11) Lewis JD：The utility of biomarkers in the diagnosis and therapy of inflammatory bowel disease. Gastroenterology　2011；140：1817-1826
12) Nakarai A, Kato J, Hiraoka S, et al：Evaluation of mucosal healing of ulcerative colitis by a quantitative fecal immunochemical test. Am J Gastroenterol　2013；108：83-89
13) Lashner BA：Clinical features, laboratory findings, and course of Crohn's disease. Kirsner JB, et al（eds）：Inflammatory Bowel Disease. 1995, 344-354, Williams & Wilkins, Baltimore
14) Hommes DW, van Deventer SJ：Endoscopy in inflammatory bowel disease. Gastroenterology　2004；126：1561-1573
15) Witte AM, Veenendaal RA, Van Hogezand RA, et al：Crohn's disease of the upper gastrointestinal tract：the value of endoscopic examination. Scand J Gastroenterol　1998；225：100-105

〈山田哲弘，鈴木康夫〉

第 2 章

IBD の内視鏡診断

1 典型例

1 潰瘍性大腸炎

I. 潰瘍性大腸炎における内視鏡診断の意義

① **鑑別診断**：潰瘍性大腸炎は，大腸粘膜をびまん性に侵す炎症性腸疾患で，炎症は慢性的に経過し，かつ再燃寛解を頻回に繰り返し多彩な臨床像を呈する[1]．とくに感染性腸炎との鑑別診断は治療法の選択において重要であり，緻密な病歴聴取，血液検査，便培養検査の結果を総合して大腸内視鏡を行う必要がある．

② **病勢評価**：臨床的所見とともに，客観的評価である大腸粘膜所見の的確な重症度診断が重要であり，典型的な内視鏡像を熟知しておく必要がある．

③ **治療効果判定**：近年，潰瘍性大腸炎に対する内科治療の考え方が，これまでの臨床的効果のみではなく，"粘膜治癒"効果，すなわち内視鏡的に潰瘍や炎症を治すことが疾患の再燃を防ぐうえで重要であることが指摘されている．内科治療としては粘膜治癒を治療目標としなければならないため，大腸内視鏡の果たす役割はますます重要となる．

④ **サーベイランス**：とくに長期経過例・慢性持続例において癌・dysplasiaに対する厳重な経過観察が必要である．

> **MEMO　活動期には無理な深部挿入を避ける！**
>
> 他の炎症性腸疾患との鑑別のため，罹患範囲や重症度を判定し治療方針を決定するには，深部結腸まで挿入し，回盲部も観察することが基本的に望ましい．しかし，活動期には病状の悪化や中毒性巨大結腸症を誘発するおそれのあることに十分に留意して，無理な深部挿入を慎む必要がある．

II. 潰瘍性大腸炎の典型的内視鏡所見

- 大腸に炎症が生じると粘膜に発赤，浮腫，びらん・潰瘍などの所見が生じてくる．各々の所見拡がりと分布（罹患範囲と部位），連続性か局在か，全周性か片側性かなどを正確に把握できれば，その腸疾患や病勢を把握することができる．

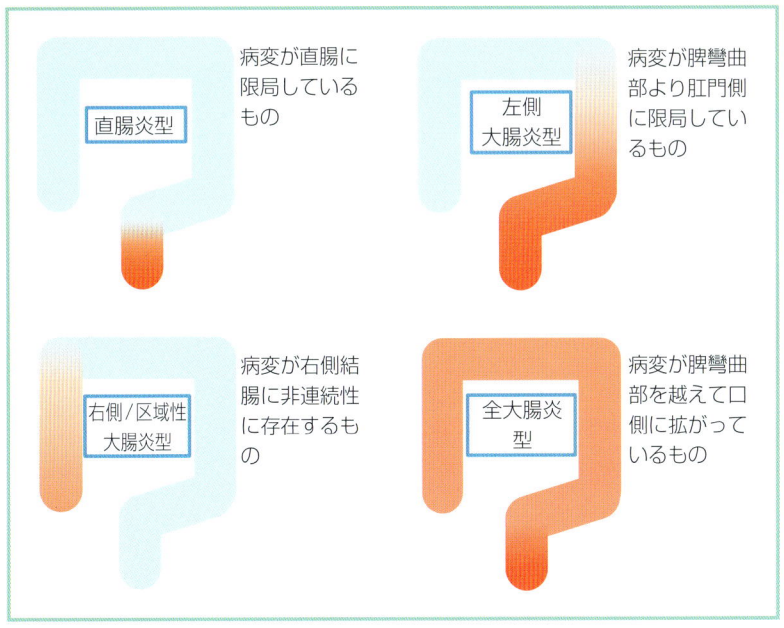

図1 罹患範囲

〔厚生労働省特定疾患難治性炎症性腸管障害調査研究班　平成23年度研究報告書(渡辺班)〕

1. 罹患範囲（図1）

- 潰瘍性大腸炎の病変は，基本的には直腸から口側へ連続性をもって拡がっていき，その病変の拡がりの程度により，全大腸炎型，左側大腸炎型，直腸炎型，右側あるいは区域性大腸炎型に分類される．もちろん，病型は重症度と密接に関連し，治療方針を樹立する際に重要な要素である．

2. 内視鏡像

- 内視鏡重症度分類では寛解期と活動期に分けられ，活動期では病変の程度により，「軽度」「中等度」「強度」に分けられる（p.234, 付録1）．
- 多彩な内視鏡像を客観的に評価するため，厚生労働省班会議の内視鏡重症度分類[1]をはじめ，多数の活動指数や内視鏡スコアが提唱されており，各重症度における典型像を十分に理解しておく必要がある．

> **MEMO　「内視鏡重症度分類」の使い方**
>
> 治療に際し，内視鏡的重症度分類は初発や急性期にはよく臨床的重症度と相関するため，治療内容を決定するのに有用である．一方，治療効果判定を行う場合には，治療前の粘膜浮腫，びらん・潰瘍，出血の程度など経時的に比較し総合的な評価を行う必要がある．

虫垂開口部病変（図2）・非連続性病変（図3）
　直腸病変を必発とし，口側結腸にわたりびまん性，連続性に病変を有するのが典型的な病変進展像であるとされてきたが，虫垂開口部病変や深部大腸，とくに上行結腸や直腸に非連続的な斑状びらん，発赤，アフタ様病変がみられることも少なくない．また，まれに直腸に病変がみられない症例（rectal sparing）も難治例でみられる．
　近年の報告では虫垂開口部病変の発見頻度は40～75％とかなり高率であることが報告されている[2)～4)]．

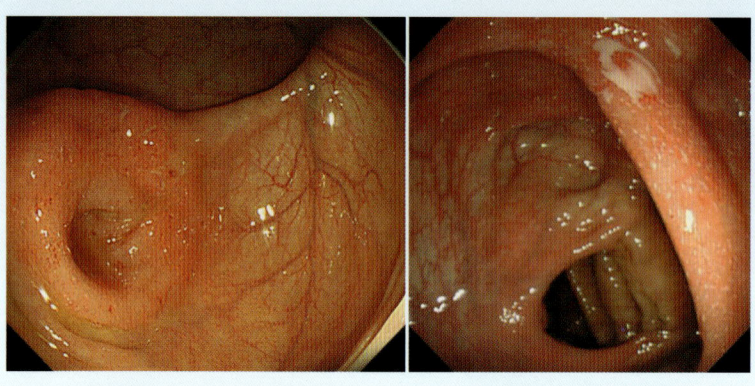

図2　虫垂開口部病変　　　　図3　非連続性病変

「寛解期」：血管透見が回復し軽症例では正常と変わらない内視鏡像を呈するようになるが，色素散布により無名溝の乱れを捉えられることが多い（図4, 5）．

「軽　度」：血管透見像が不明瞭になり，粗糙な粘膜を呈する．

【血管透見像消失】血管透見像が消失し軽度浮腫状の粘膜がみられる（図6）．
【小黄色点】浮腫状粘膜上に細かな白色斑が散見される（図7）．
【細顆粒状粘膜】軽度な粘膜脆弱性を呈する粗糙な顆粒状粘膜がみられる（図8）．
【発赤・アフタ】浮腫状粘膜に発赤やアフタがみられる（図9）．

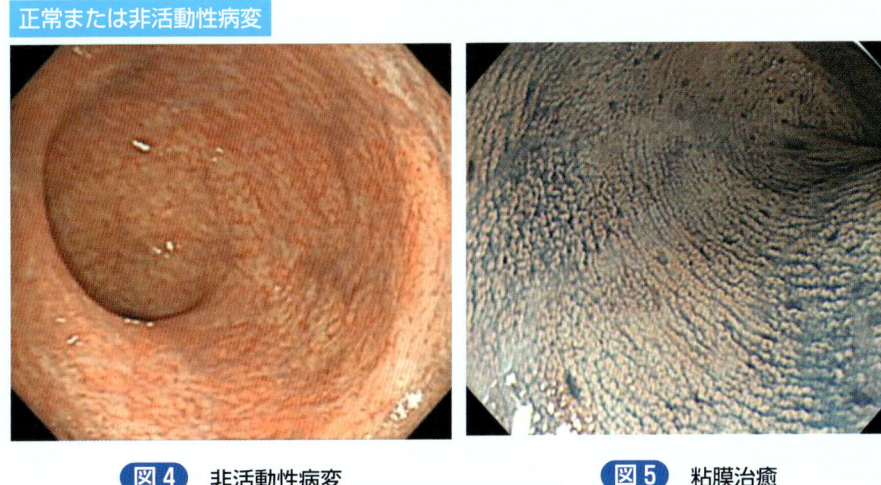

正常または非活動性病変

図4 非活動性病変

図5 粘膜治癒

軽度（mild）

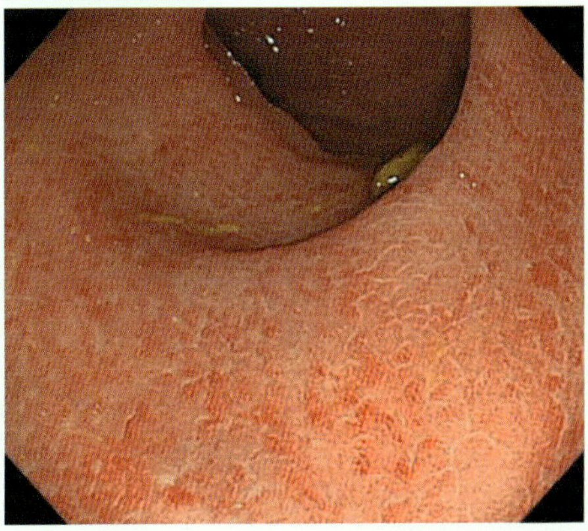

図6 発赤を伴う血管透見像消失

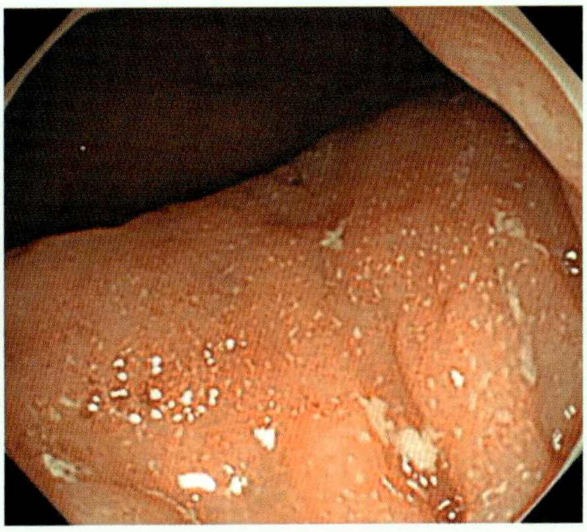

図7 小黄色点

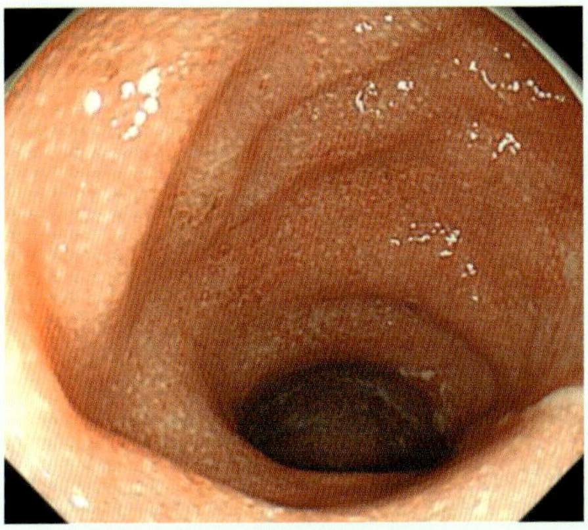

図8 粘膜の脆弱性と細顆粒状粘膜

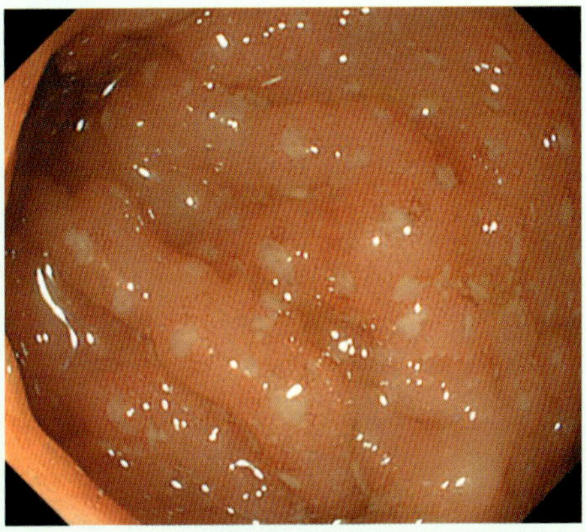

図9 アフタ

中等度（moderate）

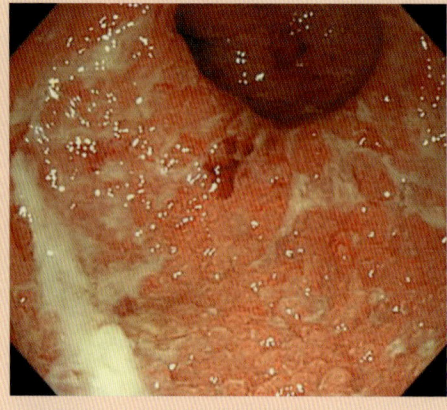

図10 膿性分泌物付着を伴う細顆粒状粘膜【膿性白苔付着】

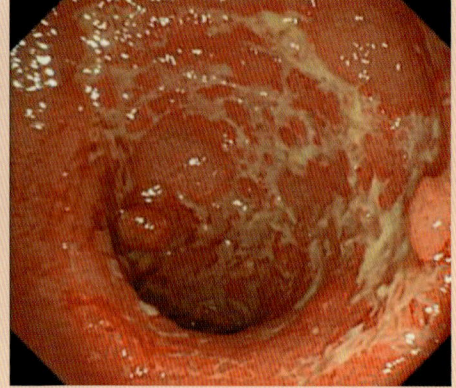

図11 粘血膿性分泌物付着を伴う小潰瘍・びらん【小潰瘍・びらん】

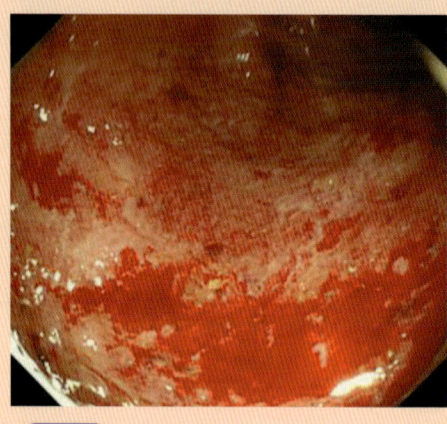

図12 著明な脆弱性を認める易出血性（接触性出血）粘膜【接触性出血（脆弱性）】

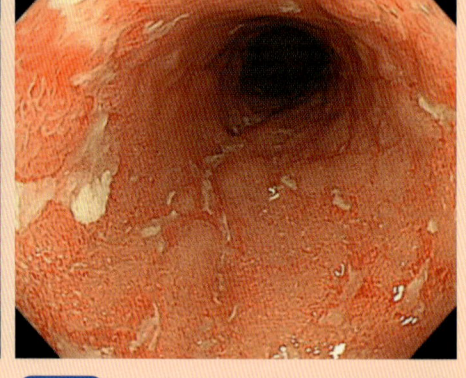

図13 白苔を伴う不整形の粘膜欠損を認める【樹枝状潰瘍】

「中等度」：粘膜浮腫がみられ，顕著な顆粒状粘膜を呈し，接触出血がみられる．

【膿性白苔付着】炎症粘膜に白色の膿性分泌物の付着がみられる（図10）．
【小潰瘍・びらん】浮腫状粘膜に不整形の小潰瘍・びらんが散見する（図11）．
【接触性出血（脆弱性）】送気・送水により脆弱性を認める易出血性粘膜がみられる（図12）．
【樹枝状潰瘍】白苔を伴う不整形の粘膜欠損を樹枝状に認める（図13）．

> **MEMO** 長期経過例の内視鏡診断は？
>
> 長期経過の治療抵抗性や難治例の多くは，その治療と経過より二次的に生じる感染や虚血性変化，糞便による機械刺激などにより，本来の病像に修飾が加わり多彩な内視鏡像を呈してくる．内視鏡により重度の病変の存在や治療効果判定をすることは，追加治療の必要性など，今後の治療方針を考慮していくうえで重要である．

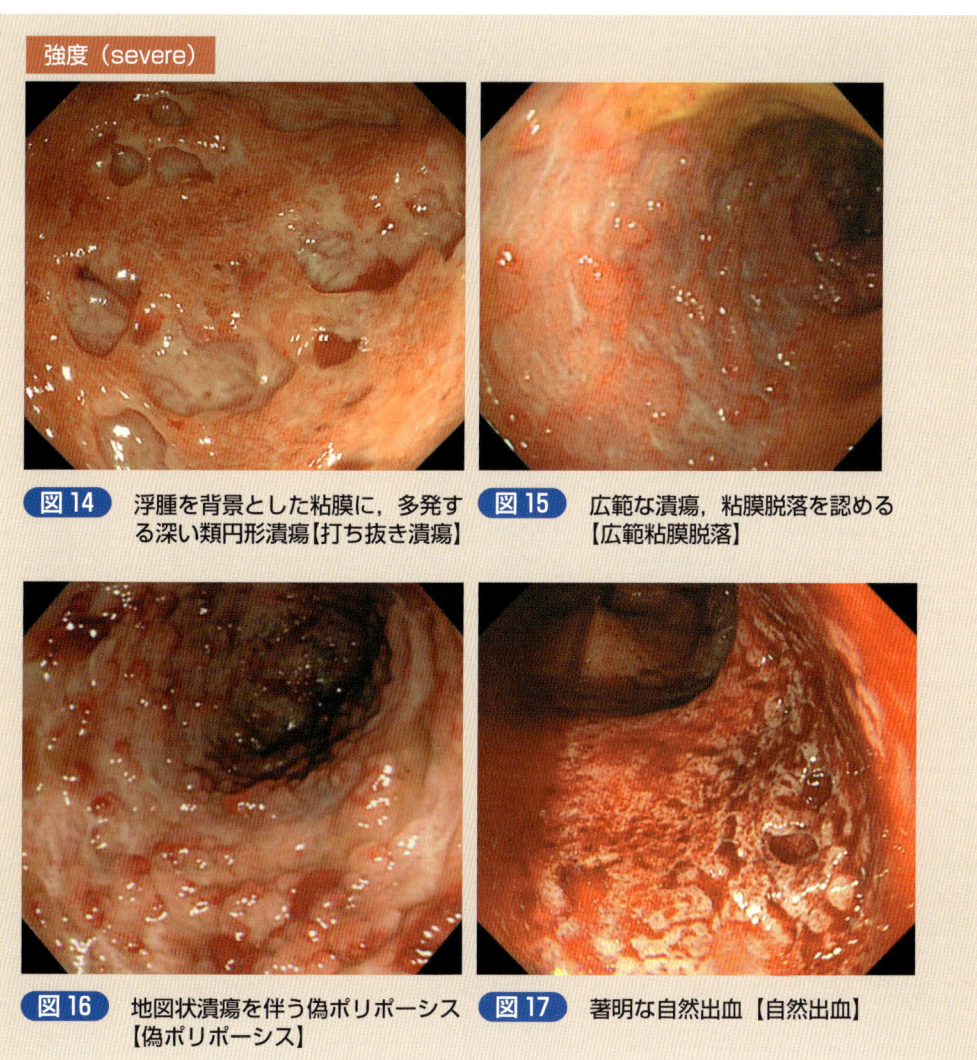

図14 浮腫を背景とした粘膜に，多発する深い類円形潰瘍【打ち抜き潰瘍】
図15 広範な潰瘍，粘膜脱落を認める【広範粘膜脱落】
図16 地図状潰瘍を伴う偽ポリポーシス【偽ポリポーシス】
図17 著明な自然出血【自然出血】

「強　度」：広範囲にわたる種々の大きさの潰瘍や顕著な自然出血などがみられる．

【打ち抜き潰瘍】浮腫を背景とした粘膜に，潰瘍辺縁が明瞭で深掘れの類円形潰瘍が多発してくる（図14）．
【広範粘膜脱落】強度の炎症により全周性に粘膜が欠損し，広範な潰瘍が存在してくる（図15）．
【偽ポリポーシス】炎症により粘膜が脱落し，残存した粘膜が隆起を呈することでポリポーシス様に現れてくる（図16）．
【自然出血】著明な自然出血（図17）．

再燃増悪を認めた場合は，感染性腸炎なども考慮する！

　経過中に症状の再燃増悪を認めた場合，その原因として感染性腸炎などの合併も常に考慮に入れておかなければならない．すなわち増悪の原因が潰瘍性大腸炎自体の炎症であるのか，あるいは他の因子によるものなのかの判断が必要となってくるが，内視鏡所見がその貴重な情報源となることがある．そのためには各病期，重症度における特徴的な内視鏡像だけでなく，治療・経過・感染合併などにより修飾された病像の認識も必要となる．重度の病変を確認した際には，*Clostridium difficile* やサイトメガロウイルス（CMV）再活性化などの関与も考えなければならないため，検査後速やかにそれらの検索が必要である[5]．

おわりに

　潰瘍性大腸炎の内視鏡像は発症時期，罹患期間，治療による修飾，感染合併など個々の症例において多彩な大腸病変を生じるため，各病期，重症度における典型的な内視鏡所見を熟知しておくことが重要である．熟知することにより治療・経過・感染合併などで修飾された病変も認識することができる．

文　献

1) 「難治性炎症性腸管障害に関する調査研究」班（渡辺班）：平成 25 年度分担研究報告書
2) 村野実之，井上拓也，倉本貴典，他：潰瘍性大腸炎の初期病変―内視鏡的特徴と鑑別診断．胃と腸　2009；44：1492-1504
3) 平田一郎，年名　謙，村野実之，他：区域性・非連続性病変を呈する潰瘍性大腸炎の臨床的検討．胃と腸　2001；36：525-533
4) Okawa K, Aoki T, Sano K, et al：Ulcerative colitis with skip lesion at the mouth of the appendix：A clinical study. Am J Gastroenterol　1998；93：2405-2410
5) 村野実之，楢林　賢，石田久美，他：活動期潰瘍性大腸炎はこう視る．消化器内視鏡　2010；22：1202-1207

（村野実之）

1 典型例

❷ クローン病

I. 活動期クローン病の内視鏡所見

- クローン病診断基準[1]の主要所見には縦走潰瘍と敷石像が挙げられており（表），診断において内視鏡の肉眼所見は重要な役割を果たしている．
- 小腸の縦走潰瘍や敷石像の診断は従来バリウムによる二重造影が基本であったが，近年はバルーン内視鏡による直接観察が可能となっている．

II. 内視鏡で認められるクローン病の消化管病変

1. 小腸・大腸病変

1）縦走潰瘍（図1，2）
- 典型的な縦走潰瘍を認めればクローン病と診断可能である．
- 基本的に4～5 cm以上の長さを有する腸管軸に沿った潰瘍で多発することが多い．

表　クローン病診断基準（2013年1月改訂）

(1) 主要所見
　　A　縦走潰瘍
　　B　敷石像
　　C　非乾酪性類上皮細胞肉芽腫
(2) 副所見
　　a　消化管の広範囲に認める不整形～類円形潰瘍またはアフタ
　　b　特徴的な肛門病変
　　c　特徴的な胃・十二指腸病変

確診例：
　　[1]　主要所見のAまたはBを有するもの
　　[2]　主要所見のCと副所見のaまたはbを有するもの
　　[3]　副所見のa, b, c, すべてを有するもの
疑診例：
　　[1]　主要所見のCと副所見のcを有するもの
　　[2]　主要所見AまたはBを有するが，潰瘍性大腸炎や腸型ベーチェット病，単純性潰瘍，虚血性腸病変と鑑別ができないもの
　　[3]　主要所見のCのみを有するもの
　　[4]　副所見のいずれか2つまたは1つのみを有するもの

〔「難治性炎症性腸管障害に関する調査研究」班（渡辺班）平成24年度分担研究報告書[1]より引用〕

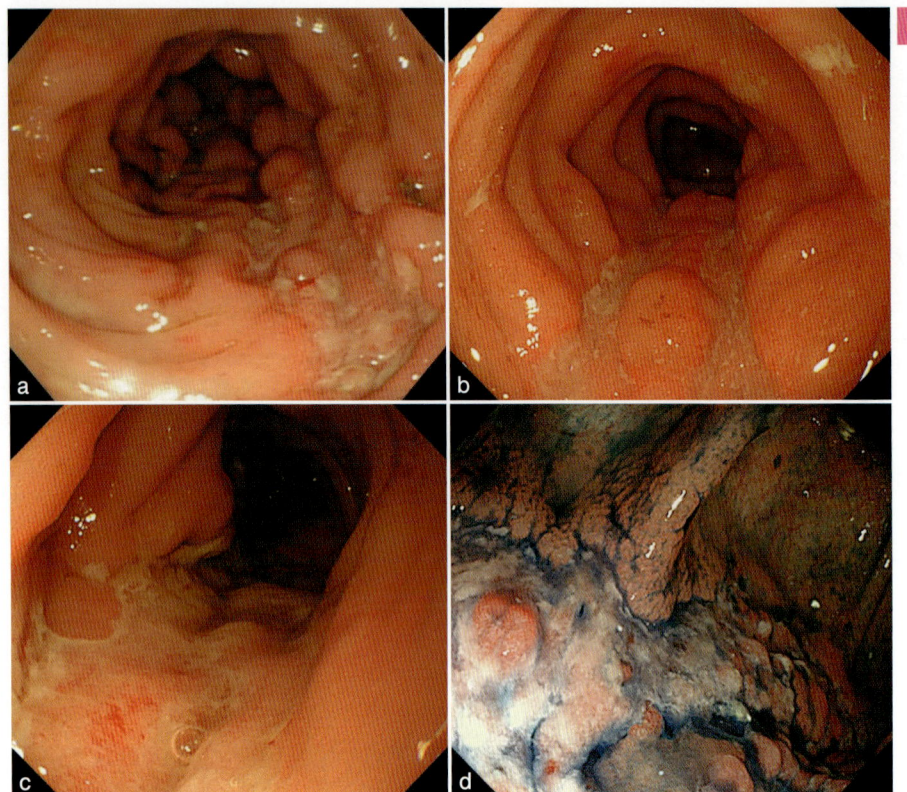

図1 縦走潰瘍（大腸）

大腸では幅広で帯状（a, c, d）．中央が島状に残存し，近接した2条に見えることがある（b）．インジゴカルミン散布（d）では潰瘍辺縁に炎症所見のない粘膜が明瞭．

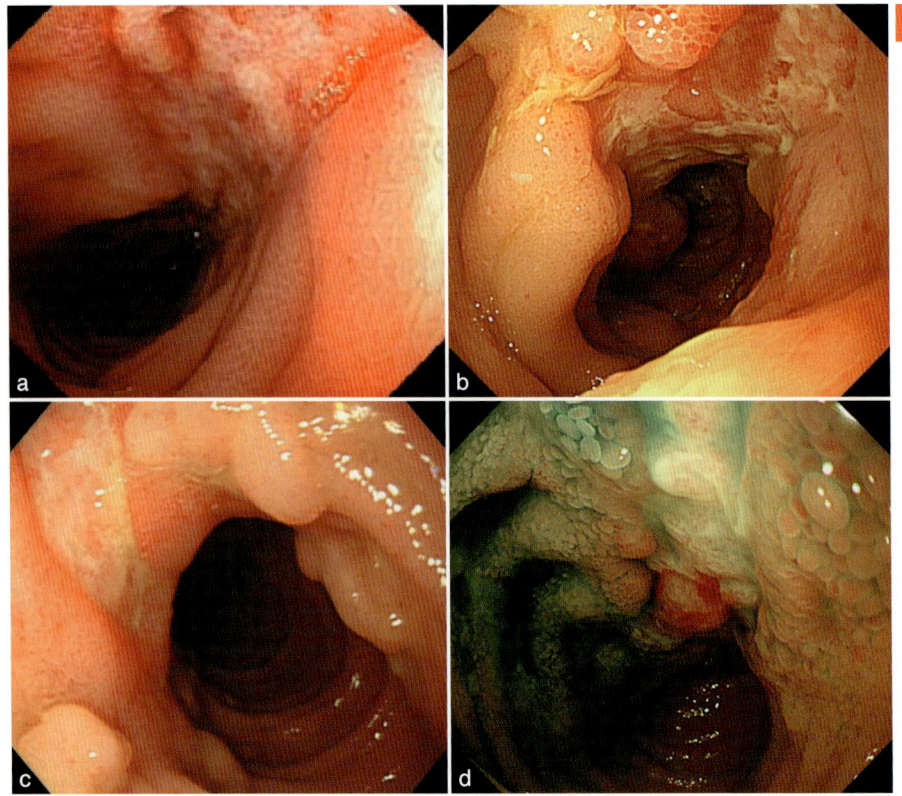

図2 縦走潰瘍（小腸）

大腸と同様，潰瘍辺縁までほとんど炎症のない粘膜がみられる（d）．大腸より幅が狭いことが多い（a〜d）．腸間膜付着側に存在するため，内視鏡では12時に近い方向に潰瘍がみられる．

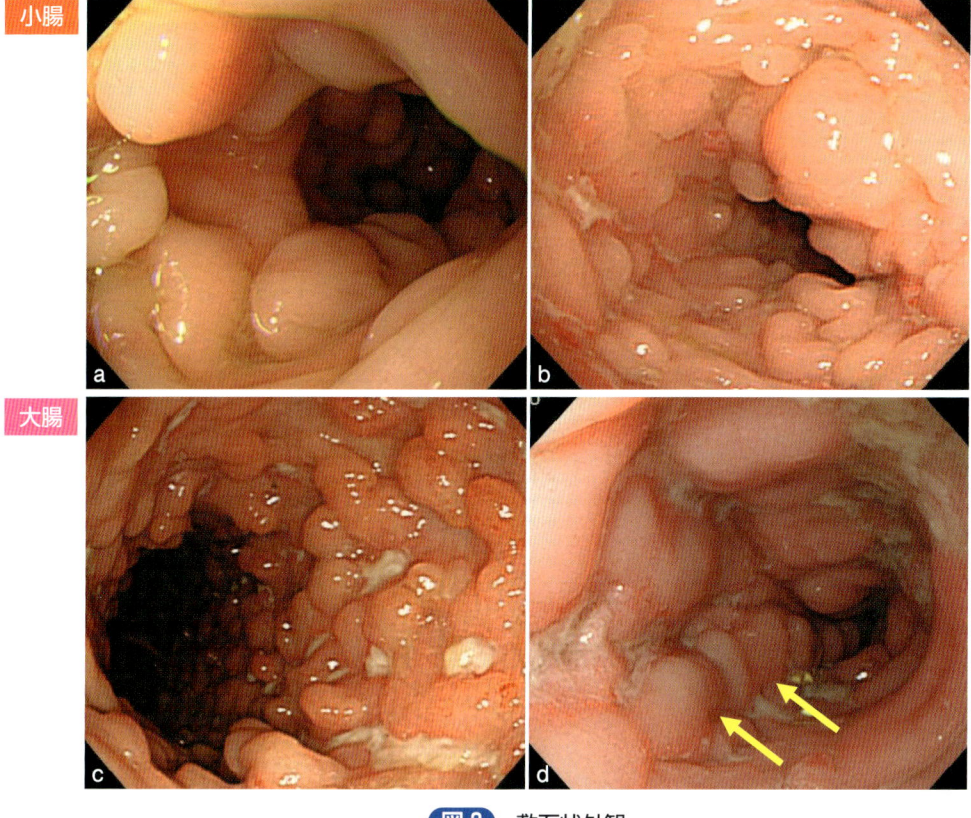

図3 敷石状外観

大腸（d）では縦走潰瘍の介在粘膜に輪状に陥凹が生じ（矢印），敷石が形成されつつある．

- 小さく縦長の潰瘍が連なった程度から，深く幅広いもの（大腸に多い）まで形態はさまざまである．
- 通常，潰瘍辺縁近くまでほとんど正常の（大腸では血管透見を有する）粘膜がみられる（discrete ulcer）．
- 小腸では腸間膜付着側に存在（内視鏡観察時の12時方向）．
- 虚血性大腸炎や潰瘍性大腸炎，感染性腸炎でも縦走潰瘍がみられるが，潰瘍周囲にも炎症粘膜を認める点が異なる（p.36，MEMO参照）．

2）敷石状外観（図3）
- 典型的な敷石状外観を認めればクローン病と診断可能である．
- 縦走潰瘍とその周辺小潰瘍間の大小不同の密集した粘膜隆起からなる．
- 敷石の隆起表面は発赤なく平滑で，炎症所見は軽度である．
- 隆起を隔てる陥凹部分には明確な潰瘍がみられないこともある．
- 通常の内科治療に抵抗性を示す病変とされている．

3）不整形〜類円形潰瘍（図4）
- 4 cmに至らない縦走傾向の潰瘍や，縦走傾向を示さない潰瘍が当てはまる．
- 不整形〜類円形とさまざまな形態を示し，時に輪状傾向を示すことがある．
- クローン病のみならず，腸結核，腸管ベーチェット病，単純性潰瘍，

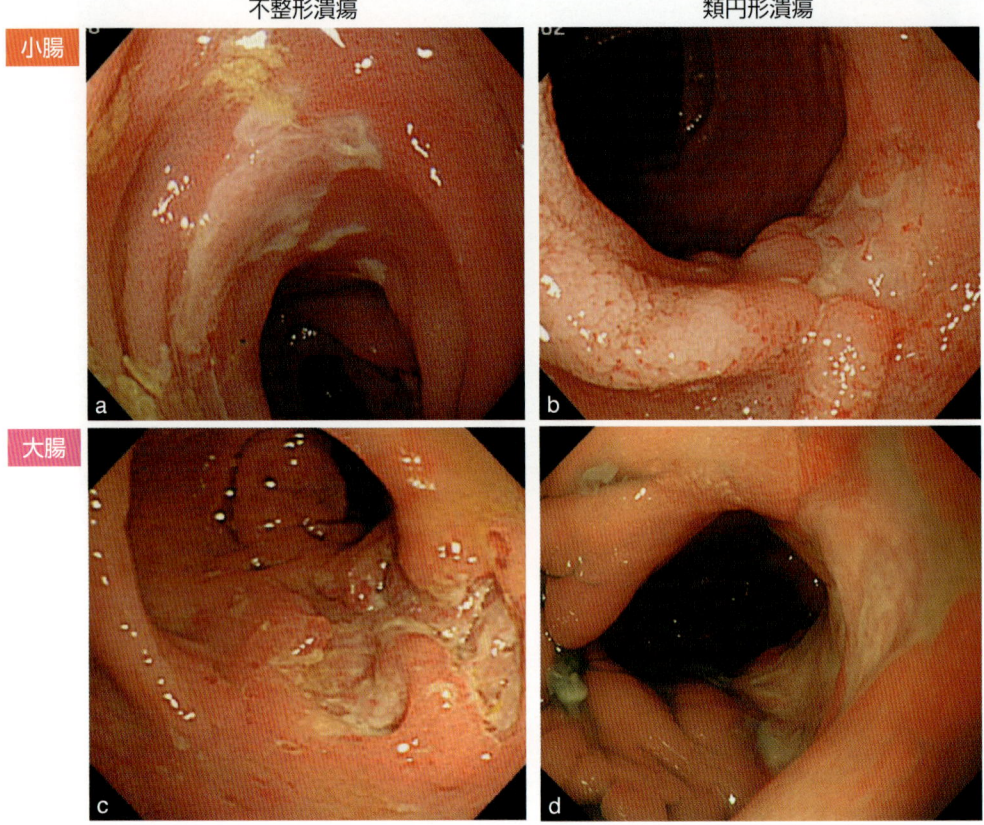

図4 不整形～類円形潰瘍
小さな類円形潰瘍から広範な不整形潰瘍までさまざまな形態がみられる．クローン病変として特異的なものはないが，縦走潰瘍と同様に潰瘍周囲の炎症はほとんどみられない．

NSAIDs潰瘍，感染性腸炎でも認められ，鑑別が必要である．

4) アフタ病変（図5）
- 浮腫状の小隆起と紅暈を伴う小びらんが典型的であるが，紅暈や隆起を伴わないものもある．
- クローン病の初期病変としてアフタのみがみられることがある．
- クローン病特有のアフタ病変はなく，大きさ，密度はさまざまである．また典型的には縦列するが，しない場合もある．
- 他の腸疾患でもみられるため3カ月以上恒存することが必要である．

2. 胃・十二指腸病変（図6）

- 竹の節状外観やノッチ様陥凹が典型的とされる．
- 小腸・大腸と同様に不整形潰瘍，敷石像もみられるが頻度は少ない．
- 竹の節状外観は胃噴門部の小彎側にもっともみられるが，クローン病特異的ではない．
- ノッチ様陥凹は十二指腸のケルクリング輪状ひだ上にみられる狭い切れ込み

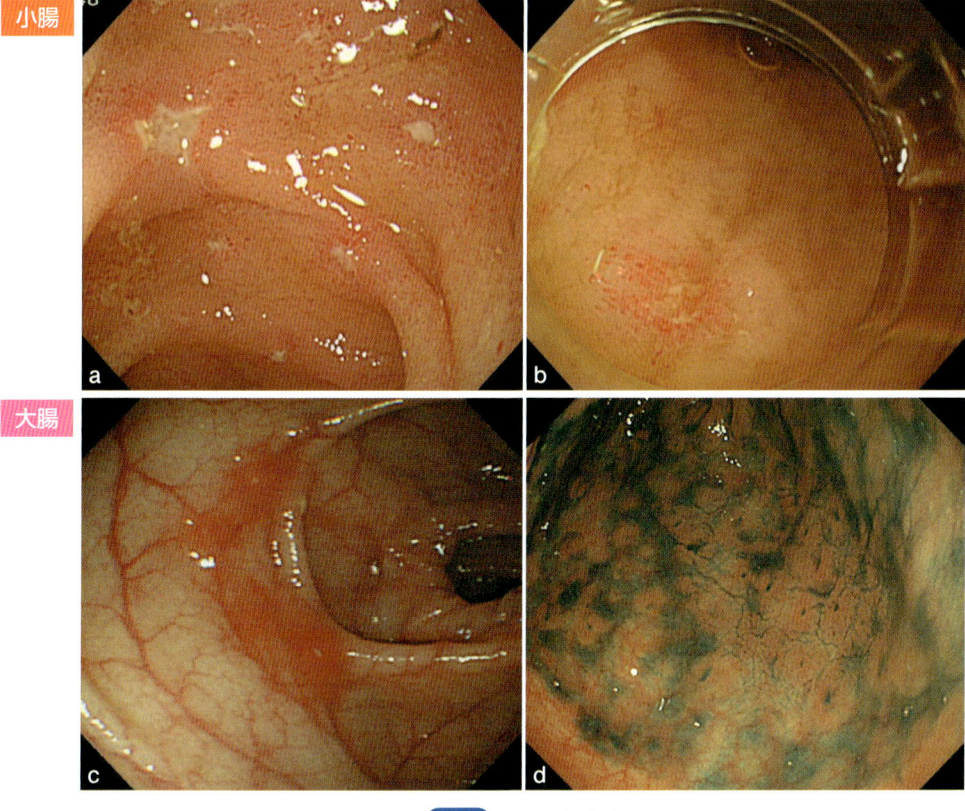

図5 アフタ病変

浅く小さな粘膜欠損と周囲の発赤（紅暈）がみられる（a〜c）．平坦な小びらんが認められる(d)．発赤を伴わない場合はインジゴカルミン散布により陥凹部分が明瞭となる(d)．

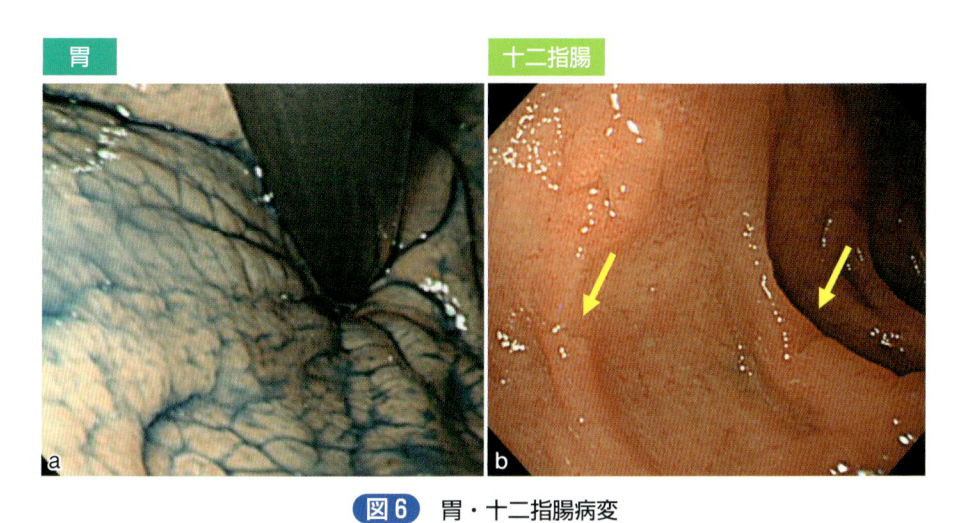

図6 胃・十二指腸病変

a：竹の節状外観．胃小彎側を中心にひだと直行する陥凹がみられる．
b：ノッチ様陥凹．十二指腸のケルクリング輪状ひだ上に狭い切れ込み様の陥凹（矢印）がみられる．

> **MEMO** 縦走潰瘍の違いについて（図7）
>
> 虚血性腸炎，潰瘍性大腸炎でも縦走潰瘍がみられる．言葉は同一であるが，その形態は大きく異なっており，鑑別は通常容易である．
> - 虚血性腸炎（図7a）の縦走潰瘍は浅くやや走行は不規則である．潰瘍周囲は発赤が強く，潰瘍から遠ざかるにつれて徐々に正常部へ移行する．
> - 潰瘍性大腸炎（図7b）でみられる縦走潰瘍は，必ず周囲粘膜も浮腫や発赤など高度の炎症を伴っている．また，ステロイド投与後ではサイトメガロウイルス（CMV）感染の再活性化が疑われる（提示症例は初発であり，CMV陰性であった）．
> - クローン病（図7c）の縦走潰瘍は辺縁までほとんど炎症のない粘膜で囲まれている（discrete ulcer）．

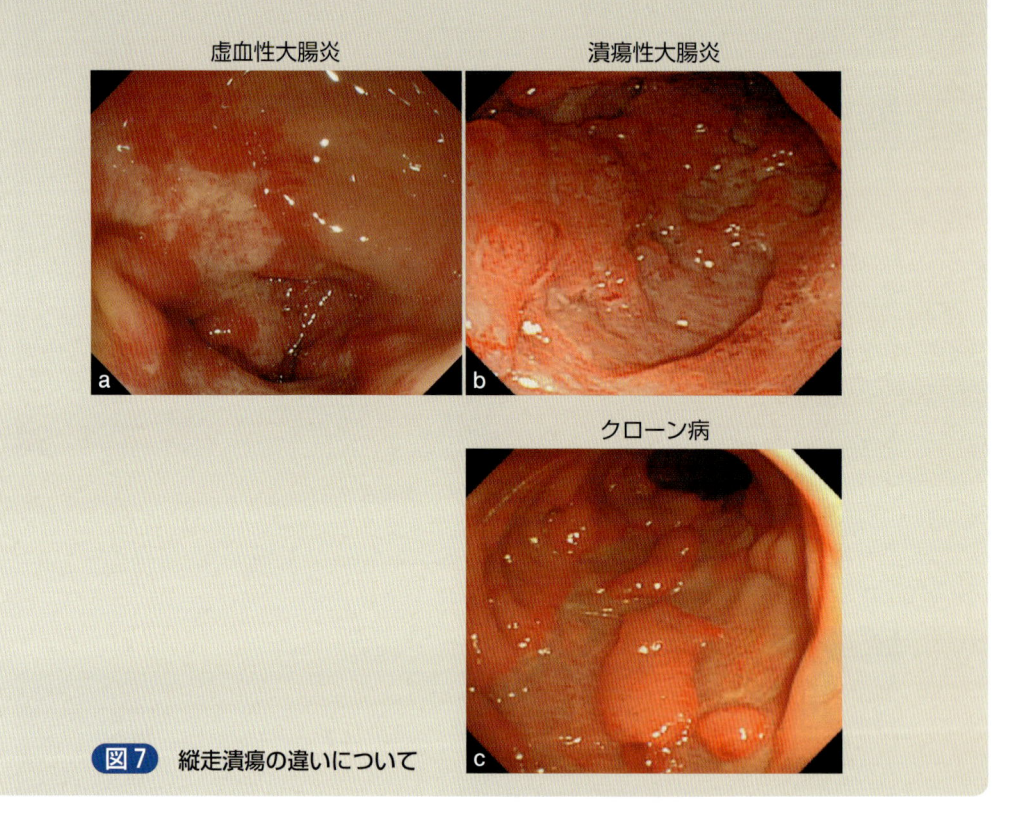

図7 縦走潰瘍の違いについて

様の陥凹．
- 胃での多発アフタはびらん性胃炎との鑑別は難しい．*Helicobacter pylori* 陰性などが参考となる．

文献

1) 潰瘍性大腸炎・クローン病診断基準・治療指針　平成24年度改訂版．「難治性炎症性腸管障害に関する調査研究」（渡辺班）平成24年度分担研究報告書．別冊　平成25年7月：15-16

（辻川知之，馬場重樹）

2 他疾患との鑑別

❶ 腸管ベーチェット病・単純性潰瘍

I. 腸管ベーチェット病と単純性潰瘍の概念

- 腸管ベーチェット病（intestinal Behçet's disease）は，ベーチェット病の特殊病型の一つである[1]．眼症状を欠く不全型が多く，ベーチェット病全体の20％程度を占めるとされる[2]．
- 腸管ベーチェット病は，① 典型的には回盲部を中心に円形または類円形の深掘れ潰瘍が内視鏡やX線造影で確認され，ベーチェット病診断基準[1]の完全型あるいは不全型の条件を満たす．② 臨床所見から急性虫垂炎や感染性腸炎が否定できる．さらに臨床所見ならびに内視鏡やX線造影で，クローン病や腸結核，薬剤性腸炎などを鑑別できる．上記2項目を満たす症例を腸管ベーチェット病と診断する[3]．
- 単純性潰瘍（simple ulcer）も，回盲部に難治性潰瘍を合併する非特異的炎症性疾患で，ベーチェット病診断基準[1]の完全型および不全型を満たさないものを指す．

> **MEMO　回盲部以外の原因不明の潰瘍**
> - 回盲部以外の腸管に発生する原因不明の潰瘍は，非特異性腸潰瘍として，単純性潰瘍とは区別して扱う必要がある．

II. 臨床症状と診断法

- 腸管ベーチェット病および単純性潰瘍ともに，おもな症状は慢性的に続く腹痛や下痢，下血，腹部腫瘤などである．口腔粘膜の再発性アフタ性潰瘍は単純性潰瘍でも認めることがあるが，疼痛を伴うと食事摂取が困難になる場合がある．食道潰瘍を合併すると，嚥下時のつかえ感や胸痛などを自覚することがある．
- 腸管ベーチェット病で認められるベーチェット徴候のなかで，口腔粘膜の再発性アフタ性潰瘍や皮膚の結節性紅斑は，潰瘍性大腸炎とクローン病（炎症性腸疾患；IBD）でもみられる．しかし他の皮膚症状（皮下の血栓性静脈炎，毛囊炎様皮疹，痤瘡様皮疹）や外陰部潰瘍は，ベーチェット病に特徴的な徴候であり，IBDとの鑑別に役立つ．
- 腸管ベーチェット病および単純性潰瘍の確定診断や，消化管病変の活動性の評価には，内視鏡検査（大腸・小腸内視鏡）およびX線造影検査（注腸造影・

小腸造影）を用いる．通常は内視鏡検査を選択する場合が多いが，病変部が狭小化をきたし内視鏡の挿入が困難な場合や，腸管合併症（狭窄・瘻孔）の評価にはX線造影検査のほうが有効である．
- 病理組織学的には，両疾患ともに慢性活動性の非特異的炎症を特徴とする．合併する潰瘍は打ち抜き様であり，Ul-Ⅳが主体の深い場合が多く，穿通や穿孔をきたすこともある．なお，両疾患を病理組織学的所見から鑑別することは困難であると報告[4]されている．

III. 内視鏡所見の特徴

　腸管ベーチェット病および単純性潰瘍は，回盲部の定型的病変のほかに，消化管の他部位に非定型的病変を認めることがある．とくに腸管ベーチェット病では，非定型的病変のみの場合がある．

1. 定型的病変

- 回盲部に存在する潰瘍で，活動期には厚い白苔を有し，打ち抜き様で深いのが特徴的である（図1）．
- 潰瘍の形態は円形ないし類円形が多いが，不整形のこともある．潰瘍の境界は明瞭で，浮腫に伴う周堤様隆起を伴う場合があるが，周囲粘膜の炎症所見は乏しい．
- 回盲部に潰瘍が存在すると，回盲弁は変形し破壊される場合がある（図2）．
- 潰瘍は多発する場合が多いが，開放性潰瘍と皺襞集中を伴う潰瘍瘢痕が混在することがある（図3）．

2. 非定型的病変

- 腸管ベーチェット病では，回盲部以外の下部消化管や食道などの上部消化管に，多発する潰瘍やびらんを認める場合がある（図4）．
- 単純性潰瘍でも，回盲部の定型的病変に加え，他の消化管部位に潰瘍やびらんを伴うことがある．とくに口腔内に再発性アフタ性潰瘍を伴う症例で，合併頻度が高いと報告[5,6]されている．
- 腸管ベーチェット病では，クローン病や潰瘍性大腸炎類似の腸管病変を認めた症例が報告[6〜10]されている．

> **MEMO** 口腔内の再発性アフタ性潰瘍の有無と単純性潰瘍の病態
> - 単純性潰瘍は，口腔内の再発性アフタ性潰瘍の有無で，非定型的病変の発現頻度や腸管ベーチェット病への進展率，内科治療に対する反応性などが異なるとする報告[5,6]がある．

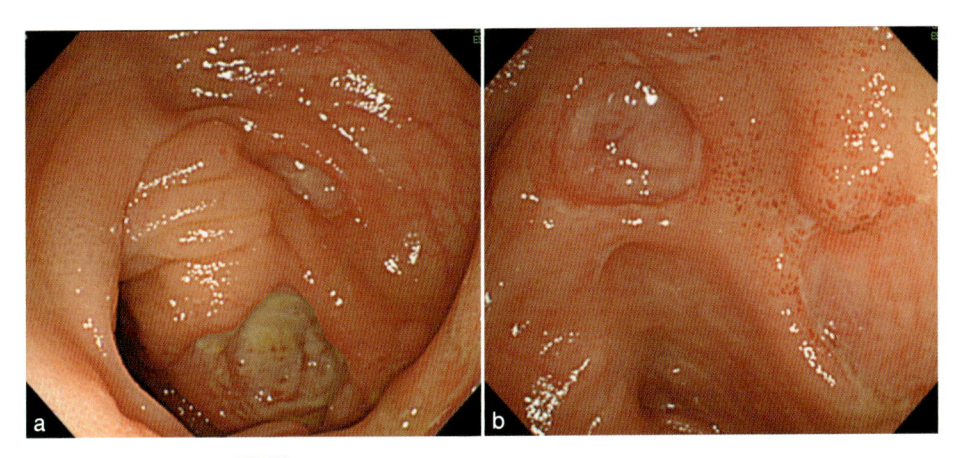

図1 腸管ベーチェット病にみられた定型的病変
a, b：終末回腸の潰瘍は打ち抜き様で深いが，周囲粘膜の炎症所見は乏しい．

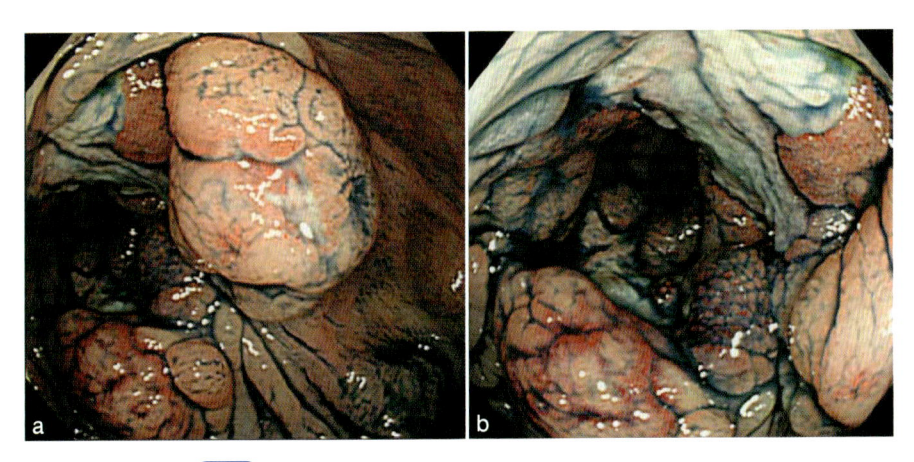

図2 回盲弁の破壊を伴う単純性潰瘍の定型的病変
a：回盲弁は変形し破壊されている．
b：終末回腸には境界明瞭な潰瘍が多発している．

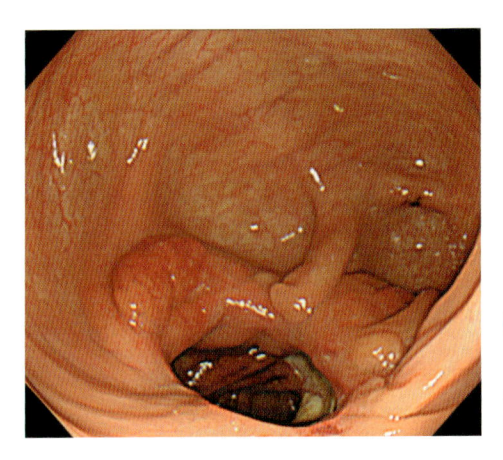

図3 単純性潰瘍にみられた定型的病変
回盲弁は破壊・開大し，周囲から皺襞集中を伴っている．終末回腸には深い開放性潰瘍を合併している．

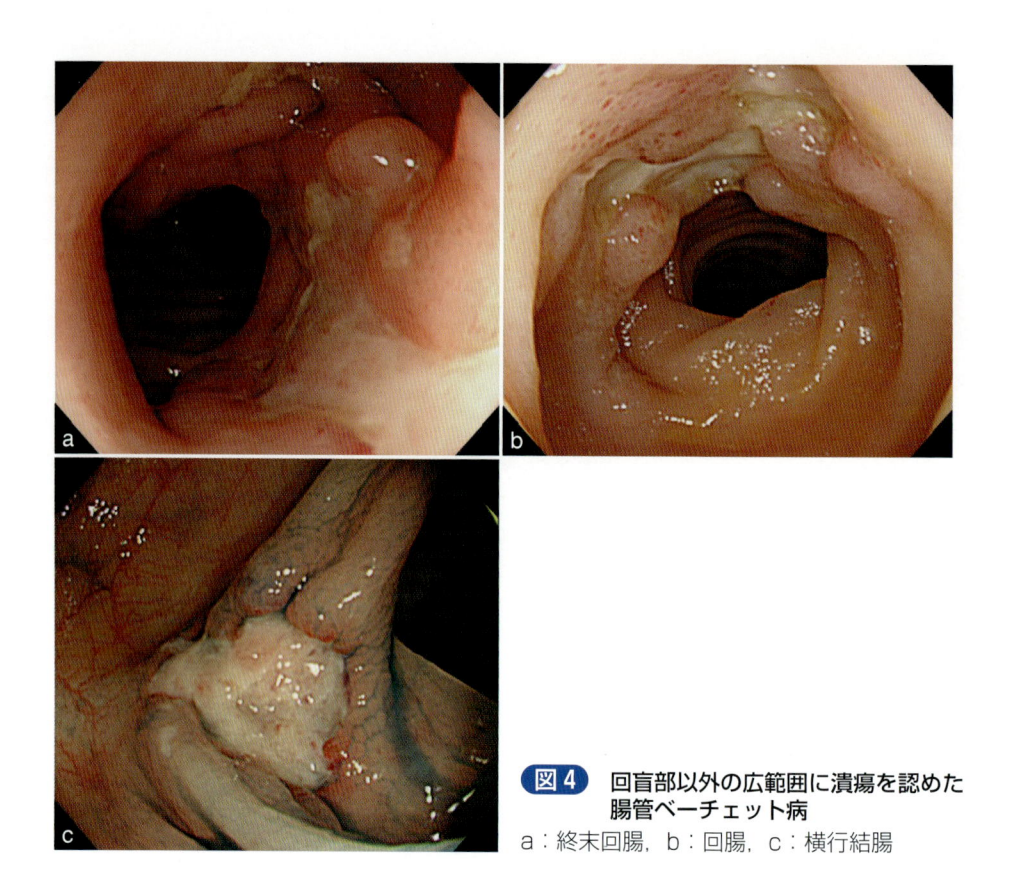

図4 回盲部以外の広範囲に潰瘍を認めた腸管ベーチェット病
a：終末回腸，b：回腸，c：横行結腸

IV. IBDとの内視鏡による鑑別診断

1. クローン病との鑑別（表）

- クローン病でも，病変は回盲部に好発するが同部に限局することはまれで，周囲の小腸側や大腸側の広範囲に，縦走潰瘍や敷石像，不整形潰瘍やびらんなどを認めることが多い（図5）．
- 腸管ベーチェット病および単純性潰瘍では，潰瘍は円形から類円形の場合が多く，クローン病診断基準[11]の主要所見である長い縦走潰瘍を認めることはまれである．また潰瘍のすぐ近傍に健常粘膜を認め，敷石像や炎症性ポリープは認められない．
- 小腸側の潰瘍は，腸管ベーチェット病および単純性潰瘍は腸間膜付着対側，クローン病では腸間膜付着側に認めることが多い．
- 腸管ベーチェット病では非定型的病変のみ，クローン病でも縦走潰瘍や敷石像を欠き，不整形潰瘍やアフタのみの場合がある．なお腸管ベーチェット病では，潰瘍やびらんの配列に規則性はないが，クローン病では縦列傾向を認めることがあり鑑別点になる（図6）．
- 上部消化管病変として，腸管ベーチェット病や単純性潰瘍は食道や胃にも打ち抜き様の潰瘍を認めることがある．しかし胃の竹の節状外観，十二指腸の

表 腸管ベーチェット病および単純性潰瘍とクローン病の消化管病変の比較

	腸管ベーチェット病・単純性潰瘍	クローン病
病変部位 （小腸病変）	回盲部が多い （腸間膜付着対側に多い）	小腸・大腸の広範囲 （腸間膜付着側に多い）
潰瘍　形 　　　配列 　　　周囲	円形〜類円形 不規則 健常粘膜	縦走潰瘍が特徴的 縦列傾向あり 敷石像・炎症性ポリープ
上部消化管病変	まれに食道潰瘍	胃の竹の節状外観 十二指腸病変（縦走潰瘍，ノッチ様陥凹など）
類上皮細胞肉芽腫	なし〜まれ	約半数にみられる
肛門病変	なし	多い

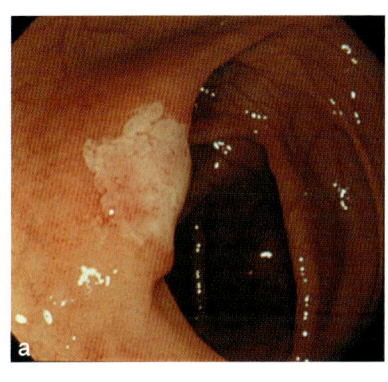

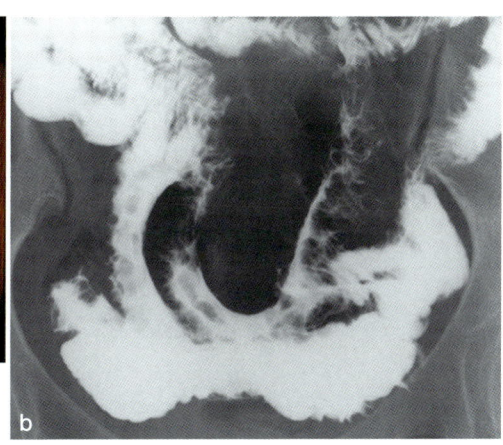

図5 クローン病の大腸内視鏡・小腸造影所見
a：回盲弁上に不整形潰瘍を認め腸管ベーチェット病や単純性潰瘍との鑑別が問題になる．
b：小腸造影では回腸に多発する縦走潰瘍を認めクローン病と診断できる．

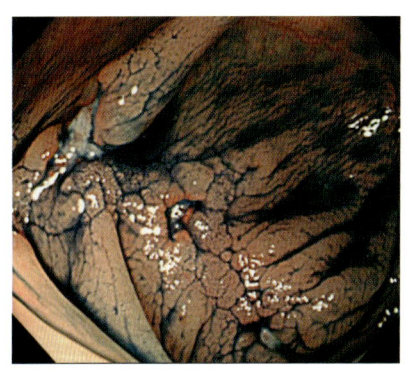

図6 クローン病の大腸内視鏡所見
多発する潰瘍に縦列傾向を認める．

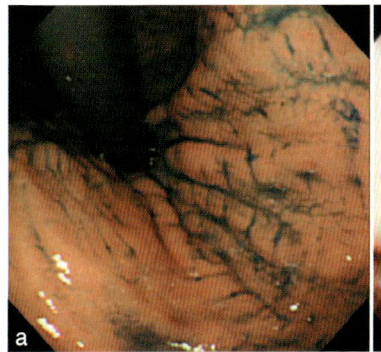

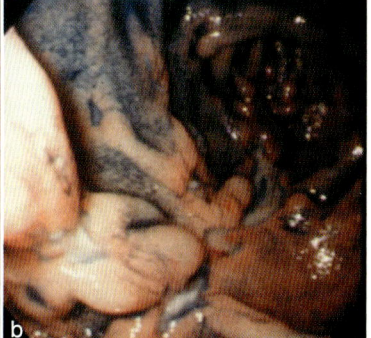

図7 クローン病の上部消化管病変
a：胃の竹の節状外観
b：十二指腸下行脚にみられた多発する縦走潰瘍

縦走潰瘍やノッチ様陥凹，縦列する数珠状隆起などは，クローン病でみられる所見である（図7）．
- 病理組織学的には，腸管ベーチェット病および単純性潰瘍では非乾酪性類上皮細胞肉芽腫を認めることはきわめてまれであるが，クローン病では15～60％の症例にみられる[12]．
- クローン病に高頻度である痔瘻や皮垂（skin tag）などの肛門病変は，腸管ベーチェット病および単純性潰瘍では認められない．

2. 潰瘍性大腸炎との鑑別

- 潰瘍性大腸炎では，直腸から連続性，びまん性の活動性炎症を特徴とし，多発する不整形潰瘍やびらんを伴う．腸管ベーチェット病や単純性潰瘍と比較し，潰瘍の形態や深さ，分布，潰瘍周囲に健常粘膜を認めないことなどが異なり，鑑別診断が問題になることはまれである．

> **MEMO　腸管ベーチェット病とIBDの鑑別のポイント**
> - IBDのなかで，腸管ベーチェット病との鑑別が問題になるのは不整形潰瘍やアフタのみのクローン病である．内視鏡による鑑別においては，病変の分布，潰瘍の形態や数，周囲粘膜の変化，生検組織所見での非乾酪性類上皮細胞肉芽腫の有無などに着目する．
> - 腸管ベーチェット病では，ベーチェット徴候の存在も鑑別を行ううえで参考になる．

> **ADVICE　縦列する潰瘍が認められる腸管ベーチェット病**
> - 腸管ベーチェット病でも，縦走潰瘍や縦列する多発潰瘍を合併した症例が報告[8]〜[10]されている．自験例でも回盲部切除後の回腸側に，縦列する潰瘍を認めた症例を経験している（図8）．また潰瘍性大腸炎に類似した大腸病変を合併した腸管ベーチェット病の報告[6],[7]もある．
> - IBD類似の腸管病変を認める腸管ベーチェット病が，まれながら存在することを認識しておく必要がある．

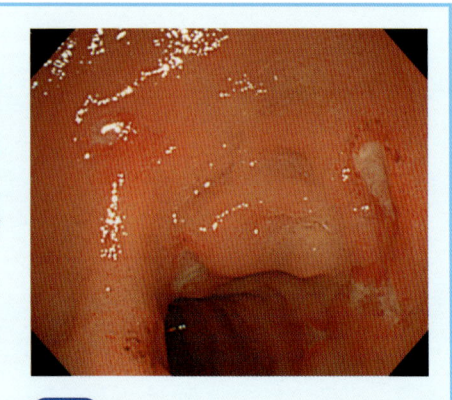

図8　腸管ベーチェット病の回盲部切除後の回腸側にみられた多発潰瘍であるが，一部に縦列傾向がみられる．

文　献

1) 金子史男：ベーチェット病臨床診断基準（2003年改訂）．ベーチェット病に関する調査研究（主任研究者　金子史男）．平成14年度総括・分担研究報告書．2003，11-16
2) 石ヶ坪良明，岳野光洋，菊池弘敏，他：ベーチェット病診断ガイドライン平成21年度案―コンセンサス・ステートメントに基づく．厚生労働省・ベーチェット病に関する調査研究(研究代表者　石ヶ坪良明)．平成21年度総括・分担研究報告書．2010，40-52
3) 久松理一，平井郁仁，松本主之，他：腸管ベーチェット病診療コンセンサス・ステートメント案（2013年9月1日改訂）．厚生労働科学研究費補助金　難治性疾患等克服研究事業（難治性疾患克服研究事業）腸管希少難病群の疫学，病態，診断，治療の相同性と相違性から見た包括的研究．平成25年度総括研究報告書．2014，32-37
4) 渡辺英伸，遠城寺宗知，八尾恒良：回盲弁近傍の単純性潰瘍の病理．胃と腸　1979；14：749-767
5) 松本主之，中村昌太郎，矢田親一朗，他：長期経過例からみた腸管Behçet病と単純性潰瘍の病態．胃と腸　2003；38：159-172
6) 高木靖寛，古賀章浩，平井郁仁，他：口腔内アフタの有無別からみた腸管Behçet病および単純性潰瘍の病変分布と臨床経過．胃と腸　2011；46：996-1006
7) 前田正人，酒井義法，小山　恒，他：広汎な結腸病変を伴ったBehçet病の1例．日消誌　1987；84：1453-1456
8) 馬杉治郎，松井利充，中尾寛信，他：結腸広汎に縦走潰瘍を認めた腸型Behçet病の1例．内科　1993；72：175-178
9) Naganuma M, Iwao Y, Kashiwagi K, et al：A case of Behçet's disease accompanied by colitis with longitudinal ulcer and granuloma. J Gastroenterol Hepatol　2002；17：105-108
10) Masugi J, Matsui T, Fujimori T, et al：A case of Behçet's disease with multiple longitudinal ulcers all over colon. Am J Gastroenterol　1994；89：778-780
11) 松井敏幸：クローン病診断基準（案）（2013年1月改訂）．厚生労働科学研究費補助金難治性疾患克服研究事業．難治性炎症性腸管障害に関する調査研究（渡辺班）．平成24年度総括・分担研究報告書．2013，43-45
12) 田中正則：腸管Behçet病・単純性潰瘍と他の炎症性腸疾患との鑑別診断―病理の立場から．胃と腸　2011；46：1016-1022

〈小林清典，横山　薫，佐田美和〉

2 他疾患との鑑別

❷ その他の腸炎

I. 腸結核

1) 疾患概念
- 結核は *Mycobacterium tuberculosis* が腸粘膜に侵入して発症する.
- 最近でも散発性に散見されるので要注意.
- 肺結核から二次的に発症する続発性腸結核と腸管を初発とする原発性腸結核に分類される.
- 潰瘍性大腸炎，クローン病との鑑別点を表に示した.

2) 内視鏡診断
- 腸結核の病変はアフタから帯状潰瘍まで多彩（黒丸分類[1]）.
- 典型とされる所見は輪状潰瘍（図1）．不整な潰瘍が輪状に配列．クローン病では縦走潰瘍（図2）．
- 萎縮瘢痕帯や多中心性潰瘍瘢痕（図3），偽憩室，回盲弁の開大が特徴．
- 病変の分布は腸間膜付着対側でクローン病では付着側．
- 炎症性ポリープは小型で潰瘍瘢痕周囲にみられることが多い．
- 生検による結核菌の検出率や乾酪性肉芽腫の検出率は低い[2]．
- まれに瘻孔形成例もある．

表　IBD 鑑別点

所　見	潰瘍性大腸炎	クローン病	腸結核
血便	+++	±	±
腹痛	++	++	++
下痢	++	++	++
発熱	+	+	+
連続性病変	+	−	−
易出血性	+++	+	++
敷石状外観	±	+++	+
潰瘍	びらん	縦走潰瘍	輪状潰瘍
炎症性ポリープ	+	++	++
瘻孔形成	−	+	+
組織所見	陰窩炎 陰窩膿瘍	非乾酪性類上皮細胞肉芽腫	乾酪性肉芽腫 結核菌
癌化	+	+	±

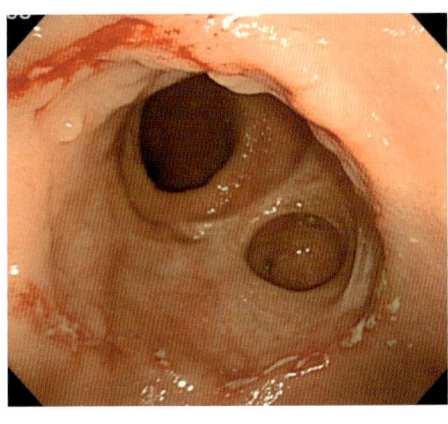

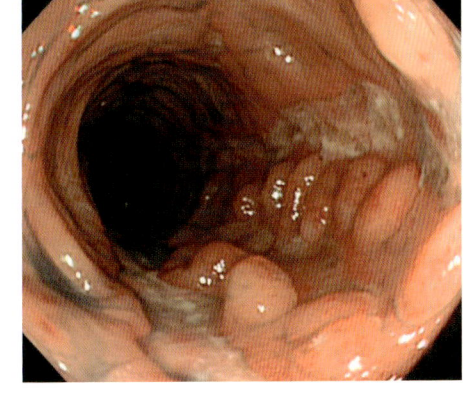

図1 腸結核にみられた輪状潰瘍

図2 大腸クローン病の縦走潰瘍

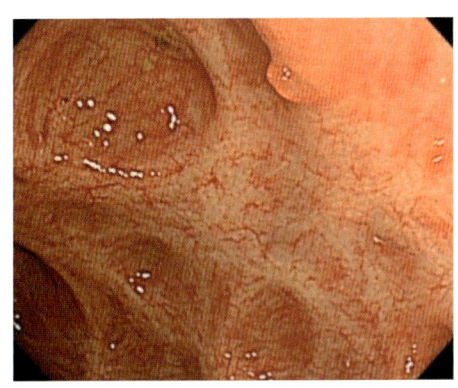

図3 腸結核にみられた萎縮瘢痕帯

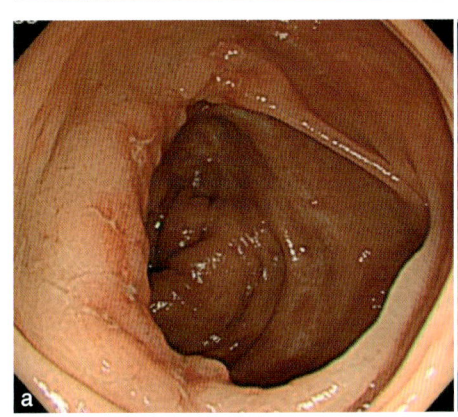

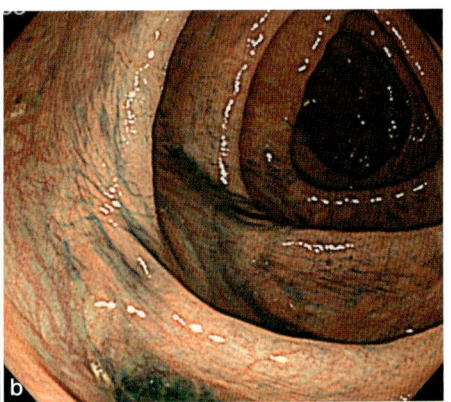

図4 治療的診断例：抗結核薬（イソニアジド）6カ月投与後の経過
　　　a：投与前，b：投与後

- 診断にはPCR法やクォンティフェロン®などの新しい検査法[3]が開発されている．
- 治療に対する反応が良好で，確診が得られない場合には治療的診断がなされる（図4）．

3）治　療
- 抗結核薬によく反応する．

II. アメーバ性大腸炎

1) 疾患概念

- 原因は原虫である *Entamoeba histolytica* の囊子の経口感染による．
- 囊子は小腸で脱囊し大腸で栄養体となり増殖し，粘膜内に侵入し潰瘍性病変を呈する．
- 罹患者数が増加傾向にある（図5）．
- 同性愛者間の感染より異性間感染者が多く70％以上を占め，海外渡航歴のない国内感染者が増加している．
- 性感染症の一つである．
- HIV感染者や免疫力低下者に多い．
- 血便や腹痛，下痢などの症状が比較的長期続いているものが多いが，無症状例もあるので注意が必要[4]．
- 5類感染症に指定されており，診断後1週以内に管轄の保健所への届け出が義務づけられている．
- 腸管外アメーバ症として肝膿瘍（図6）が10％ほどの頻度でみられる[4]．

2) 内視鏡診断

- 潰瘍性大腸炎との誤診例がみられる．鑑別点は，病変間の粘膜がアメーバ例では正常なので，粘膜を伸展させ観察し，びまん性炎症がないことで鑑別される[5]．
- ステロイド剤が使用されると急激に悪化する．
- 病変の分布は，直腸や盲腸に頻度が高いが全大腸にみられる例もある．
- 典型例は，びらんや潰瘍，タコイボ様びらん（図7）が特徴的．潰瘍周囲は易出血性で腫大し，潰瘍底から"汚い"クリーム状の粘液が染み出すように付着しているのが特徴（図8）．

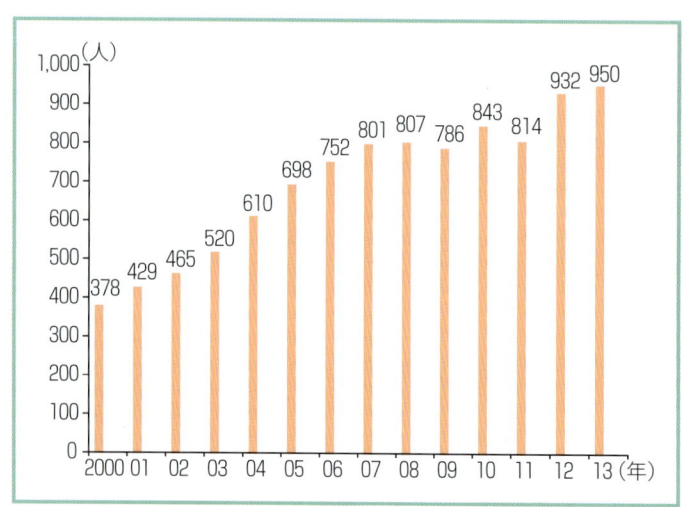

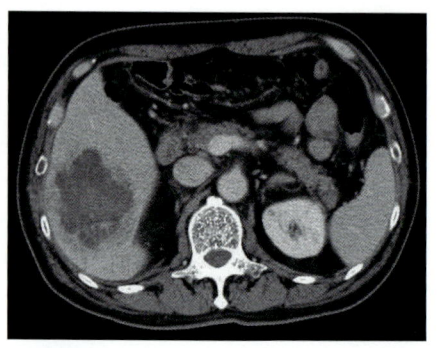

図6 アメーバ性大腸炎に合併した肝膿瘍

図5 アメーバ性大腸炎の年次推移
（国立感染症研究所感染情報センター資料より作図）

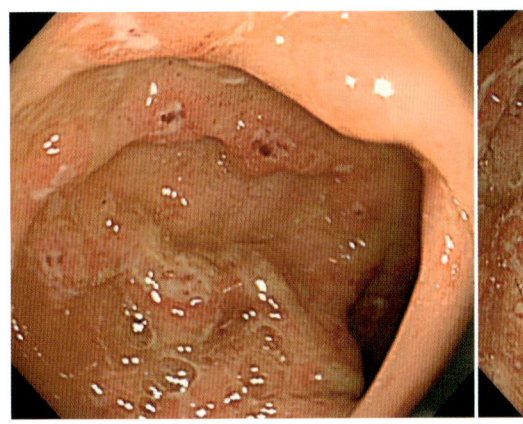

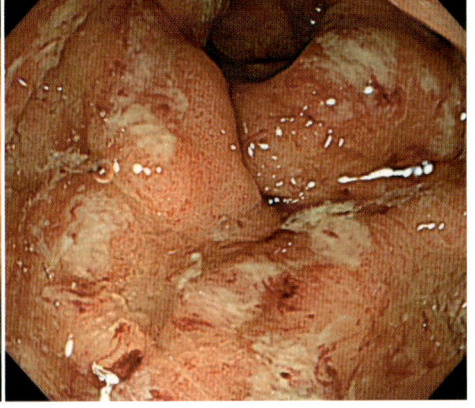

図7 アメーバ性大腸炎の典型像（タコイボ様びらん）

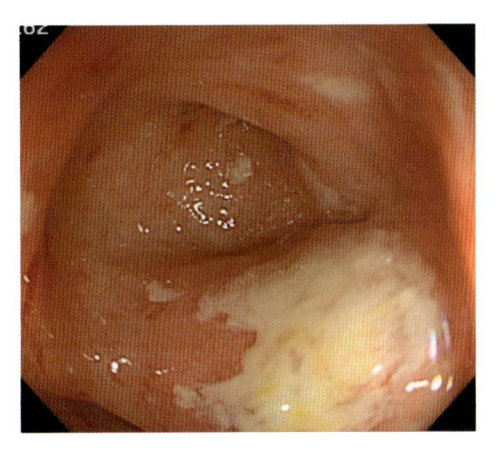

図8 アメーバ性大腸炎の典型像（クリーム状粘液の付着）

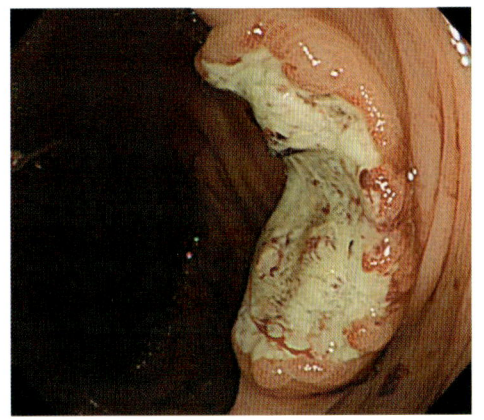

図9 大きな潰瘍を形成したアメーバ性大腸炎

- クローン病では潰瘍内に汚い粘液の付着や潰瘍周囲の易出血性は乏しい．
- アフタ様のびらんから大きな潰瘍（図9）まで存在する．
- 診断は，本症を疑うことが重要で粘液を採取し，顕微鏡下に観察することで栄養体やアメーバ虫体が観察できる（図10）．
- 生検は粘液を含むように行う．PAS染色の追加で栄養体を証明しやすくなる（図11）．

3）治　療

- メトロニダゾールに有効な症例が多い．1,500 mg，10〜14日投与で完治する例が多い（図12）．非治癒例ではパロモマイシンを使用する．

III. 偽膜性腸炎

1）疾患概念

- 抗生剤の使用により菌交代現象として *Clostridium difficile*（CD）の異常増殖により外毒素が産生され粘膜障害をきたし，図13に示すような偽膜性腸

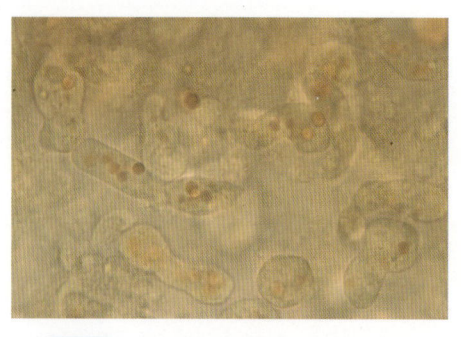

図10 粘液の直接鏡顕で観察されたアメーバ虫体

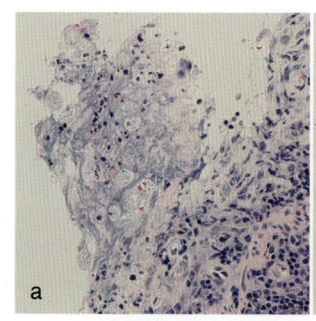

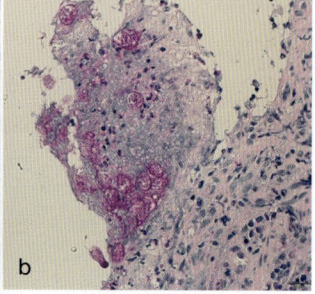

図11 PAS 染色でより明瞭となる栄養体
a：HE 染色，b：PAS 染色

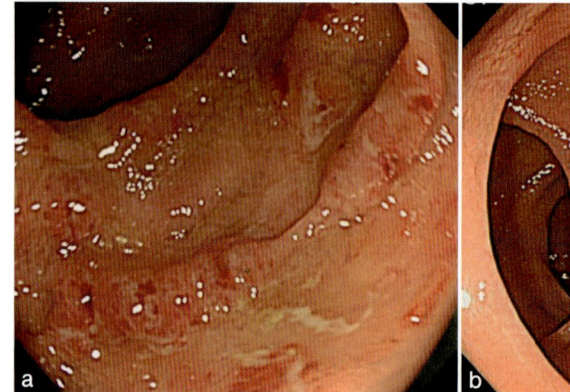

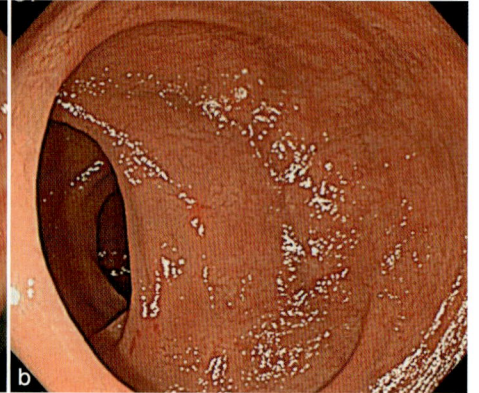

図12 メトロニダゾール投与後のアメーバ性大腸炎
a：投与前，b：投与後

炎が発症する．
- 原因薬剤は，リンコマイシン系，セフェム系のほかニューキノロン系でも発生しうる．
- おもに免疫力の低下者や高齢者，重症患者にみられることが多い．
- 抗生剤投与中に下痢や発熱などの症状があれば本疾患を疑い検索する．
- 便中の CD トキシンを検出することで診断される[6]．

2）内視鏡所見
- 診断は内視鏡所見で可能．
- 図 13 に示すようなドーム状の乳白色調の偽膜の付着を確認し診断される．重症例では偽膜が癒合し全周性にみられる場合もある．
- 偽膜は病理学的に粘液，壊死物質，フィブリン，好中球などよりなる（図 14）．

3）治　療
- バンコマイシン，メトロニダゾールにて改善する．
- 約 15 〜 25％に再燃例がみられる[7]．

48 | 第 2 章　IBD の内視鏡診断

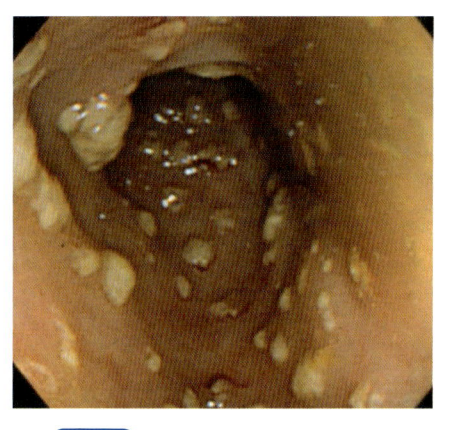

図13 偽膜性大腸炎の内視鏡像

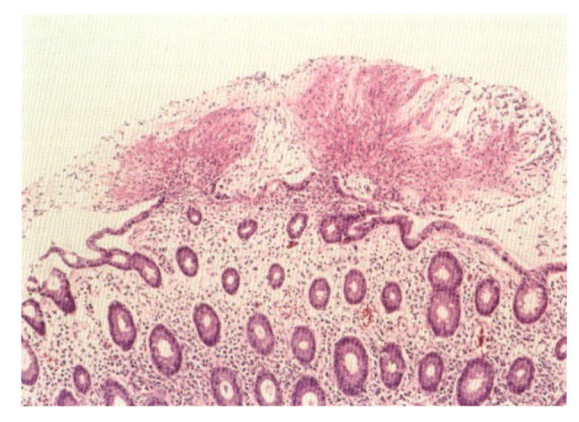

図14 偽膜性腸炎の組織像

IV. サイトメガロウイルス（CMV）腸炎

1) 疾患概念
- サイトメガロウイルス（CMV）の感染は，産道感染により初感染を受け，持続感染し，免疫力の低下などで再活性化する．
- CMVによる腸炎は，再活性化によるもので，基礎疾患として悪性腫瘍の終末期，免疫抑制薬投与，抗がん剤投与，ステロイド投与などによって発症がみられる．
- 潰瘍性大腸炎の難治例ではCMVの併発の頻度が高い[8]のでチェックが必要．

2) 内視鏡所見
- 典型像は，打ち抜き状潰瘍（図15）であるが，不整潰瘍，輪状，帯状，縦走など多彩な所見を呈する[9]．
- 潰瘍周辺は正常のことが多い．小潰瘍がびまん性にみられる場合は，潰瘍性大腸炎との鑑別が必要．
- 診断は，内視鏡所見で疑い，病変部の組織に核内封入体の証明（図15），CMV抗体（C7-HRP）を用いたantigenemia法によるCMV抗原陽性白血球の検出などを併用して行う．

3) 治療
- 治療は，抗ウイルス薬の投与を行う．有効率は高い．

V. カンピロバクター腸炎

1) 疾患概念
- 細菌性食中毒の代表的な菌である，*Campylobacter jejuni* による．
- 汚染された水や鶏肉などが感染源となる．
- 細菌性腸炎のなかで血便をきたす例が多い．
- ギランバレー症候群との関連が注目されている．

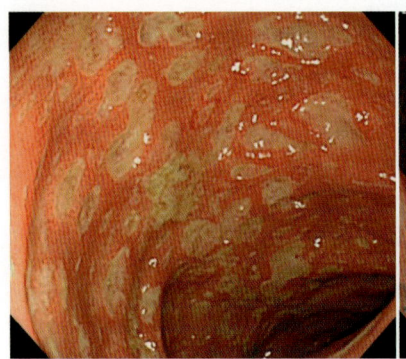

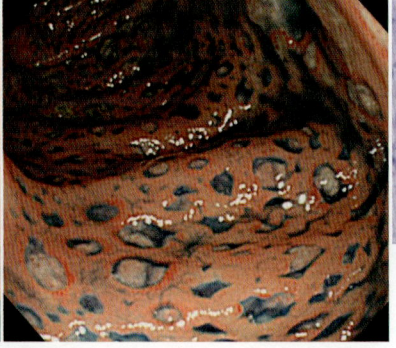

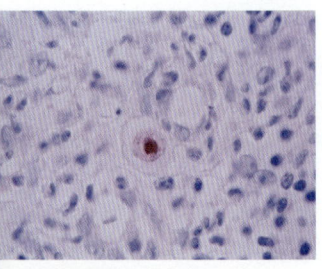

免疫染色された核封入体

図15 サイトメガロウイルス腸炎

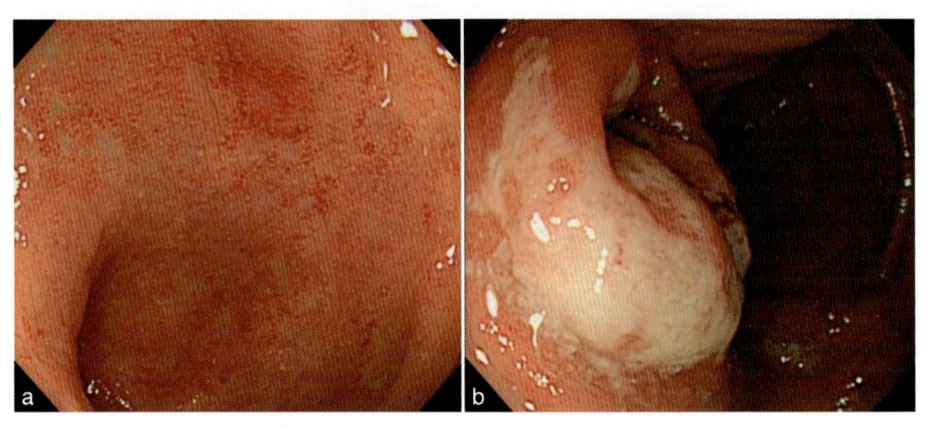

図16 カンピロバクター腸炎の内視鏡像
a：S状結腸，b：バウヒン弁

2）内視鏡所見
- 大腸全域にびまん性の炎症をきたすと潰瘍性大腸炎との鑑別を要する．
- 鑑別点は，本症では血管透見が保たれていること，粘膜粗糙や顆粒状変化，易出血性が乏しいこと，バウヒン弁上の潰瘍（図16）が70％の症例でみられることから鑑別できる[10]．
- 回盲弁上の潰瘍は変形や狭窄を伴わないのでクローン病などのIBDとは鑑別できる．

3）治療
- マクロライド系抗生剤が奏効する．

VI. 放射線腸炎

1）疾患概念
- 放射線照射後の晩期後遺症として発症．
- 放射線照射後1～2年後の発症例が多いが10数年経過後にみられるものもある[11]．

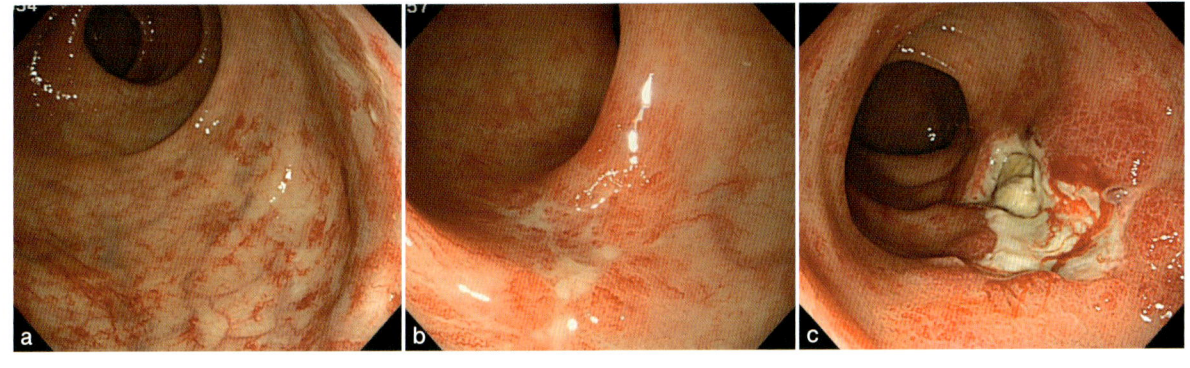

図 17 放射線照射性腸炎の内視鏡像
a：毛細血管の拡張，b：血管拡張と潰瘍，c：直腸腟瘻を伴う

2）内視鏡所見
- 毛細血管の拡張（点状，線状，網状など）から，潰瘍，瘻孔形成などの程度により重症度分類[12]されている（図 17）．
- 放射線治療の既往が重要．潰瘍性大腸炎と異なり病変が限局してみられる．
- 新生した血管はもろく出血しやすい．

3）治療
- アルゴンプラズマ凝固（APC）による焼灼療法が有用である[11]．
- ステロイド，高圧酸素療法などが有効との報告もあるが確立されていない．

VII. collagenous colitis

1）疾患概念
- 大腸粘膜被蓋上皮直下に肥厚した collagenous layer を認め，慢性下痢をきたす疾患．
- 中年女性に多く，原因は不明であるが，非ステロイド性抗炎症薬（NSAID）やプロトンポンプ阻害薬，自己免疫疾患などと関連する例が報告されている[13]．
- 本邦ではランソプラゾールに関連したとする報告が多い[14]．
- 診断は，被蓋上皮下の厚さ 10 μm 以上の collagen band（図 18）を有するものとされる．

2）内視鏡所見
- 血管透見消失，不整な血管像，微細な凹凸不整の顆粒状粘膜（図 19），などのびまん性変化があり，潰瘍性大腸炎と鑑別を要する．
- 本症では，易出血性粘膜や黄斑などは認めない．膿粘液の付着も乏しい．
- 周囲に浮腫を伴わない縦走潰瘍や線状潰瘍（mucosal tears）等が特徴的[13]であるがクローン病でみられる敷石像や炎症性ポリープなど周囲に炎症所見を欠く．

3）治療
- 可能性のある薬剤中止．
- プレドニゾロン，メサラジンなど．

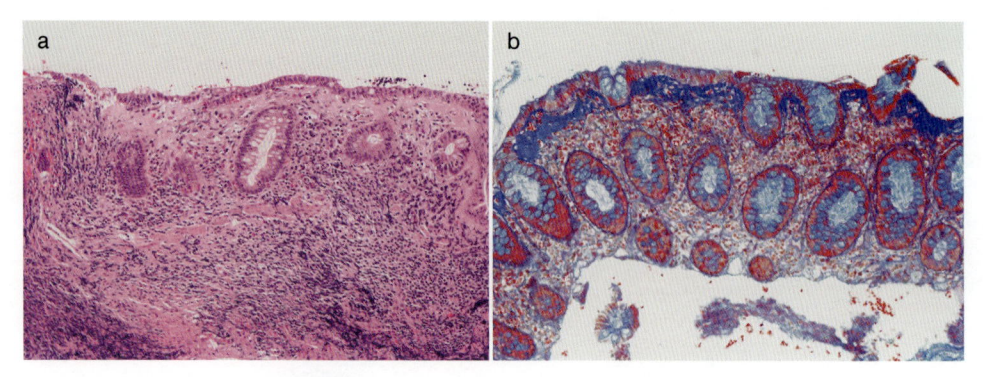

図18　Collagenous colitis の組織所見
a：HE 染色，b：Masson trichrome 染色

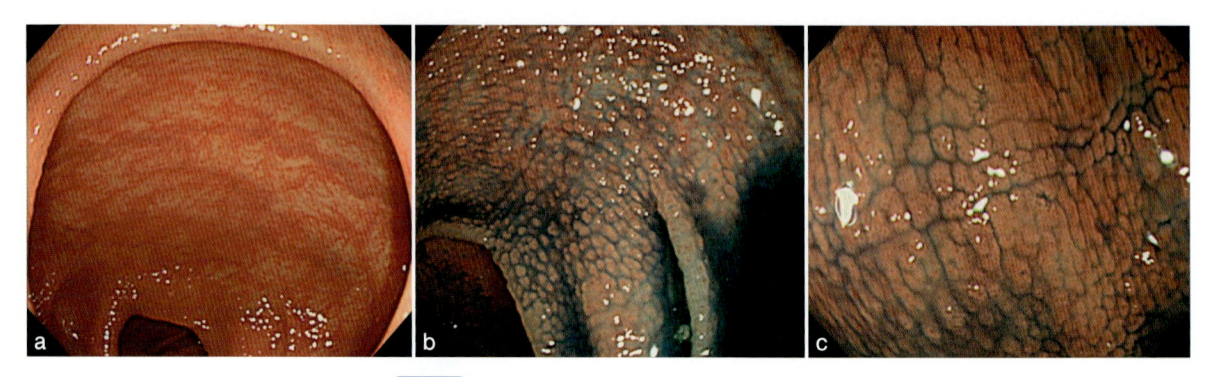

図19　Collagenous colitis の内視鏡像
a：異常な血管網，b：粘膜の顆粒状変化，c：線状潰瘍瘢痕

文献

1) 黒丸五郎：結核新書12─腸結核の病理．1952，28-32，医学書院，東京
2) 垂水研一，藤田　譲，眞部紀明，他：腸結核．胃と腸　2008；43：1637-1644
3) Mori T, Sakatani M, Yamagishi F, et al：Specific detection of tuberculosis infection with an interferon-γ based assay using new antigen. Am J Respir Crit Care Med　2004；170：59-64
4) 五十嵐正広，浦上尚之，岸原輝仁，他：アメーバ性大腸炎．胃と腸　2008；43：1645-1652
5) 大川清孝，上田　渉，佐野弘治，他：感染性腸炎の直腸肛門病変．胃と腸　2010；45：1321-1330
6) 井谷智尚：Clostridium difficile 腸炎．大川清孝，清水清治 編：感染性腸炎 A to Z（第2版）．2012，88-91，医学書院，東京
7) Du An, Fridkin SK, Yechonron A, et al：Risk factors for early recurrent clostridium difficile associated diarrhea. Clin Infec Dis　1998；26：954-959
8) 和田陽子：難治性潰瘍性大腸炎におけるサイトメガロウイルス感染症．胃と腸　2005；40：1371-1382
9) 大川清孝，上田　渉，佐野弘治，他：サイトメガロウイルス腸炎．胃と腸　2008；43：1653-1662
10) 桑山泰治，堀田欣一：カンピロバクター腸炎．赤松泰次，斉藤裕輔，清水誠治 編：腸疾患鑑別診断アトラス．2010，30-35，南江堂，東京
11) 千野晶子，菅沼孝紀，浦上尚之，他：放射線腸炎．Gastroenterol Endosc　2010；52：1381-1392
12) 多田正大，宮岡孝幸，赤坂裕三，他：内視鏡的色素散布法による放射線性直腸炎についての研究．日消誌　1977；74：441-448
13) 清水誠治：我が国における collagenous colitis を対象とした実態調査から．渡辺　守，他 編：大腸疾患 NOW Microscopic Colitis のすべて．2012，32-37，日本メディカルセンター，東京
14) Umeno J, Matsumoto T, Nakamura S, et al：Linear mucosal defect may be characteristic of lansoprazole-associated collagenous colitis. Gastrointest Endosc　2008；67：1185-1191

〔五十嵐正広，岸原輝仁，千野晶子〕

第3章

IBDにおける内視鏡の重要性（総論）

第3章

IBDにおける内視鏡の重要性（総論）

I. 診断における内視鏡の重要性

- IBDの患者数は年々増加傾向にあり，日常診療で遭遇する機会は増加している．
- IBDの診断においては，病歴聴取，身体所見，一般検査所見に加えて，上部・下部消化管内視鏡検査，小腸X線造影検査，CT・MRI検査などの画像所見から総合的に判断することが重要である．
- 潰瘍性大腸炎とクローン病の確定診断には消化管病変の評価が重要である．
- 鑑別疾患を含めた内視鏡所見を熟知しておく必要がある．

II. クローン病

- 明らかな縦走潰瘍（図1a）や敷石像（cobblestone appearance：図1b）を認める例の診断は比較的容易であるが，非典型的なクローン病も存在する．
- 上部・下部消化管内視鏡検査では異常を認めないが，小腸内視鏡検査で初めてクローン病と診断される例（図2）もあるので，クローン病を疑った際は小腸病変の評価が重要である．
- 上部消化管内視鏡検査における胃噴門部の竹の節様外観（図3a）や十二指腸のノッチ様陥凹（図3b）はクローン病を示唆する所見である[1]．

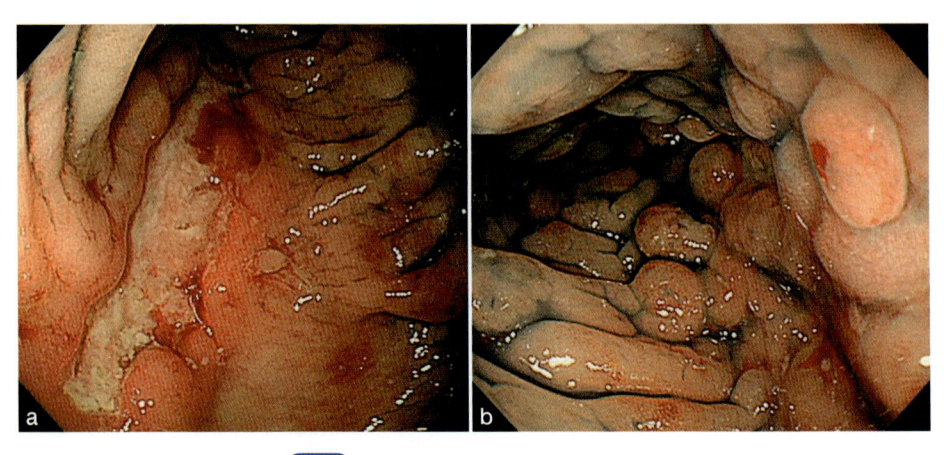

図1 大腸型クローン病の大腸病変
S状結腸に縦走潰瘍（a），敷石像（b）を認める．

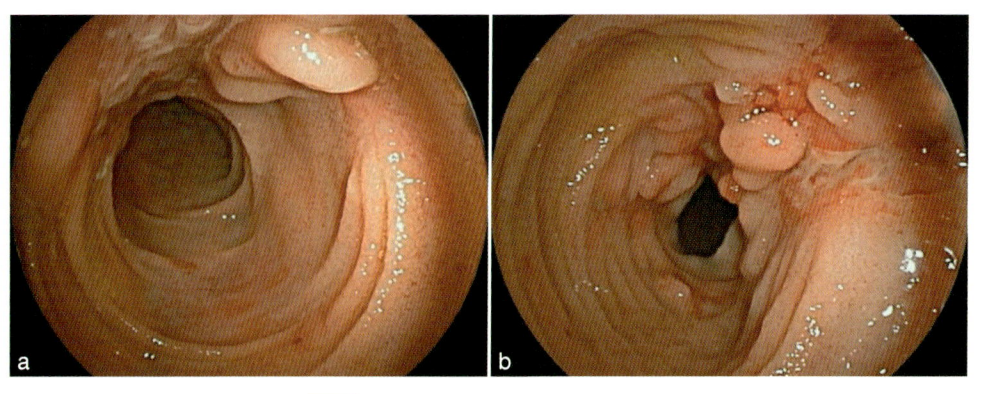

図2 小腸型クローン病の回腸病変
回腸に縦走潰瘍（a, b）を認める.

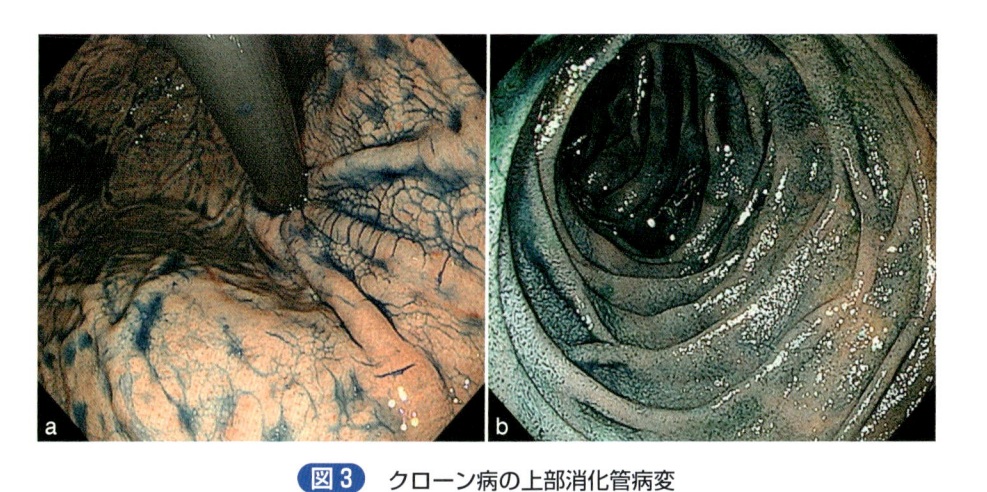

図3 クローン病の上部消化管病変
胃体上部に竹の節様外観（a），十二指腸第二部にノッチ様陥凹（b）を認める.

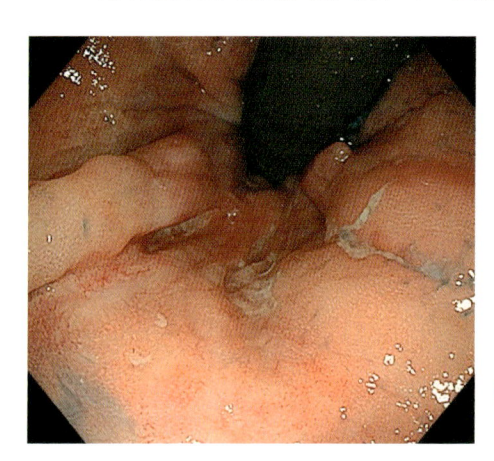

図4 クローン病の肛門部病変
直腸の反転観察で縦走する潰瘍性病変を認める.

- クローン病では痔瘻や肛門周囲膿瘍など肛門部病変を高率に随伴する．内視鏡の反転操作で歯状線の病変を観察することが重要である（図4）.

> **MEMO　クローン病の内視鏡検査のポイント**
> - アフタや小潰瘍などの配列に着目する必要がある．アフタや小潰瘍の配列が縦走傾向にある場合，クローン病の可能性を考える．
> - 縦走潰瘍と敷石像に加えて，非乾酪性類上皮肉芽腫の検出はクローン病診断における主要項目である．内視鏡検査において，主病変のみでなく，アフタなどの小病変から可能なかぎり生検組織を採取することが重要である．

III. 潰瘍性大腸炎

- 病変は肛門直上から口側へ連続性に進展する．活動期には血管透見が消失し，びまん性の発赤粘膜，浮腫，顆粒状粘膜がみられる（図5, 6）．
- 直腸病変を伴わず口側結腸に区域性病変がみられることがある．
- 直腸炎型，左側結腸炎型では比較的高率に虫垂開口部に一致した非連続性病変が認められる（図7）．

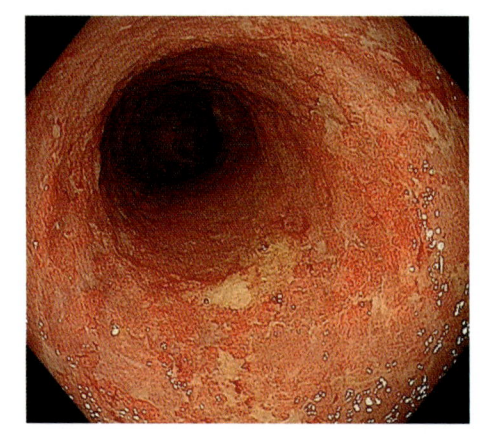

図5　潰瘍性大腸炎の直腸病変（中等症）
びまん性に血管透見の消失した，発赤，顆粒状粘膜を認める．

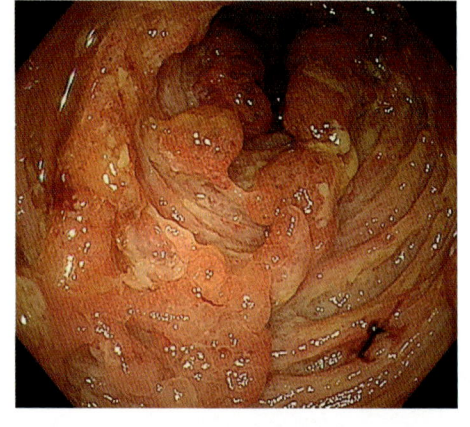

図6　潰瘍性大腸炎の直腸病変（重症）
深掘れの潰瘍を認め，筋層の露出を認める．

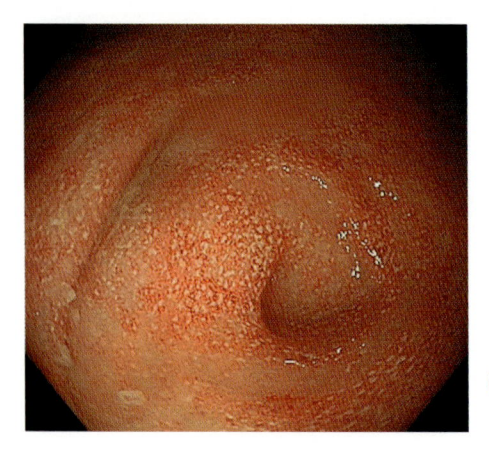

図7　潰瘍性大腸炎の虫垂開口部病変
虫垂開口部に粗糙粘膜を認める．

> **MEMO** 潰瘍性大腸炎の内視鏡検査のポイント
> - 内視鏡検査が病勢増悪の原因となることがあるので，無理な挿入は回避する．活動期における重症度判定の際は，前処置なく内視鏡検査を施行し，短時間で終了するよう心がける．
> - 初回診断例では感染性腸炎の鑑別が重要である．その一つとして，内視鏡検査下に，腸液，糞便，生検組織を採取し，細菌学的検査を行うことも有用である．

IV. 経過観察（モニタリング・サーベイランス）における内視鏡検査の重要性

- クローン病や潰瘍性大腸炎では，粘膜病変が治癒に至ると（図8,9）非粘膜治癒例よりも手術率や再発率が低いことから[2)~6)]，粘膜治癒の重要性が注目されている．一方で，「粘膜治癒」の定義や至適判定時期は確立されていない．

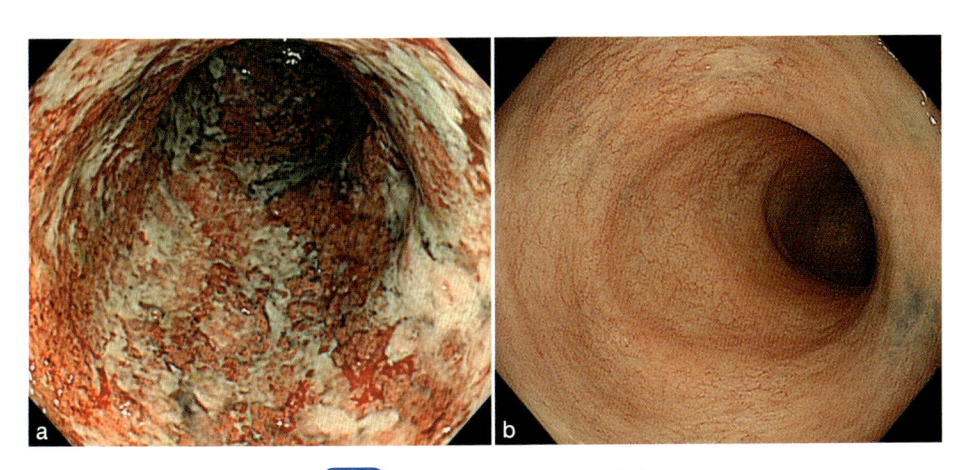

図8 潰瘍性大腸炎の直腸病変
びまん性に血管透見の消失した粗糙粘膜を認める（a）．抗TNFα抗体製剤使用により血管透見は認められるようになり，粘膜治癒が得られた（b）．

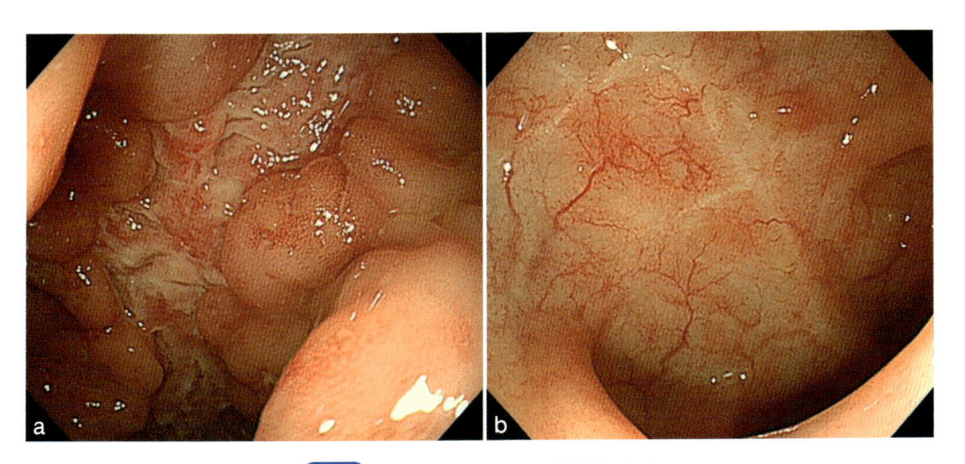

図9 クローン病のS状結腸病変
S状結腸に縦走潰瘍を認める（a）．抗TNFα抗体製剤使用により潰瘍は瘢痕化し，粘膜治癒が得られた（b）．

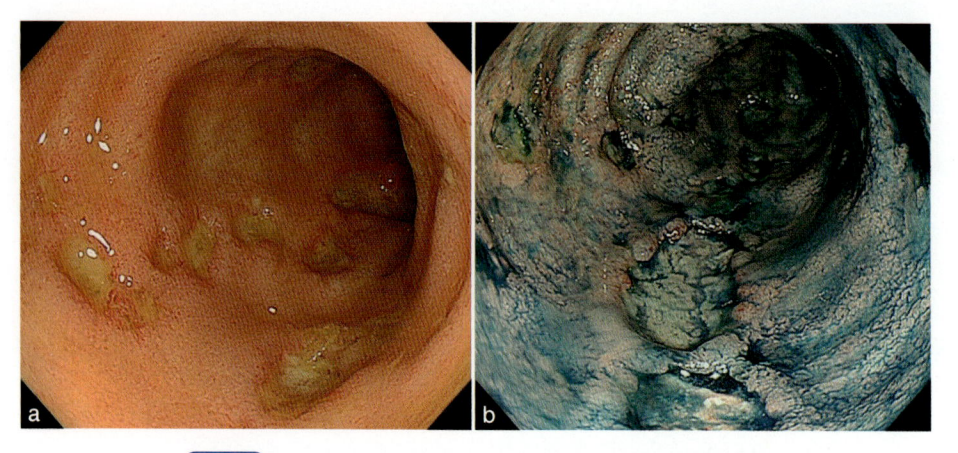

図10 CMV 感染が認められた潰瘍性大腸炎の直腸病変
通常観察（a）および色素散布像（b）で直腸に多発した不整形潰瘍性病変を認める.

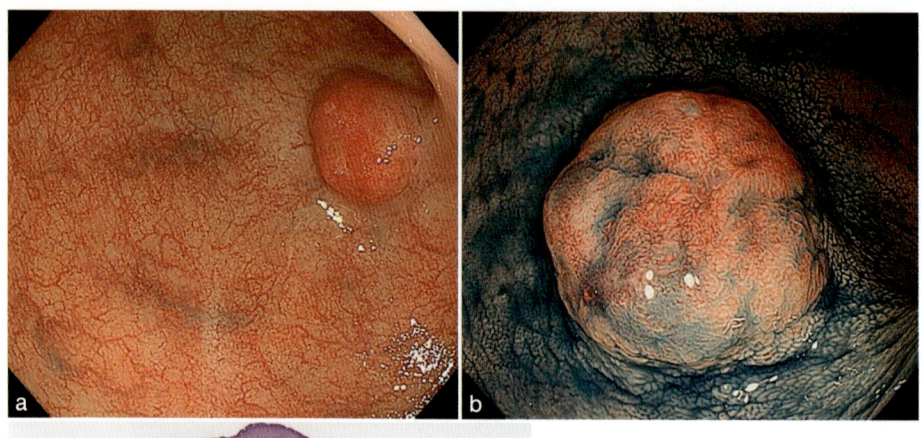

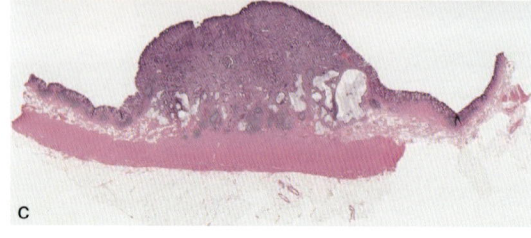

図11 寛解期潰瘍性大腸炎に合併した colitic cancer
S 状結腸に発赤調の広基性隆起性病変を認める（a）. 色素散布像で表面構造は比較的整っているが（b）, 病理組織学的には粘膜下層深部に浸潤した腺癌であった（c）.

- ステロイド投与下に, 内視鏡検査で不整形潰瘍（図10）を認める場合はサイトメガロウイルス（cytomegalovirus；CMV）感染顕性化を考慮する必要がある.
- 潰瘍性大腸炎の長期経過例では発癌が問題となる. したがって, 内視鏡検査による大腸癌のサーベイランス（図11）が必須である.

V. 治療における内視鏡検査の重要性

- バルーン内視鏡を用いることで, クローン病の小腸狭窄病変に対するバルーン拡張術が可能である（図12）. 本法の有効性や安全性に関するデータが集積されつつある[7,8].

図12

クローン病の狭窄病変に対して，バルーン拡張術が行われた(a, b)．バルーン拡張後に軽度の出血を認めるが，狭窄部の拡張が得られた (c)．

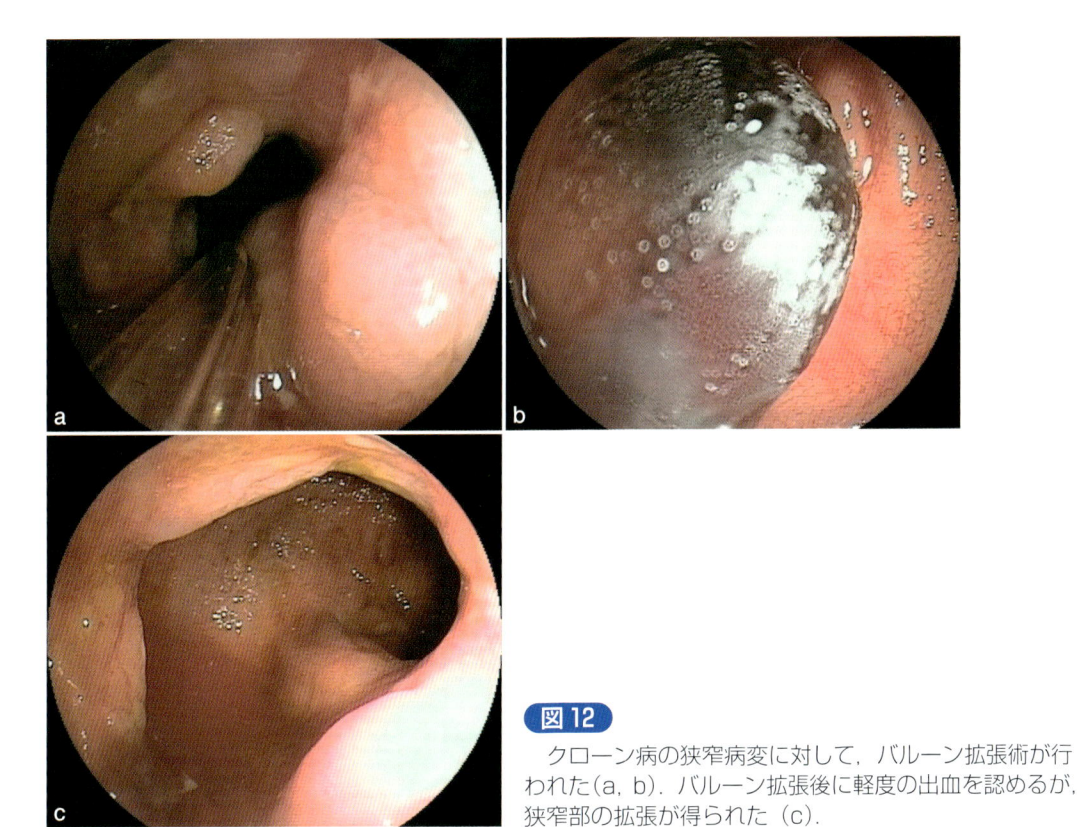

文献

1) 渡 二郎，佐藤 龍，田邊裕貴，他：Crohn 病の上部消化管病変の臨床と経過．胃と腸 2007；42：417-428
2) Rutgeerts P, Diamond RH, Bala M, et al：Scheduled maintenance treatment with infliximab is superior to episodic treatment for the healing of mucosal ulceration associated with Crohn's disease. Gastrointest Endosc 2006；63：433-442
3) Schnitzler F, Fidder H, Ferrante M, et al：Mucosal healing predicts long-term outcome of maintenance therapy with infliximab in Crohn's disease. Inflamm Bowel Dis 2009；15：1295-1301
4) Neurath M, Travis SPL, Neurath MF, et al：Mucosal healing in inflammatory bowel diseases：a systematic review. Gut 2012；61：1619-1635
5) Laharie D, Filippi J, Roblin X, et al：Impact of mucosal healing on long-term outcomes in ulcerative colitis treated with infliximab：a multicenter experience. Aliment Pharmacol Ther 2013；37：998-1004
6) Meucci G, Fasoli R, Saibeni S, et al：Prognostic significance of endoscopic remission in patients with active ulcerative colitis treated with oral and topical mesalazine：a prospective, multicenter study. Inflamm Bowel Dis 2012；18：1006-1010
7) Hassan C, Zullo A, De Francesco V, et al：Systematic review：Endoscopic dilatation in Crohn's disease. Aliment Pharmacol Ther 2007；26：1457-1464
8) Hirai F, Beppu T, Takatsu N, et al：Long-term outcome of endoscopic balloon dilation for small bowel strictures in patients with Crohn's disease. Dig Endosc 2014；26：545-551

〈梁井俊一，松本主之〉

第4章

IBDにおける内視鏡のコツ

1 内視鏡施行前の評価
（CT・MRI・US など）

I. 横断的画像診断法の意味

- 内視鏡は病変範囲や重症度を評価できるだけではなく，バイオプシーによる病理組織検査も可能なことから，X 線造影検査とともに炎症性腸疾患（IBD）の基本検査法となっている．
- クローン病の小腸病変について，本邦では小腸造影検査による精査が中心に行われてきたが，最近では，バルーン小腸内視鏡やカプセル内視鏡の導入により，深部小腸の内視鏡による詳細な観察が可能になった．
- 最近では炎症性腸疾患の治療目標は，入院率や手術率の低下の観点から従来の臨床的寛解から内視鏡で確認される粘膜治癒（mucosal healing）となってきており，内視鏡観察がさらに重要視されている．
- 内視鏡は粘膜を詳細に観察することで病態を評価するが，潰瘍性大腸炎では時に炎症による出血や浮腫のために，またクローン病でも癒着や狭窄などのために内視鏡の挿入が困難になることがある．この場合は観察や評価が困難になるだけではなく，時に内視鏡の挿入時に腸管損傷による出血や消化管穿孔などの偶発症を誘発することがある．
- クローン病の長期罹患例では，小腸造影検査において癒着により骨盤内小腸の病変の描出が困難なことも少なくない．
- CT・MRI・US などの，いわゆる横断的画像診断法（cross-sectional imaging）は，腸管だけではなく腸管外の病変を同時に診断できる．
- とくに CT・MRI では一度の撮影で腹部全体を観察することが可能であり，病変範囲や炎症の程度を簡便に評価できるだけではなく，腸管の癒着や狭窄，瘻孔や膿瘍などの腸管外病変も任意断面による評価で診断することが可能である．
- 最近，欧米を中心とした海外では，水と同じ性状で撮像される等浸透圧性の液体で腸管内を満たして適度に拡張させると同時に経静脈的造影剤を併用する CT・MRI の撮影方法である CT enterography（CTE）や MR enterog-

> **MEMO** CTE・MRE に用いる経口造影剤
> - CTE・MRE では小腸を適度に拡張させるため水と同じ状態で撮像される等浸透圧性の液体を中性経口造影剤，あるいは二相性経口造影剤として用いる．海外では専用造影剤が販売されているが，本邦では代用品として内視鏡用の腸管洗浄剤であるニフレック®やマグコロールP®等張液が使用可能である．

raphy（MRE）が，クローン病における画像診断において高く評価されており，すでに基本検査法として認められている．
- これらの横断的画像検査を事前に行うことは，内視鏡の無理な挿入による腸管損傷などの偶発症の予防にも有効と考えられる．
- カプセル内視鏡はCTE/MREにより狭窄の存在が否定され，CTE/MREでは検出困難な微細なアフタ病変などの描出に適当である．

II. CT・MRIによるクローン病の活動性評価

- クローン病の病変は非連続性であり，炎症は腸管の壁全体だけではなく時に腸管外にも拡がるため，内視鏡による腸管の粘膜の評価だけでは不十分な場合がある．
- CT・MRIは，腸管の狭窄や癒着により内視鏡の挿入困難例における病変の評価はもとより，膀胱・膣などの他臓器への瘻孔形成，腹腔内膿瘍，肛門周囲膿瘍などの腸管外病変併発例の評価に有用である．
- CT・MRIによるクローン病の診断において，腸管における病変分布を検討することは他の腸管疾患との鑑別にとくに重要である（図1, 2）．
- クローン病においてCT・MRIでは，腸管壁の肥厚や造影効果，腸間膜血管の拡張性，腸間膜脂肪織の濃度などにより炎症の程度を評価できる（表）[1, 2]．とくに腸管を適度に拡張させて撮影するCTEやMREでは腸管壁の評価が容易になり精度が増すと考えられる．
- クローン病の急性活動性炎症では，腸管壁は著明に肥厚し3層に描出され（target sign）（図3a, 3b, 4），腸間膜の直細血管が拡張するため櫛のように見える（comb sign）（図3c, 4）．
- クローン病の潰瘍を形成している腸管の腸間膜付着側は直線化するが，慢性病変では腸間膜付着部対側が房状に拡張する（嚢腫状変形）（図3d）．

> **MEMO** enterographyかenteroclysisか？
> - 腸管を拡張させるためにCTEでは中性造影剤，MREでは二相性造影剤を使用するが，直接服用する方法が"enterography"，十二指腸に挿入した管を利用し経管的に注入する方法が"enteroclysis"である．
> - 上部小腸の拡張性は"enteroclysis"が優れるが，クローン病の診断には有意な影響がないため，現在は簡便な"enterography"が多く用いられている．

> **ADVICE** CTE・MRE施行のタイミング
> - CTEやMREでは内視鏡用の腸管洗浄剤が有用であるが，これらの処置を行うことで，CTEやMRE後に大腸内視鏡や経肛門的小腸バルーン内視鏡を同日に行うことが可能である．
> - 内視鏡検査前に得られたCTEやMREの情報をもとに，慎重に内視鏡を行うことで内視鏡挿入による腸管損傷などの偶発症を予防できる．

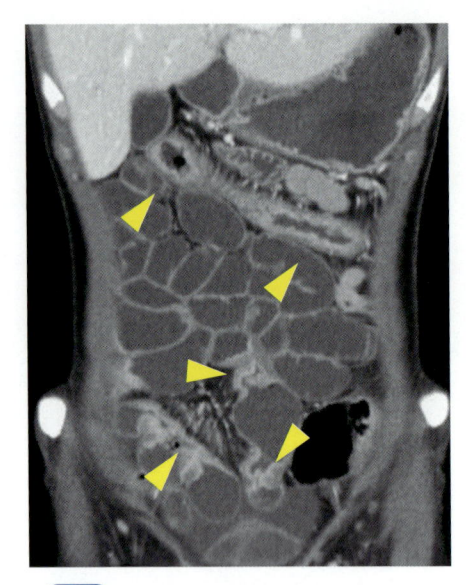

図1 小腸・大腸型クローン病の CT enterography 像

CT では一度のスキャンで腹部全体の観察が可能である．回腸および結腸に炎症病変が非連続性に分布している（矢頭）．病変部の詳細な評価は部位ごとに任意断面で行う．

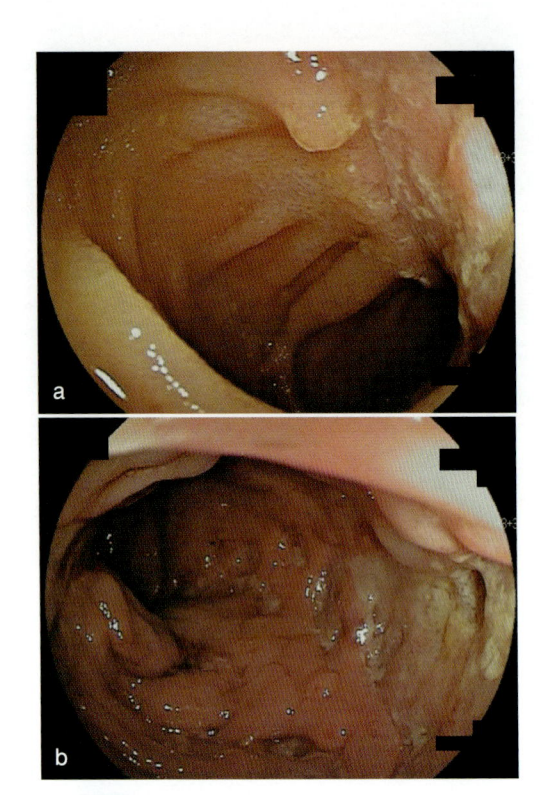

図2 同症例のバルーン小腸内視鏡所見

a：遠位回腸の縦走潰瘍．本症例は CTE でさらに深部に活動性病変が描出されていたが，腸管損傷を避けるために無理な挿入を行わなかった．
b：横行結腸の縦走潰瘍．

表 クローン病における CT/MR enterography の画像的特徴

急性活動性炎症
- 3 mm 以上の腸管壁肥厚
- 強く造影された腸管壁
- 層状化した腸管壁（"Target sign"）
- 腸間膜脂肪織濃度の上昇
- 腸間膜直細動脈の拡張（"Comb sign"）

慢性炎症
- 腸間膜対側の囊腫様変化
- 腸間膜付着側の帯状脂肪織増生（"Fibro-fatty proliferation"，"Creeping fat"）

腸管外病変
- 腸間膜リンパ節腫脹
- 瘻孔（内瘻，外瘻）
- 膿瘍（後腹膜，小骨盤内，肛門周囲）
- 胆石や尿管結石などの合併症

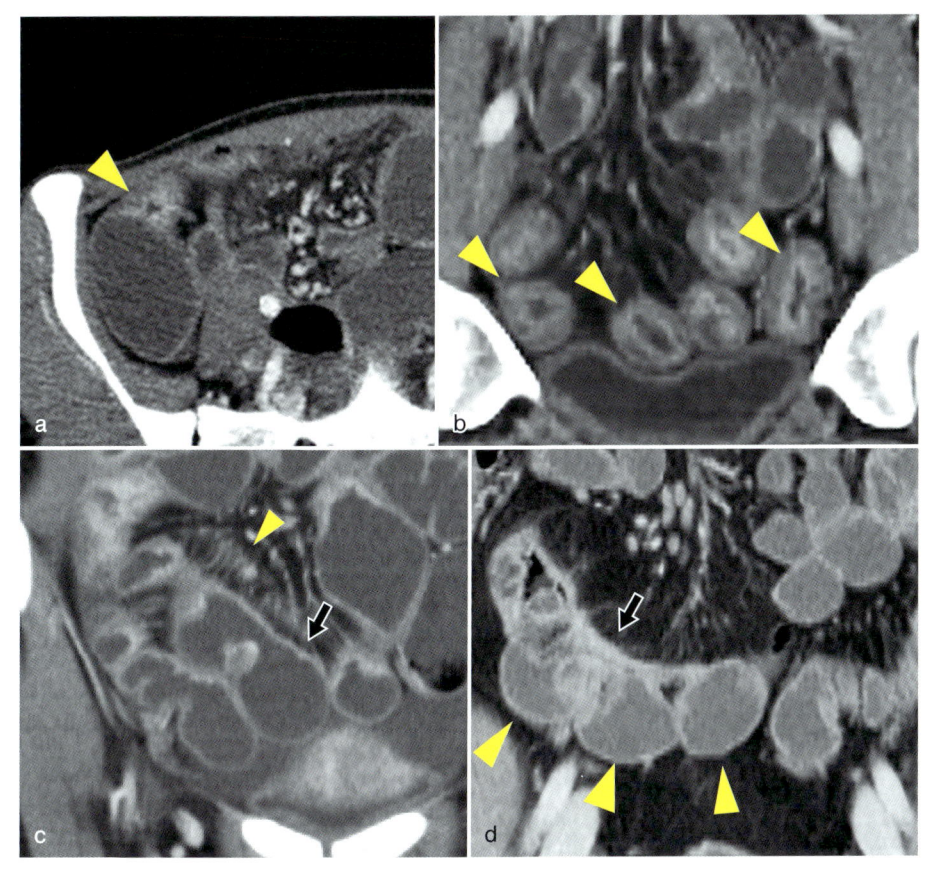

図3 クローン病活動性小腸病変の CT enterography 像

a：炎症により浮腫を起こした回腸の狭窄部（矢頭）の腸管壁は層構造を呈している．
b：回腸の広範囲炎症部位では，横断された腸管壁は炎症による浮腫のため層構造を示し横断像は的（矢頭）のように見えている（target sign）．
c：縦走潰瘍（矢印）と comb sign（矢頭）．CTE では縦走潰瘍は腸間膜付着側の腸管壁が直線化して描出され，活動性潰瘍では壁が肥厚し強く造影され，病変部位の腸間膜直細動脈の血流が増加し拡張し櫛（comb）のように見える．
d：慢性病変では縦走潰瘍（矢印）対側の腸管壁は嚢腫様に拡張し変形する（矢頭）．

- 病変部位の腸間膜付着側には帯状に脂肪が沈着していることが確認できる（creeping fat）．
- 狭窄部位では口側は著明に拡張し，任意断面で詳細に観察することにより瘻孔も確認できる．
- クローン病の腸管外病変として，リンパ節腫脹のほか，後腹膜・骨盤内・肛門周囲などの膿瘍形成の確認が重要である．肛門周囲膿瘍の診断には MRI がとくに有用である（図5）．
- クローン病では，尿路結石や胆石などの併発も多く注意が必要である．

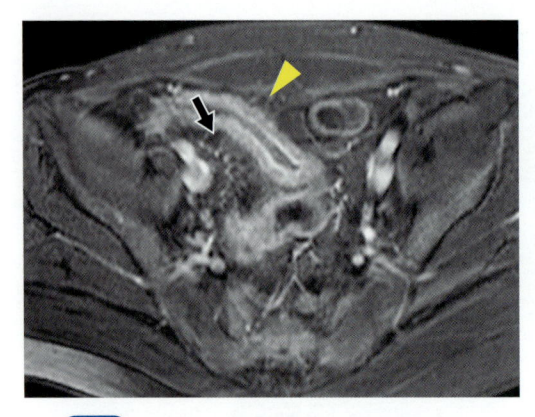

図4 クローン病活動性小腸病変のMR enterography像

炎症により浮腫を起こした回腸の狭窄部の腸管壁はCTEと同様に層構造を呈する（矢頭）．一部にcomb signも確認できる（矢印）．

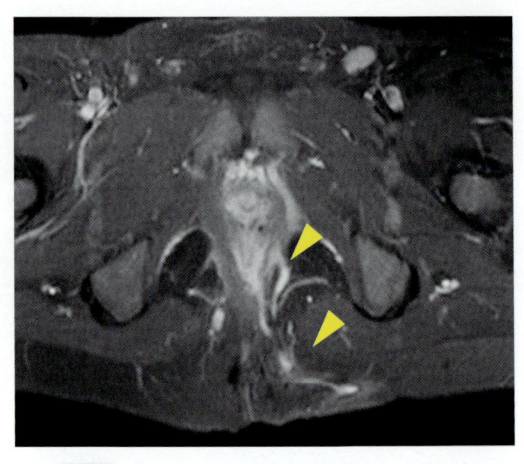

図5 クローン病肛門周囲膿瘍のMRI像

痔瘻から肛門周囲膿瘍を形成し一部は左臀部の皮下まで達している．痔瘻や肛門周囲膿瘍の診断にはMRIが優れているが，MREとは撮影範囲が異なり，シークエンスのプロトコールも異なるため，CTとは異なり一度のスキャンでは施行できないことに注意が必要である．

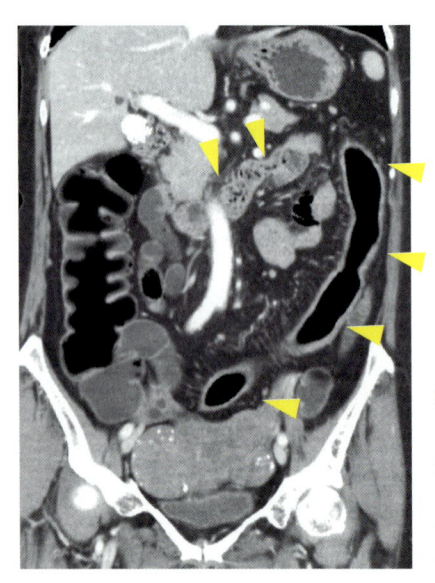

図6 潰瘍性大腸炎のCT画像

炎症により病変部位の腸管壁は肥厚し強く造影され（矢頭），腸間膜の血管も拡張している．これらは横行結腸に及んでいるが，上行結腸はハウストラが保たれていることから，病変範囲は横行結腸までの全大腸炎型と診断できる．

III. 潰瘍性大腸炎におけるCT画像診断

- 潰瘍性大腸炎の重症例では，炎症により浮腫を起こした腸管の管腔が狭くなり，出血や分泌される滲出物により内視鏡観察が困難となる場合や，内視鏡の挿入により脆弱化した粘膜を損傷することも少なくない．
- そのような重症例では，内視鏡施行前に腹部造影CTを行うことで病変範囲を決定することが可能であり，内視鏡の無理な深部挿入を避けることができる．
- 活動期の潰瘍性大腸炎では，肥厚して強く造影される腸管壁が連続して観察

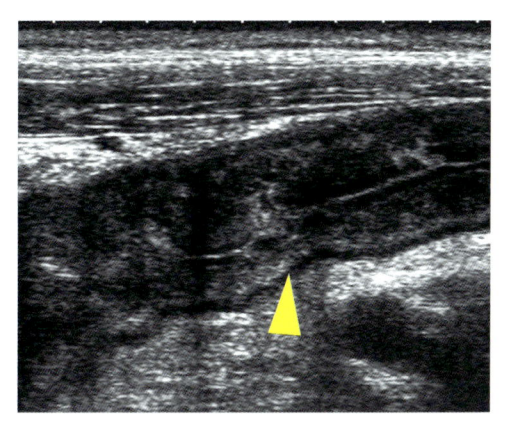

図7 クローン病の活動性病変部位の体外式超音波画像

炎症は腸管壁全層に及ぶため，腸管壁は肥厚しているが層構造は不明瞭になっている（矢頭）．
（画像提供：長谷川雄一　成田赤十字病院　超音波検査室）

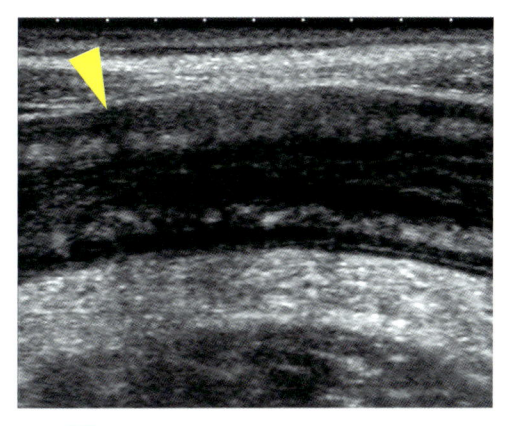

図8 潰瘍性大腸炎の活動性病変部位の体外式超音波画像

炎症により腸管壁が浮腫を起こしているため腸管壁は肥厚すると同時に層構造が明瞭になっている（矢頭）．
（画像提供：長谷川雄一　成田赤十字病院　超音波検査室）

されるとともに，病変部位の腸間膜は血管が拡張していることが確認できる（図6）．

IV. 超音波検査

- 腹部の体外式超音波検査は簡便で侵襲性のきわめて低い検査であり，CTやMRIと同様に腸管壁や腸管外のIBDの炎症病変を評価することが可能である[3]．
- 超音波検査でも，不連続な病変分布がクローン病と他の疾患との鑑別に重要である．
- とくに回盲部病変の評価は，クローン病の初期診断に有用である．
- クローン病の活動性病変は腸管壁全体に及ぶため層構造が失われ非連続性の壁肥厚像として描出され，病変部位はドップラーで血流の増加が確認される（図7）．
- 潰瘍性大腸炎では，病変の連続性を評価することが重要である．
- 潰瘍性大腸炎の活動性病変では，腸管壁が浮腫を起こすことにより層構造が明瞭化し，連続した病変として描出される（図8）．

V. CT・MRI・USの問題点

- 炎症性腸疾患は慢性の疾患であり，病状の評価のために画像診断を反復して行う必要性がある．
- 最近，炎症性腸疾患，とくにクローン病におけるCTによる医療被曝が問題

となっている[4].

- CTによる医療被曝の低減化のために，必要以上の検査を行わないようにすることは元より，MRIやUSなどの他のモダリティを使用することを考慮することが重要である．
- MRIの問題としては，被曝の心配はないが，撮影時間に時間がかかること，MREの手技に習熟していないこと，画像の解釈が十分に検討されていないことが挙げられる．また，海外では検査にコストがかかることが問題となっている．
- 腹部超音波検査は，簡便でとくに侵襲性の低い検査方法だが，診断能は施術者の技術に大きく依存することが問題である．
- また，腸管ガスにより画像が得られないこともあり，癒着した骨盤内小腸の診断はとくに困難である．

まとめ

- 腹部超音波は炎症性腸疾患の初期診断として有用である．
- CTEやMREはクローン病の小腸病変の基本となる画像診断法であり，内視鏡診断の前に行うことで，腸管損傷などの偶発症の予防にも有用である．
- 重症潰瘍性大腸炎の内視鏡検査前診断として，CTは病変範囲などの診断に有用である．

文 献

1) 竹内　健，山田哲弘，鈴木康夫：クローン病診療におけるCTによる画像診断の実際—CT enterography．日消誌　2015：112：1244-1250
2) Tolan DM, Greenhalgh R, Zealley IA, et al：MR enterographic manifestations of small bowel Crohn disease. Radio Graphics　2010：30：367-384
3) 長谷川雄一，浅野幸宏，伊能崇税：潰瘍性大腸炎，Crohn病の超音波像．「Medical Technology」別冊 超音波エキスパート，5 消化管超音波検査　描出のコツと判読のポイント（遠田栄一・長谷川雄一編）2006(5)，57-67，医歯薬出版，東京
4) Desmond AN, Mcwilliam S, Maher MM, et al：Radiation exposure from diagnostic imaging among patients with gastrointestinal disorders. Clin Gastroenterol Hepatol　2012：10：259-265

〔竹内　健，鈴木康夫〕

2 適応，禁忌，注意事項

I. 潰瘍性大腸炎

1. 検査の適応

1) 潰瘍性大腸炎が臨床的に疑われる患者の確定診断
- 潰瘍性大腸炎の診断に当たっては，"持続性または反復性の粘血・血便，あるいはその既往"の臨床症状が重要であり，内視鏡所見のみで診断しないこと．一時的な感染性腸炎を必ず除外する必要があり，場合によっては期間を空けて再検査する．

2) 初発時・再燃時の病型診断・重症度診断
- 全大腸炎・左側大腸炎・直腸炎・右側あるいは区域性大腸炎に分ける．脾彎曲部を越えて口側まで炎症があれば，全大腸炎である．虫垂近傍に孤立して炎症がある場合，罹患範囲に含めない（図1）．回腸炎も確認する（図2）．
- 内視鏡的重症度はさまざま提唱されているが，最近の論文ではMayo分類（巻末付録参照）が多く使用されている．

3) 感染症合併の鑑別
- 潰瘍性大腸炎治療中に悪化した場合や，治療が難渋する場合には，サイトメガロウイルスや*Clostridium difficile*の感染合併を考慮し，内視鏡検査を行う．

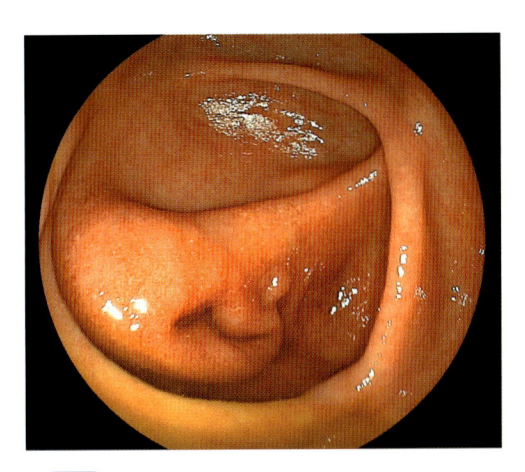

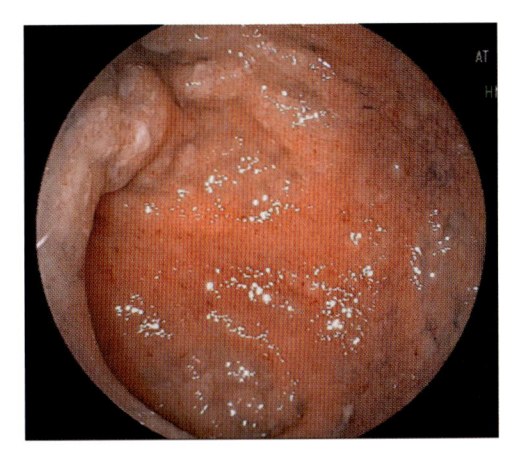

図1 左側大腸炎型に認められた虫垂病変

図2 全大腸炎型（活動期）の回腸に認められた back-wash ileitis

4) 寛解維持期の癌のサーベイランス

- 長期経過症例（とくに全大腸炎型・発症10年以上）では，癌の合併が多くなる[1]．臨床的寛解状態であっても年1回のサーベイランス内視鏡を行う．

> **MEMO　Back-wash ileitis**
> - 潰瘍性大腸炎と類似した炎症が回盲弁を越えて連続的・びまん性に回腸に波及していることがあり，back-wash ileitisと呼ばれ，5～25％に合併するといわれている（図2）．通常，潰瘍性大腸炎の治療に反応する．

2. 検査の禁忌

- 大量出血による血圧低下などvitalが不安定な場合
- 併存症で心肺機能に重大な問題がある場合
- 穿孔や腹膜炎が疑われる状態
- 中毒性巨大結腸症では，腸管壁が菲薄化し脆弱になっていることが予想されるため，慎重に適応を判断

3. 前処置

- 活動期には下剤・腸管洗浄剤により病勢が悪化することがあるので，前処置を行わない（行っても1/2～1/3量程度）か，微温湯による浣腸程度とする．
- 活動期では，排便回数が多く残便が少なく，腸管洗浄剤を使用しない場合でも有色腸液が残る程度である．病勢評価目的であるため有色腸液程度では問題にならない．
- 寛解維持期では，大腸癌・dysplasiaのサーベイランスも目的とするため，詳細な観察のための良好な洗浄が必要であり，腸管洗浄剤による前処置を行う．

4. 前投薬・セデーション

- 鎮痙薬により腸管収縮を抑制したほうが，挿入も観察も容易となるが，重症例では，中毒性巨大結腸症の誘因にならないよう注意が必要である．
- 鎮痛薬はおもにペチジン塩酸塩（オピスタン®）が使用される．鎮痛薬使用時は痛みの閾値が上昇しているため，痛みの訴えがないからといって無理な操作はしてはならない．
- 鎮静薬はおもにミダゾラム（ドルミカム®）が使用される．精神的不安が強い患者には適している．ミダゾラムを含むベンゾジアゼピン系鎮静薬に対する拮抗薬として用いられるフルマゼニルは，半減期が短いために再鎮静となる場合がある．外来で用いる場合は拮抗薬に頼らず，自然覚醒を待つほうが望ましい．

> **MEMO** 内視鏡時の鎮痛薬・鎮静薬の使用
>
> 日本消化器内視鏡学会の集計で前処置による偶発症は466件（0.0037％）と報告され[2]，鎮静薬による死亡は3例である．使用に際しては，患者への偶発症についての十分な説明と同意，また帰宅時の車の運転の禁止などの指導をきちんと行う必要がある．

5. スコープの選択

目的に合わせた適切な内視鏡を選択する．被検者は比較的若年者が多く，今後の内視鏡検査の受容性が低下しないよう負担のかからないスコープを選ぶ．

1) 活動期（診断，初発，再燃）
- 拡大機能や画像強調機能は必要なく，細径から通常径のスコープで十分である．炎症が強い場合は粘膜浮腫のため内腔が狭いこともあり，より細径のスコープが望まれる．

2) 寛解維持期
- 粘膜治癒の確認と癌・dysplasiaのサーベイランスが目的であり，拡大機能，画像強調機能が使えるスコープが望ましい．気になるところでは表面構造・血管構造を観察し狙撃生検を行う．ただし，被検者への負担などとのバランスを考えて選択する．

6. 内視鏡をどこまで挿入するか

目的を考えて挿入深度を決めることが重要である．

1) 活動期
- 治療による修飾や例外的な症例を除いて，肛門側ほど炎症が強い．このことを考慮しS状結腸で粘膜脱落の高度な症例などでは，より深部への挿入をする必要はない（それまでの情報でほぼ治療方針は決まる）．無理な挿入は被検者に負担をかけるだけでなく，穿孔や出血の偶発症を引き起こす可能性がある．非挿入部位の評価はCT，MRIや，腹部超音波検査などで補完する．

2) 寛解維持期
- 基本的には，全大腸の観察を行う．

7. 内視鏡挿入のコツ

潰瘍性大腸炎の患者では，全体的にやや短縮気味であり，軸保持で挿入できることが多い．腹部圧迫も併用しながらループを回避し被検者に負担にならない愛護的な挿入を心がける．

II. クローン病

1. 検査の適応

1) クローン病疑い患者の確定診断・鑑別診断
- 特徴的な粘膜病変の確認だけでなく，生検組織の採取による非乾酪性類上皮細胞肉芽種の確認や他疾患との鑑別に有用である．
- ただし，クローン病の確定診断のために内視鏡と病理診断は必須ではない．造影検査でも確定可能であることを考慮する．
- クローン病では，腸間膜付着側に潰瘍が存在する偏在性が他疾患との鑑別に役立つ[3]．

2) 病型診断，病勢評価
- 小腸の評価を行わず大腸型と診断することのないよう注意が必要である．
- 初発時だけでなく寛解導入後や維持治療中にも行い，内視鏡所見に合わせた治療の適正化をはかる．

3) 狭窄病変に対するバルーン拡張術
- TTS（through the scope）バルーンを用いることで直視下にバルーン拡張術を行うことができる[4]．

4) 外科手術前の評価
- 外科手術前に適切な切除範囲を決めるため，狭窄や炎症の範囲を確認し，点墨でマーキングを行うことができる．また内視鏡下造影（選択的造影）を併用することで，瘻孔の有無が確認できる．

> **ADVICE　潰瘍性大腸炎かクローン病か？**
>
> indeterminate colitis は，もともと病理学者によって呼称されたもので，重症・劇症の炎症性腸疾患において組織学的に潰瘍性大腸炎とクローン病の両方の特徴を有しており，診断が困難な症例のことである．したがって，内視鏡所見上鑑別が難しい症例の場合には inflammatory bowel disease unclassified（IBDU）とするのが正しい．初期には診断がつかなくても長期経過で，いずれかの疾患の典型所見が出て確定に至ることも多い．

2. 検査の禁忌

- 大量出血のための血圧低下など vital が不安定な場合
- 併存症で心肺機能に重大な問題がある場合
- 穿孔や腹膜炎が疑われる状態

3. スコープの選択

- 大腸と終末回腸のみの観察であれば，通常の大腸用スコープで可能だが，で

> **MEMO** 吻合部の観察
> ・カプセル内視鏡は，縦方向に変化が少なく，横方向の変化のみの病変を捉えるのが難しく，吻合部の観察を主目的とする場合には向いていない．

きれば細径スコープのほうが被検者への負担は少ない．
- 小腸大腸型では，回腸の観察のためバルーン内視鏡が適している．この場合も目的に合わせ，観察のみであれば細径を，バルーン拡張術を行う場合は鉗子口径の大きい治療用を用いる．
- バルーン内視鏡における挿入ルートは，CT enterography（CTE）/MR enterography（MRE）などで空腸病変を指摘されていなければ，原則経肛門的に挿入する．
- 吻合部の観察には，カプセル内視鏡は適していないため，術後症例ではバルーン内視鏡がよい．

4. 前処置

以下に検査ごとの要点を記載するが，共通事項として，ペンタサ®などの徐放性5-ASA製剤は細粒が腸管内に残り，観察の妨げになる可能性があるので，前日より中止する．また脱水予防のため水分は制限しない．

1）大腸内視鏡・経肛門バルーン内視鏡
- 全身状態不良の場合や肛門病変が高度な場合は，無処置や微温湯による浣腸程度とする．
- 前日の食事は低残渣食または検査用食とする．普段エレンタール®服用中の患者はエレンタール®のみでもよい．
- 前日夜に下剤（ラキソベロン®など）投与．下痢状態の患者では投与しない．
- 当日朝よりの腸管洗浄剤（ニフレック®など）の投与を行う．
- 狭窄病変の存在が疑われる場合は，前日に腸管洗浄剤を半量，当日朝に半量といった具合に，時間をかけて慎重に腸準備を行う．

2）経口バルーン内視鏡
- 前日午後9時以降禁食とする．

5. セデーション

潰瘍性大腸炎と同様若年の患者が多く，無用の苦痛を与えてしまうとその後検査に対する受容性が低下してしまう可能性があり，適切なセデーションを行う必要がある．とくに経口バルーン内視鏡では注意が必要である．ここではポイントのみ示す．

1）全般的注意
- 経口バルーン内視鏡の麻酔の深度は，軽い呼びかけには応じない程度の

moderate 〜 deep sedation とする．
- 経肛門バルーン内視鏡や大腸内視鏡では軽い呼びかけに応じる程度の conscious sedation とする．
- 血圧・心電図・酸素飽和度モニターを必ず装着する．
- 術者・助手以外に麻酔係を配置する．
- 各薬剤の拮抗薬や緊急薬剤，緊急処置具を準備しておく．
- 薬剤の量と使用タイミングを記録し，次回の検査時に参照する．

2) 薬剤・使用法の注意
- 鎮痛薬と鎮静薬の組み合わせがよく用いられる．
- 鎮痛薬ではペチジン塩酸塩（オピスタン®）が用いられることが多いが，麻薬であり取り扱いに注意が必要である．
- 鎮痛薬に非麻薬のペンタゾシン（ペンタジン®）が用いられることもあるが，ペチジン塩酸塩と拮抗作用があるので注意する．
- 鎮静薬では半減期の短いミダゾラム（ドルミカム®）が使用しやすい．
- デクスメデトミジン塩酸塩（プレセデックス®）は，ポンプを用いた厳重な投与量管理が必要であり，使用に慣れた者が行うこと．高齢者や心疾患のある患者には使用しない．

3) 具体的使用例（自治医大）
- 最初にペチジン塩酸塩 35 mg とミダゾラム 2 mg から開始する．
- 麻酔深度に応じてミダゾラムを 1 mg ずつ追加する．
- 体動や苦悶様表情がある場合は，ペチジン塩酸塩を 0.5 A（17.5 mg）ずつ追加する．

> **ADVICE**　デクスメデトミジン塩酸塩（プレセデックス®）は，集中治療および局所麻酔下における非挿管での手術/処置における鎮静薬として承認された初めての中枢性 α_2 受容体作動薬であり，治療内視鏡時の鎮静薬として使用されるようになった．必要に応じて刺激を与えることにより，患者は容易に覚醒し見当識を保持させることが可能で，呼吸抑制が少ない利点がある．一方，低血圧や不整脈など循環器系の副作用が出る可能性もあり，使用前に循環器・呼吸器系のスクリーニングを行い，使用中も厳重なモニタリングを行うことが重要である．

6. 内視鏡をどこまで挿入するか

目的を考えて挿入深度を決めることが重要である．

深い縦走潰瘍がある場合，内視鏡やオーバーチューブを無理して越えさせない
- 病勢評価においては，縦走潰瘍を認めた時点で，治療強化が必要であることは判断できる．内視鏡非挿入部位は，最深挿入部位からの選択的造影や CT/MRI などで補完する．

病変の分布が疎になったら十分である
- 小腸に病変のあるクローン病では，一般的に病変は下部回腸に活動性が高

く，口側に向かうほど低くなる．経肛門挿入中に病変の分布が疎になったら，挿入は止めることを考慮する．

2時間を超えない
- 経口挿入のバルーン内視鏡で2時間以上の挿入が膵炎発症の危険因子とされている．患者の受容性を考慮しても2時間は超えないようにする．

7. 内視鏡挿入の注意事項

- 内視鏡挿入前に視診・指診で肛門部病変を評価し，狭窄や疼痛の有無を確認する．
- 活動期クローン病の腸管壁は脆弱であり，無理な操作は穿孔などの偶発症を発生させる危険がある．細心の注意を払いながら愛護的に挿入する（ADVICE 参照）．

ADVICE

クローン病では，内視鏡の挿入だけで穿孔の偶発症が起こることが報告されている．全層性の腸管炎症により深い潰瘍を形成するが，治療により一見粘膜は治癒しているように見えても，壁全体の強度は回復しておらず，脆弱なままの場合がある．また，そのような部位では腸間膜の短縮が引き起こされている（図3a〜c）．その部位を越えて内視鏡を挿入しようとするときに，内視鏡やオーバーチューブによってかかる力が同部分に集中することにより穿孔が起こる（図3d）と推測される[5]．このため，活動性が高い症例では縦走潰瘍を越えての深部挿入には注意する（必要性も検討）ことはもちろんであるが，以前に深い潰瘍があった部位（瘢痕部）を越えての挿入も愛護的に行う．

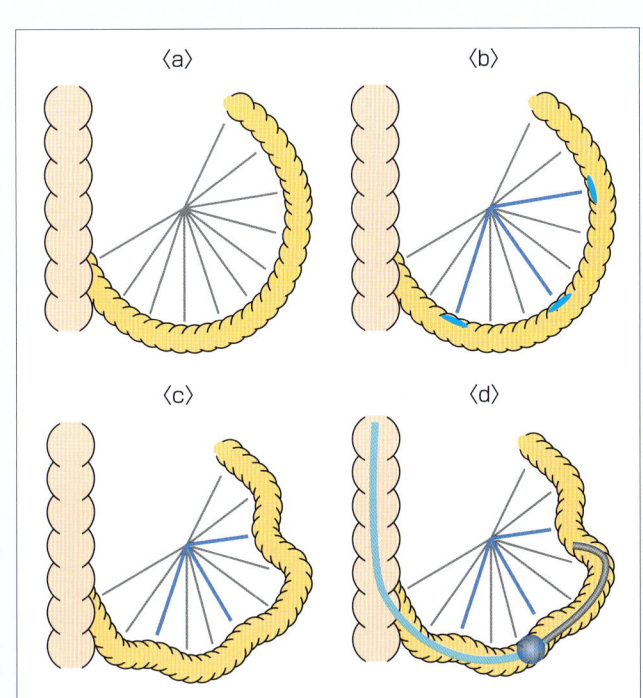

図3　バルーン内視鏡による小腸穿孔の推定メカニズム[5]
a：正常の小腸と腸間膜
b：クローン病ではおもに腸間膜付着側の腸管壁と腸間膜に炎症をきたし脆弱となる．
c：同部位の腸間膜の短縮が起こる．
d：スコープやオーバーチューブによってかかる力が同部位に集中することで穿孔が起こる．

文献

1) Eaden JA, Abrams KR, Mayberry JF：The risk of colorectal cancer in ulcerative colitis：a meta-analysis. Gut 2001；48：526-535
2) 芳野純治, 五十嵐良典, 大原弘隆, 他：消化器内視鏡関連の偶発症に関する第5回全国調査報告—2003年より2007年までの5年間. Gastroenterol Endosc 2010；52：95-103
3) Sunada K, Yamamoto H, Hayashi Y, et al：Clinical importance of the location of lesions with regard to mesenteric or antimesenteric side of the small intestine. Gastrointest Endosc 2007；66：S34-S38
4) Sunada K, Yamamoto H, Yano T, et al：Advances in the diagnosis and treatment of small bowel lesions with Crohn's disease using double-balloon endoscopy. Therap Adv Gastroenterol 2009；2：357-366
5) 永山　学, 砂田圭二郎, 矢野智則, 他：クローン病診療におけるダブルバルーン内視鏡. 日消誌 2015；112：1270-1280

〈砂田圭二郎〉

3 病理生検のコツ

　炎症性腸疾患は，時間経過や治療介入の有無，感染などの二次的な変化によって，同じ疾患でありながら多彩な像を呈し変化する．生検組織は，空間的時間的拡がりをもつ病変のなかから，内視鏡医が選択したほんのわずかな点にすぎない．したがって，どこから生検するのかが非常に重要なポイントになる．さらに，その生検組織が得られた状況，臨床情報，内視鏡所見を正確に病理医に伝えることが必要なことはもちろん，なぜその部位から生検したのか，何を見てほしいのか，というより積極的なメッセージを伝えることが，精度の高い診断を行うための内視鏡医の務めであると考える．

I. 内視鏡観察手順

　炎症性腸疾患を鑑別診断していくための内視鏡観察の手順を示す[1]（図1, 表1）．

> 1. 病変の発生部位，拡がり，分布を評価する
> 2. 病変の表面観察
> 3. 病変の形態からの鑑別診断

　病変を表2の6つの基本肉眼型に分類し鑑別診断を挙げる．そして，表2のように潰瘍・びらん周囲粘膜の性状を観察評価し鑑別診断を絞り込んでいく．

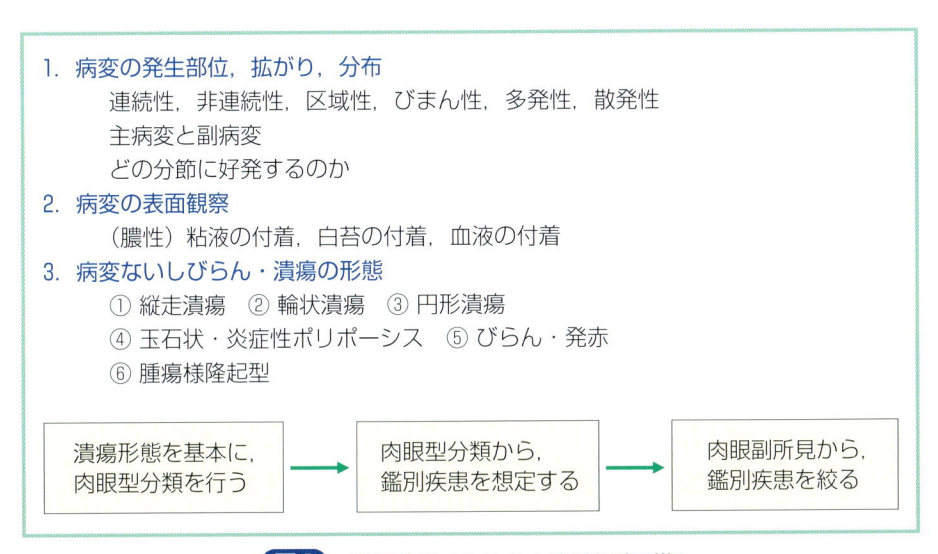

---

1. **病変の発生部位，拡がり，分布**
　　連続性，非連続性，区域性，びまん性，多発性，散発性
　　主病変と副病変
　　どの分節に好発するのか
2. **病変の表面観察**
　　（膿性）粘液の付着，白苔の付着，血液の付着
3. **病変ないしびらん・潰瘍の形態**
　　① 縦走潰瘍　② 輪状潰瘍　③ 円形潰瘍
　　④ 玉石状・炎症性ポリポーシス　⑤ びらん・発赤
　　⑥ 腫瘍様隆起型

潰瘍形態を基本に，肉眼型分類を行う → 肉眼型分類から，鑑別疾患を想定する → 肉眼副所見から，鑑別疾患を絞る

図1　鑑別診断のための内視鏡観察手順

表1　炎症性腸疾患鑑別のための肉眼副所見

1. 潰瘍と腸間膜との位置関係（小腸病変）
   腸間膜付着側の潰瘍：クローン病
   腸間膜反対側の潰瘍：虚血性腸炎，慢性出血性多発性小腸潰瘍，腸結核，
   　　　　　　　　　　ベーチェット病，単純性潰瘍，感染性腸炎
2. 潰瘍・びらん周囲粘膜の性状
   発　　　　赤：急性炎症・血管障害　⇒　感染性腸炎，潰瘍性大腸炎，虚血性腸炎
   白色浮腫状：リンパ管循環障害　　　⇒　クローン病
   黄色萎縮性：粘膜下層の瘢痕　　　　⇒　結核症
   顆　粒　状：再生性粘膜
   玉石状・炎症性
   ポリポーシス型：クローン病，潰瘍性大腸炎，結核症
3. 好発部位，潰瘍形態，随伴潰瘍
4. 回盲弁の破壊状態
   萎　縮　性：腸結核
   腫瘤形成性：ベーチェット病，単純性潰瘍
   断　裂　性：クローン病

表2　腸の炎症性疾患の基本肉眼型

肉眼型			該当疾患（鑑別疾患）
縦走潰瘍型	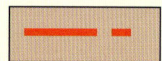	小腸	クローン病，虚血性腸炎，ベーチェット病，単純性潰瘍
	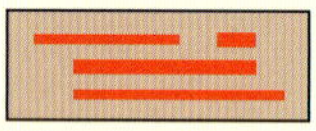	大腸	虚血性腸炎，クローン病，閉塞性大腸炎，潰瘍性大腸炎，（抗生剤起因性出血性大腸炎）
輪状潰瘍型			結核，虚血性腸炎，慢性出血性多発性小腸潰瘍，閉塞性大腸炎，アメーバ赤痢，放射線性腸炎，クローン病
円形潰瘍型	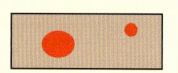		ベーチェット病，単純性潰瘍，結核，虚血性腸炎，閉塞性大腸炎，クローン病，エルシニア腸炎，MPS 潰瘍型，憩室炎，腸チフス，宿便性潰瘍，アメーバ赤痢，真菌症，消化性潰瘍
玉石状・炎症性ポリポーシス型	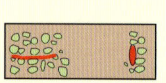		クローン病，潰瘍性大腸炎，結核，ベーチェット病，単純性潰瘍
浮腫・発赤・出血・びらん型	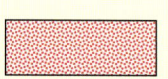		感染性腸炎，潰瘍性大腸炎，虚血性腸炎，抗生剤起因性出血性腸炎，ほか各種疾患初期像
腫瘤様隆起型	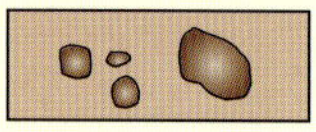		MPS 隆起型，cap polyposis，子宮内膜症　Cronkhite-Canada syndrome

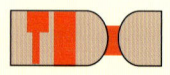

〔渡辺英伸，他：胃と腸 1990；25：659-682[1]より一部改変〕

クローン病	虚血性腸炎	潰瘍性大腸炎
腺管破壊のない浮腫状粘膜	うっ血・出血・腺管萎縮	再生上皮，腺管破壊と慢性炎症細胞浸潤

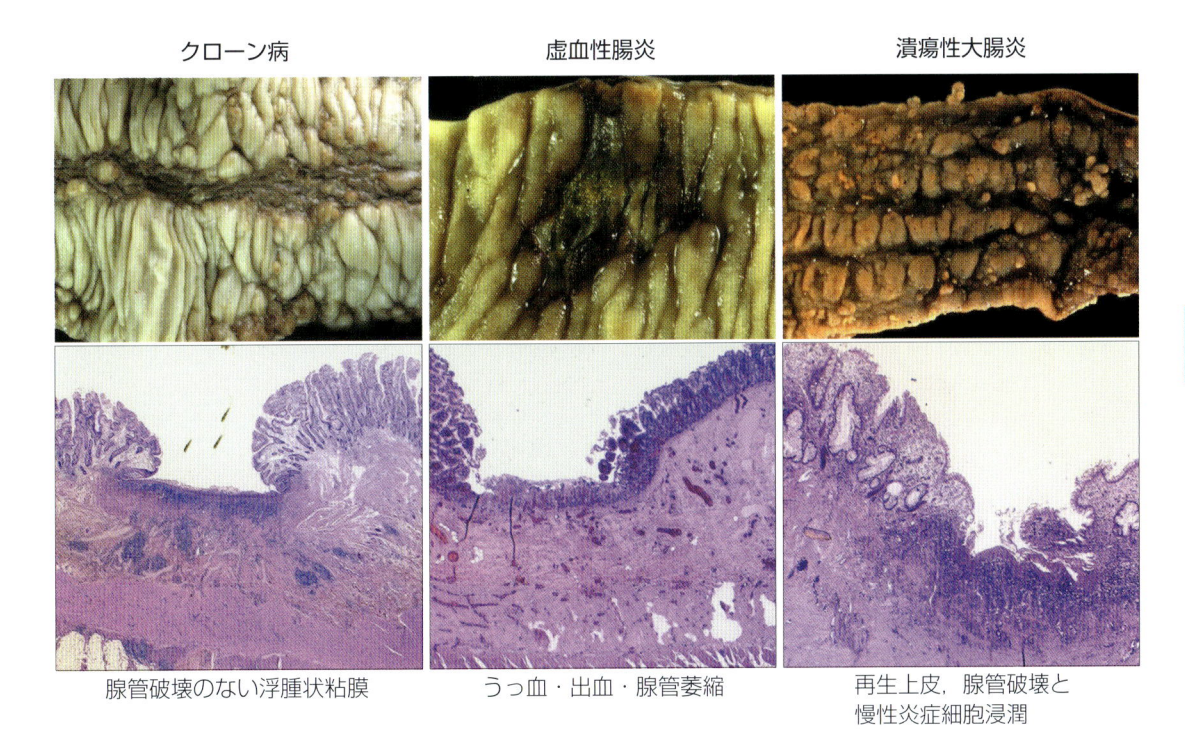

図2 潰瘍・びらん周囲の粘膜性状には粘膜障害の原因が表現されている

クローン病	虚血性腸炎	潰瘍性大腸炎

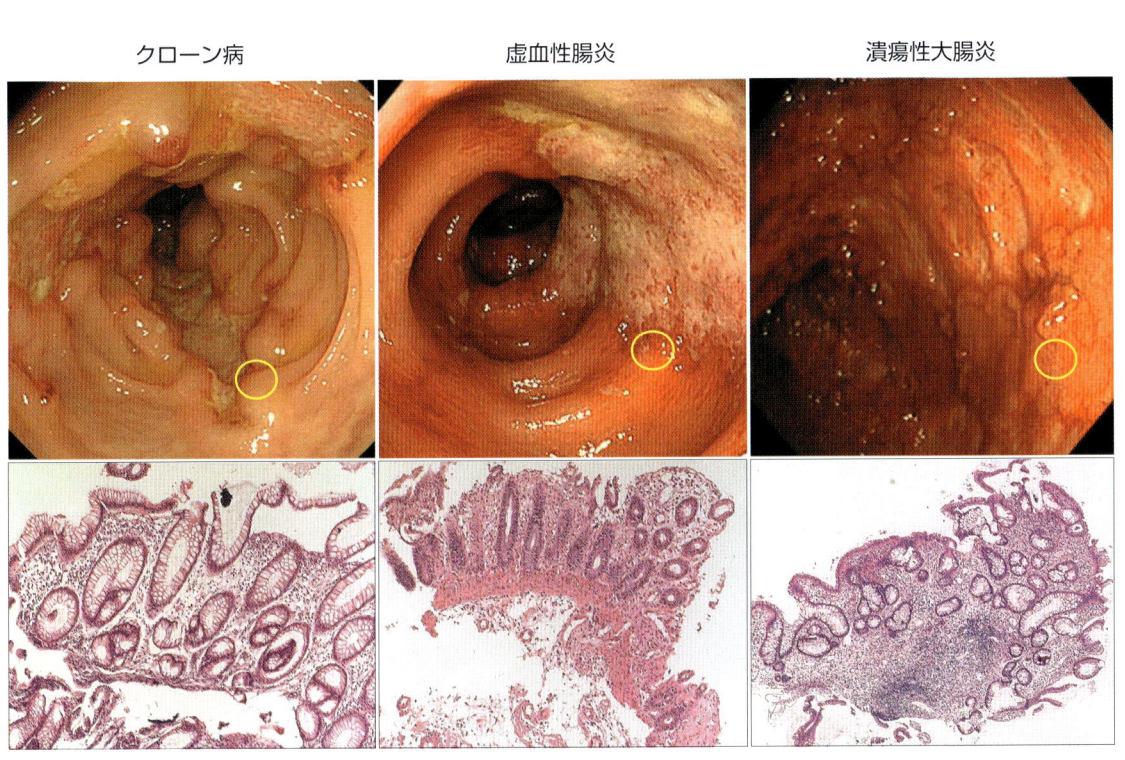

図3 どこから生検するべきか？

③ 病理生検のコツ | 79

この周囲粘膜の内視鏡所見を，生検病理組織所見によって裏付けていく操作を繰り返して，確定診断に迫るのである．したがって，生検部位としては　①病変部，②病変辺縁部，③病変から離れた介在部，の3点から採取することが望ましい．

　以下，縦走潰瘍を例に，鑑別診断のポイントを述べる（図2, 3）．

II. 病変周辺粘膜からの生検の重要性

- 縦走潰瘍は，上記6つの基本肉眼型のうち，鑑別診断の際にもっとも優先されるべき所見である．腸管長軸方向に4〜5 cm以上の長さを有する潰瘍で，潰瘍の幅や深さの規定はない．
- 小腸の場合は，95％以上がクローン病である．他疾患との鑑別には，縦走潰瘍の位置が腸間膜付着側かどうかを見極めることが重要となる．腸間膜付着側であればクローン病，反対側であれば，虚血性腸炎やベーチェット病など他の疾患を考える．クローン病の場合には，長い縦走潰瘍の口側にはスキップして輪状潰瘍や円形潰瘍を伴うことがある．
- 大腸ではクローン病以外には，虚血性腸炎や潰瘍性大腸炎などでもみられる．鑑別には周辺粘膜の所見が重要である．
- クローン病の縦走潰瘍周辺粘膜は玉石敷石様所見や炎症性ポリープを伴っている．色調は黄白色調で表面は平滑である．リンパ管の拡張を伴った間質浮腫の反映であると考えられている．
- 虚血性腸炎の縦走潰瘍は脾彎曲〜下行結腸〜S状結腸に好発する．クローン病に比べ浅くUl-0〜I程度である．潰瘍周辺粘膜にうっ血や粘膜内出血がみられ発赤が著明で，いわゆる「うろこ様発赤」を認めることが多い．周辺粘膜表面は平滑で炎症性ポリープは伴わない．
- 潰瘍性大腸炎でみられる縦走潰瘍は下行結腸に多いが，横行結腸にも多く出現する．粘膜がびまん性・連続性に侵されるため，潰瘍周辺粘膜のみならず，介在粘膜全体が発赤顆粒状であり，縦走潰瘍から離れた部位からの生検組織にも所見が認められることが診断の根拠となる．

III. 疾患特異的組織学的所見

　以上のように，内視鏡所見に対する組織的裏付けをとる目的で行う生検のほかに，疾患特異的組織学的所見を呈する場合がある．

- 膠原線維性大腸炎（collagenous colitis）でみられる縦走潰瘍は，粘膜裂創（mucosal tear）とも呼ばれ，辺縁が鋭利で周辺粘膜の浮腫が目立たず，潰瘍は長い距離に及ぶものが多い（図4）．膠原線維の沈着により脆弱化した粘膜が，送気やスコープ挿入などの物理的刺激により受傷して生じると推定されている．下行結腸より口側に好発する．生検組織で特異的所見とされる表層上皮下の膠原線維束（collagen bundle）は，潰瘍辺縁のみならず，ど

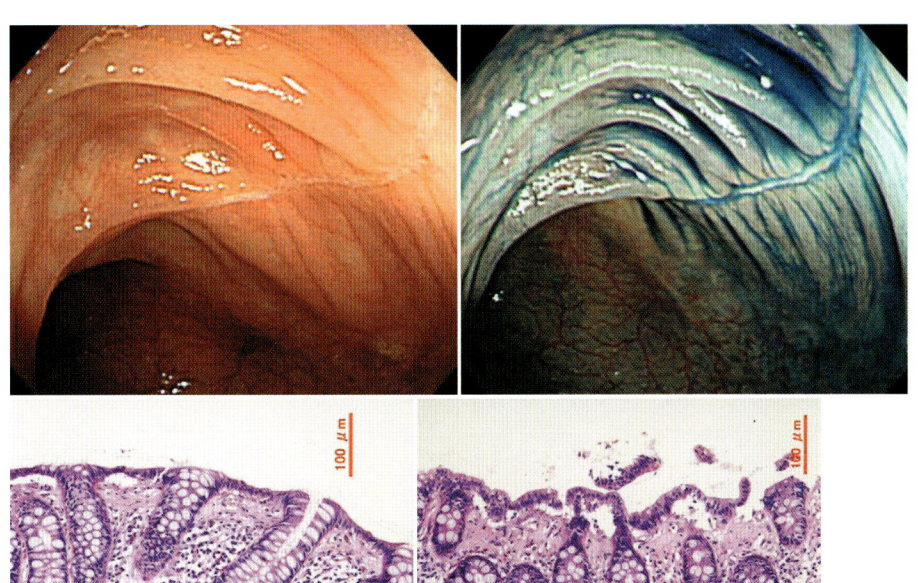

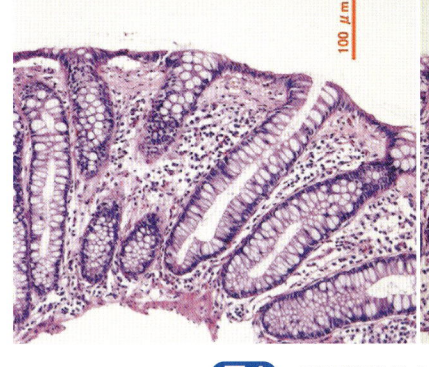

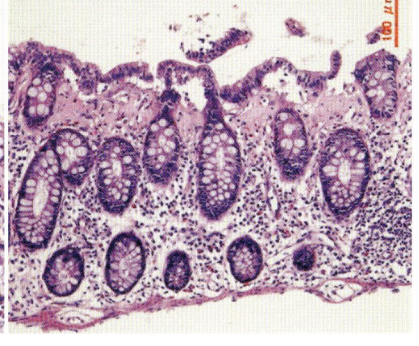

症例：30歳代，男性
4カ月半前からランソプラゾール 15 mg/day を内服していた．3カ月前から3行/day の下痢が出現した．

図4 膠原線維性大腸炎　collagenous colitis
（粘膜裂創 mucosal tear）
〔誠心会吉田病院 吉田英毅先生のご厚意による〕

部位からでも検出される．

- そのほかに，疾患特異的組織学的所見として，サイトメガロウイルス腸炎にみられる核内封入体（図5），アメーバ性大腸炎にみられる栄養型虫体（図6），腸結核における乾酪性肉芽腫，などは潰瘍底からの生検組織で確認されることが多い．

Ⅳ. クローン病における非乾酪性類上皮細胞肉芽腫

- クローン病の診断において，単独では特異的といえないが，診断基準の1項目となっている非乾酪性類上皮細胞肉芽腫について，より効率的に生検診断で検出することができないか，以前から多くの検討がなされてきた．
- 肉芽腫の分布について，下田ら[2]は，外科切除標本を全割して検討し，①潰瘍辺縁，周囲 20 mm 以内に多い，②潰瘍の口側に肉芽腫が集簇して分布することがある，③粘膜内に 1.6％，粘膜下層に 40.0％ が分布していることを報告した．斉藤ら[3]は，全体で 11.8％（50/425個）に肉芽腫を認め，正常粘膜 4.8％，アフタ 15.1％，不整形潰瘍 8.6％，縦走潰瘍 12.1％，敷石像 14.3％ で，とくに直腸アフタ 14.5％，盲腸アフタ 21.4％ が高率であったと報告している．蒲池ら[4]は，初回生検で 14.9％（158/1,061個），正常粘膜 8.3％，

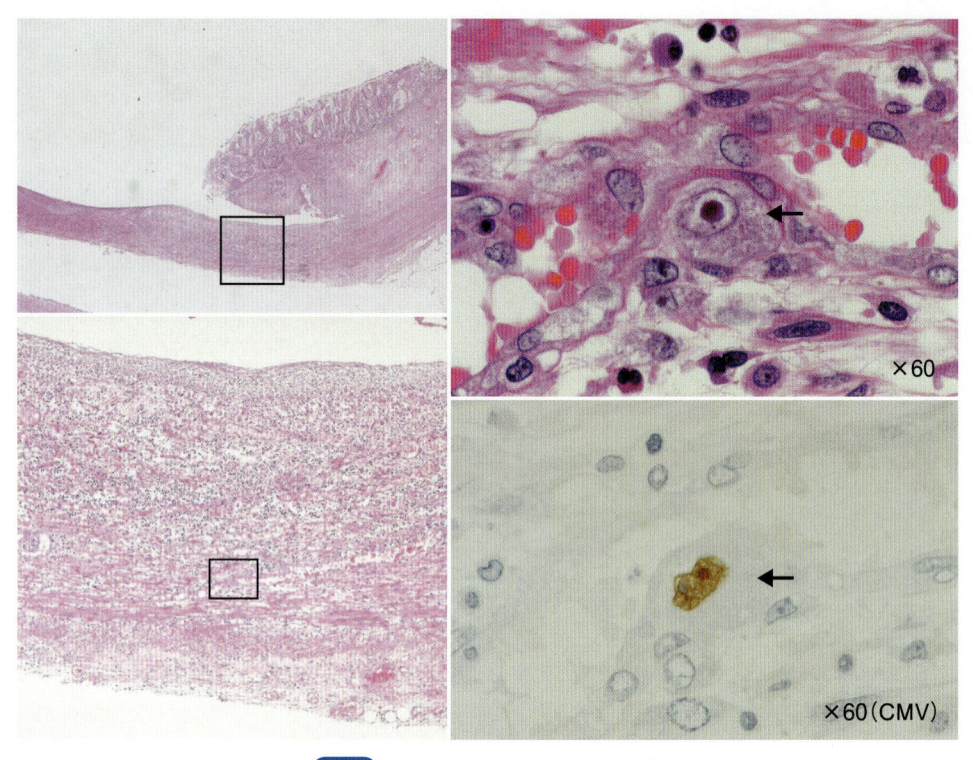

図5 サイトメガロウイルス腸炎

潰瘍底の血管内皮細胞にみられた核内封入体（owl's eye）．
免疫染色でサイトメガロウイルスと証明された．

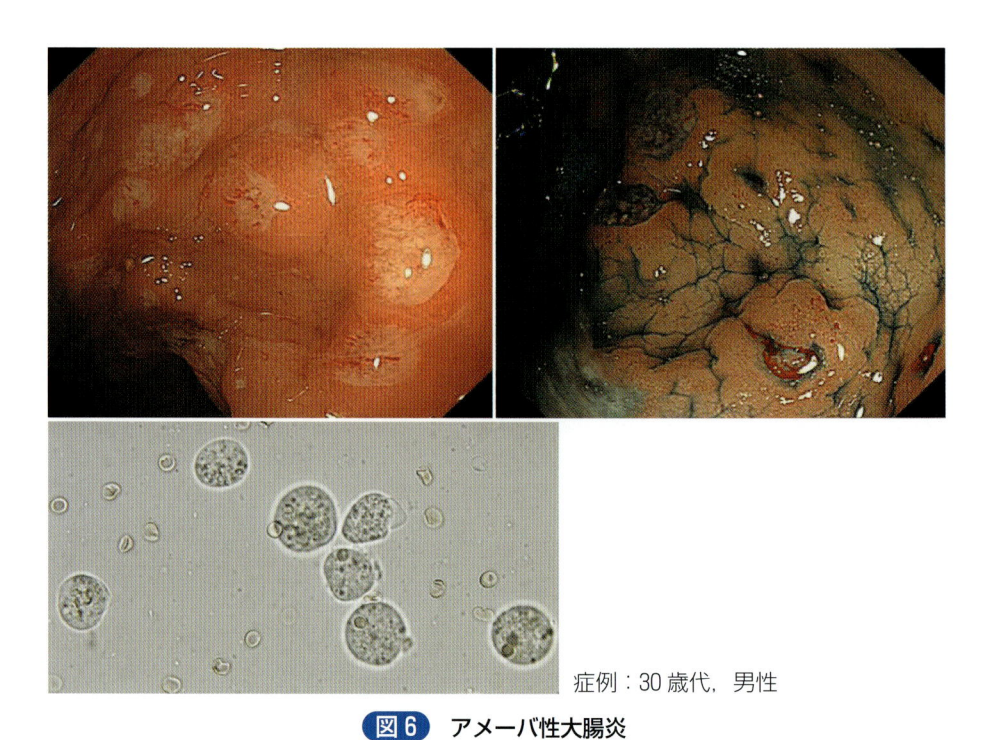

症例：30歳代，男性

図6 アメーバ性大腸炎

直腸に多発するタコイボ様びらん．汚い膿性粘液付着が目立つ．
潰瘍底からの生検検体を直接検鏡して栄養型を確認．

アフタ23.6％，不整形潰瘍26.2％，縦走潰瘍26.4％，敷石像27.9％であり，アフタや敷石像部で陽性率が高いわけではないと報告している．
- 肉芽腫は粘膜下層にある頻度が高いため，生検組織をできるだけ粘膜下層を含めた形で採取することが望ましい．これは生検鉗子を粘膜面に対して直角に押し当てて採取することである程度可能となる．盲腸アフタで肉芽腫検出率が高かったのは，盲腸bottomでは鉗子が粘膜に直角に当たるため粘膜下層が採取されやすかったことも要因かもしれない．
- ステロイドや抗TNFα抗体による治療介入により，肉芽腫の検出はきわめて困難になってしまう．治療介入の状況についても必ず病理医へ伝えなくてはならない．

> **ADVICE　診断・生検標本採取にあたっての心得**
> - 炎症性腸疾患の診断は総合診断であり，内視鏡所見の解析とともに臨床情報の収集を怠ってはならない．また，病変がどのような病期にあるのか，その疾病の時間の流れをも想定しながら診断にあたるべきである．
> - 病変周辺から採取された標本に疾患特異的な病理組織像が現れていることも少なくないので，生検標本を採取する場合には，主病変の中心から採取するだけでなく，周辺からも必ず採取する．さらに，病変の分布を確認するために，一見健常に見える介在粘膜からの採取も忘れてはならない．

文　献

1) 渡辺英伸，味岡洋一，太田玉紀，他：炎症性疾患の病理学的鑑別診断―大腸病変を中心に．胃と腸　1990；25：659-682
2) 下田忠和，池上雅博，田中昭観，他．類上皮肉芽腫の分布と肉眼所見の対応．胃と腸　1996；31：505-512
3) 斉藤裕輔，垂石正樹，野村昌史，他：アフタ，不整形潰瘍．胃と腸　1996；31：513-522
4) 蒲池紫乃，岩下明徳，八尾恒良，他：Crohn病診断基準の問題点―病理の立場から生検における非乾酪性類上皮細胞肉芽腫を中心に．胃と腸　2001；36：175-182

（本間　照，岩永明人，味岡洋一）

第5章

内視鏡によるIBDモニタリング

第5章 内視鏡によるIBDモニタリング

【総論】

1 IBDのモニタリングにおける内視鏡の位置づけ

I. なぜIBD診療において疾患活動性モニタリングが必要なのか？

　炎症性腸疾患（IBD）は原因不明の腸管の慢性炎症性疾患で活動期と寛解期を繰り返す．根本治療がないため長期の寛解維持が実際の治療目標となる．しかし，慢性の経過の途中でクローン病では狭窄や瘻孔などの不可逆的な腸管合併症を合併し，潰瘍性大腸炎では内科的治療に抵抗性の難治性潰瘍性大腸炎に移行し外科手術が必要になることがある．したがって炎症性腸疾患は慢性進行性の炎症性疾患として扱うべきであるという考え方が提唱されている[1〜4]（図）．

　疾患の活動性を評価することは重症度判定，治療の有効性の判断，あるいは治療の軽減を判断するうえで必須である．正しく疾患活動性を把握し，適切な時期に適切な治療介入を行うことで不可逆的な腸管障害への進行を食い止め，最終的に長期予後を改善することが理想である．事実，積極的なモニタリングが予後を改善することを支持する臨床試験の結果が報告されつつある．クローン病回腸切除後の患者においては内視鏡を用いたモニタリングの結果をもとに積極的に治療介入をした群で良好な予後が得られることが証明された[5]．

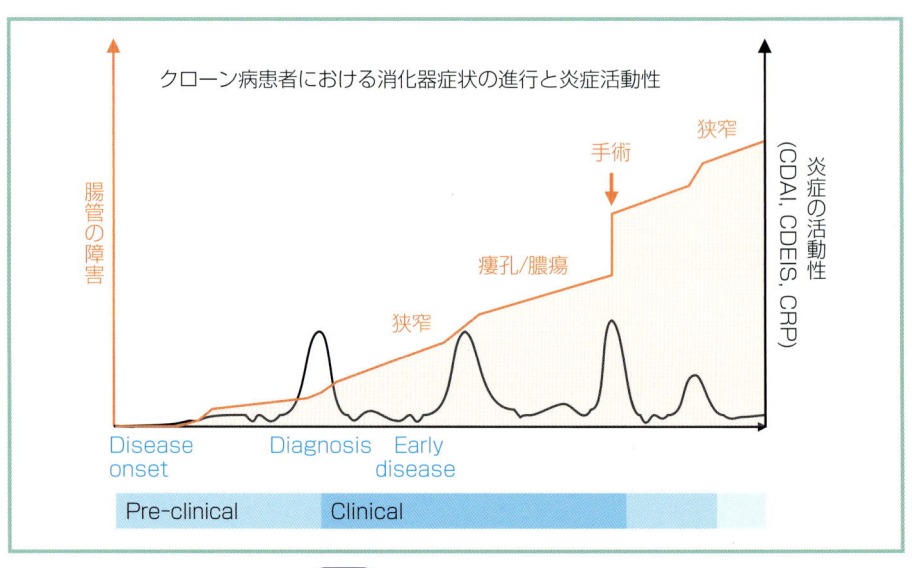

図　クローン病の自然史

〔Pariente B, et al：Inflamm Bowel Dis　2011：17：1415-1422[1]より引用，一部改変〕

疾患活動性モニタリングが必要な理由

- IBD は進行すれば不可逆的な腸管合併症や発癌をきたす進行性の疾患である．
- 予後を改善するためには適切な時期に適切な治療介入をするべきである．
- 現状の治療効果が不十分もしくは無効であれば変更を考慮すべきであり，盲目的な継続は効果がないばかりでなく副作用のリスクを上げる．

II. 疾患活動性モニタリングにおける内視鏡の位置づけ

　疾患活動性モニタリングの方法を下記に挙げる．粘膜治癒の項（第5章❷参照）で解説するが，活動性といっても臨床的活動性，血清学的活動性，内視鏡的活動性あるいは病理学的活動性と評価方法によってその尺度は異なる[6]．臨床的寛解を目標とした従来治療が患者長期予後を改善していなかったのではないかという問題提起がなされ[2]，より客観的で長期予後改善につながる活動性指標が求められるようになった．

　直接病変部位を観察できる内視鏡は客観的な活動性評価のゴールドスタンダードと位置づけられている．大規模臨床試験の主要評価項目に関してもアメリカ食品医薬品局（Food and Drug Administration；FDA）は CDAI（Crohn's disease activity index）などの医師の主観と患者の申告からなる複雑な臨床指標ではなく，内視鏡スコアと患者レポートを主体とした評価への変更を提言している[7]．実臨床においても内視鏡的寛解（粘膜治癒）が IBD の長期予後に関連するというエビデンスが集積しつつある[8〜14]．とくに潰瘍性大腸炎のモニタリングにおいては大腸内視鏡所見による評価がきわめて客観性が高い．

　一方，血液検査や糞便検査などのバイオマーカーは簡便で侵襲度が低いという利点があるが特異度が低いという弱点を有する．CT，MRI などの画像診断も解像度の進歩とともに注目されつつある．IBD の疾患活動性モニタリングにおけるバイオマーカーや新たなモダリティーの評価においてはやはり内視鏡所見との相関性が評価基準となっている．

疾患活動性モニタリングの方法

- 問診と医師の診察をもとにした臨床活動性指標（CDAI や CAI など）
- 血液検査（WBC，Hb，血小板，Alb，CRP，赤沈など）
- 糞便検査（便潜血検査，便中カルプロテクチンなど）
- 消化管造影検査（注腸造影検査，小腸造影検査）
- cross sectional imaging（CT，MRI，超音波検査など）
- 内視鏡（上部・下部内視鏡，小腸バルーン内視鏡，カプセル内視鏡）

臨床的活動性指標と内視鏡所見や血清・糞便バイオマーカーとの乖離が指摘されている[15]．実臨床では臨床的活動性と内視鏡所見をもとに，ほかのモダリティーやバイオマーカーを用いて患者に過度の負担をかけずに疾患活動性をモニタリングするのが好ましい．

> **疾患活動性モニタリングにおける内視鏡の必要性**
> - 臨床症状や血液検査結果と内視鏡所見（腸管炎症）が乖離することがある．
> - 血液検査や糞便検査は疾患特異性が低い（他の疾患でも変動する）．
> - 病変部を直接観察することで客観的に評価可能（治療効果判定など）．
> - 生検が可能でサイトメガロウイルス（CMV）やクロストリジウム感染症など合併症の鑑別に役立つ．

III. 内視鏡によるモニタリングの課題

　内視鏡はゴールドスタンダードであるが弱点も存在する．最大の弱点は前処置を含めた患者侵襲と施術者の負担である．またとくにクローン病では狭窄病変より口側の観察が困難なことがある．また瘻孔を含めた全体像把握が難しいことがある．一般的に粘膜の炎症が主体で病変が大腸に限局する潰瘍性大腸炎では内視鏡評価が比較的容易であるが，消化管全体に全層性炎症をきたすクローン病では内視鏡による評価だけではモニタリングが困難であることが多い．
　多くの大規模臨床試験で内視鏡評価が客観的指標として用いられているが，それがそのまま実臨床に適しているわけではない．治療介入後にいつ内視鏡を行うかは薬剤の特性によっても異なるはずである．また寛解期の内視鏡施行はどれぐらいのインターバルで行うべきかについては議論の余地がある．さらに性能の向上やカプセル内視鏡の登場によってより微細な病変を拾い上げることが可能となったが，それらを実臨床でどう扱うべきかは今後の課題である．

> **疾患活動性モニタリングにおける内視鏡の弱点**
> - 患者侵襲と施術者の負担
> - 原則，前処置が必要となる（重症例での sigmoidoscopy は除く）．
> - 狭窄合併例では口側の観察ができない．
> - 瘻孔の評価や膿瘍などの腸管外病変の評価には適していない．
> - 小腸クローン病では全体像が把握しにくい．
> - クローン病において小腸をどこまで観察すべきかコンセンサスが確立していない．

疾患活動性モニタリングにおける内視鏡の課題
- カプセル内視鏡の位置づけ
- 微細病変の位置づけ
- 各内視鏡スコアリングの比較と相関性
- 重症度や目的に応じた適切な施行間隔の設定（糞便マーカーで代用可能か）
- 臨床的寛解かつ血清学的寛解患者で内視鏡的活動性が認められた場合の治療介入の妥当性が未確立

文献

1) Pariente B, Cosnes J, Danese S, et al：Development of the Crohn's disease digestive damage score, the Lémann score. Inflamm Bowel Dis　2011；17：1415-1422
2) Hommes D, Colombel JF, Emery P, et al：Changing Crohn's disease management：need for new goals and indices to prevent disability and improve quality of life. J Crohns Colitis　2012；6(Suppl 2)：S224-S234, Review
3) Torres J, Billioud V, Sachar DB, et al：Ulcerative colitis as a progressive disease：the forgotten evidence.Inflamm Bowel Dis　2012；18：1356-1363, Review
4) Ochsenkühn T, D'Haens G：Current misunderstandings in the management of ulcerative colitis. Gut　2011；60：1294-1299, Review
5) De Cruz P, Kamm MA, Hamilton AL, et al：Crohn's disease management after intestinal resection：a randomised trial. Lancet　2015；385(9976)：1406-1417
6) Neurath MF, Travis SP：Mucosal healing in inflammatory bowel diseases：a systematic review. Gut　2012；61：1619-1635, Review
7) Levesque BG, Sandborn WJ, Ruel J, et al：Converging goals of treatment of inflammatory bowel disease from clinical trials and practice. Gastroenterology　2015；148：37-51, e1
8) Schnitzler F, Fidder H, Ferrante M, et al：Mucosal healing predicts long-term outcome of maintenance therapy with infliximab in Crohn's disease. Inflamm Bowel Dis　2009；15：1295-1301
9) Baert F, Moortgat L, Van Assche G, et al；Belgian Inflammatory Bowel Disease Research Group；North-Holland Gut Club：Mucosal healing predicts sustained clinical remission in patients with early-stage Crohn's disease. Gastroenterology　2010；138：463-468, quiz e10-1
10) af Björkesten CG, Nieminen U, Sipponen T, et al：Mucosal healing at 3 months predicts long-term endoscopic remission in anti-TNF-treated luminal Crohn's disease. Scand J Gastroenterol　2013；48：543-551
11) Laharie D, Filippi J, Roblin X, et al：Impact of mucosal healing on long-term outcomes in ulcerative colitis treated with infliximab：a multicenter experience. Aliment Pharmacol Ther　2013；37：998-1004
12) Miyoshi J, Matsuoka K, Inoue N, et al：Mucosal healing with oral tacrolimus is associated with favorable medium- and long-term prognosis in steroid-refractory/dependent ulcerative colitis patients. J Crohns Colitis 2013 15；7：e609-e614
13) Sakuraba A, Annunziata ML, Cohen RD, et al：Mucosal healing is associated with improved long-term outcome of maintenance therapy with natalizumab in Crohn's disease. Inflamm Bowel Dis　2013；19：2577-2583
14) Manginot C, Baumann C, Peyrin-Biroulet L：An endoscopic Mayo score of 0 is associated with a lower risk of colectomy than a score of 1 in ulcerative colitis. Gut　2015；64：1181-1182
15) Peyrin-Biroulet L, Reinisch W, Colombel JF, et al：Clinical disease activity, C-reactive protein normalisation and mucosal healing in Crohn's disease in the SONIC trial. Gut　2014；63：88-95

〈久松理一〉

第 5 章　内視鏡による IBD モニタリング

【総論】

2 粘膜治癒という概念の重要性と課題

I. IBD の治療目標の変化

　抗 TNFα 抗体製剤登場以前は，炎症性腸疾患（IBD）の治療目標が患者の臨床症状の改善や QOL 改善に主眼がおかれていた．クローン病における抗 TNFα 抗体製剤の優れた治療成績，とくに高い寛解維持効果が明らかになり初めて IBD の自然史（natural history）が見直され，長期予後が臨床的課題としてクローズアップされるようになった[1)～4)]．大きなコンセプトの変化は IBD が臓器機能障害をきたす進行性疾患であると捉えるようになったことである．

　こうした流れのなかで，活動性モニタリングの必要性や治療目標の見直しが提唱されるようになり，IBD 臨床におけるゴールドスタンダードとしての内視鏡所見改善の重要性が再認識された．IBD の治療目標は臨床的寛解をベースとすればより高度な目標を目指すように変化してきている[5)]（図1）．これはより良好な長期予後を達成するためである．しかし，一方で原因不明の慢性炎症性疾患という病態を考えればもっとも高度な組織学的寛解を達成したとしても"治癒"とは呼べないことも理解するべきである．

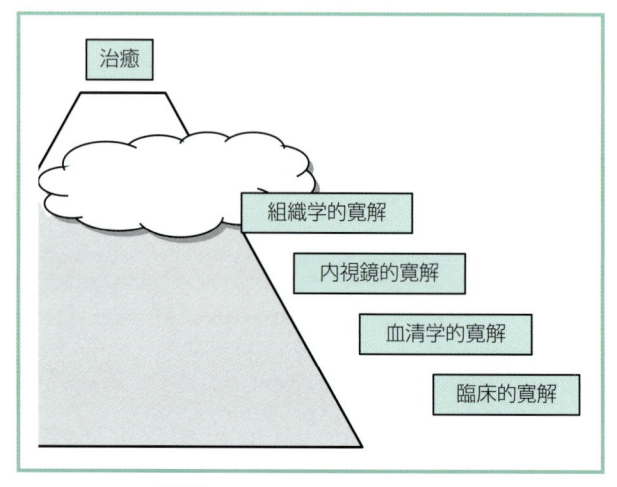

図1　炎症性腸疾患の治療目標
　― どこを目指すべきか ―

II. 粘膜治癒とは

　粘膜治癒の定義について Rogler らの興味深いレビューがある[6]．その中で 1984 年の論文において Korelitz らがすでに "mucosal healing" という言葉を使っていたが[7]，彼らは組織学的炎症の改善を指して "mucosal healing" と表現していたというエピソードが紹介されている．一方，今日用いられている "mucosal healing" すなわち "粘膜治癒" という概念はほぼ内視鏡的寛解と同義で使われている．このように "粘膜治癒" という言葉のもつ意味は実は非常にあいまいではっきりとした定義づけはなされていない．内視鏡が IBD 病変評価のゴールドスタンダードである事実は疑う余地はなく，内視鏡による客観的評価の重要性が再確認され "粘膜治癒" の概念が "内視鏡的寛解" とほぼ同義語として引用されているというのが現状であろう．

III. なぜ粘膜治癒が重要なのか

　ここからは "粘膜治癒＝内視鏡的寛解" として記述する．内視鏡所見での改善あるいは寛解が優れているのは "まさに目で見る客観的事実" であるからである．臨床的症状と内視鏡所見との間で乖離が認められることも明らかである[8]．関節リウマチや皮膚疾患と同様に IBD においても直接病変部を観察して評価しようというのは当然の流れである．とくに，IBD が進行性の疾患と認識され，適切なタイミングでの抗 TNFα 抗体製剤を含めた治療介入の重要性や，長期経過例における発がんのリスク因子の検討が進むにつれて内視鏡的寛解のもつ意味は大きくなってきている．さらに今後は，どのような患者では抗 TNFα 抗体製剤や免疫調整薬を中止できるかといった薬剤減量中止の判断基準としても粘膜治癒が検討されるであろう．

内視鏡的所見が重要である理由
- 実際に目で見た所見である（客観性）．
- しばしば内視鏡所見と臨床症状や血液データとの間には乖離が認められる[8]．
- 粘膜治癒が IBD の良好な長期予後の指標となる可能性が期待されている．

粘膜治癒で期待できる長期予後
- ステロイドからの離脱[9]
- 臨床的寛解の維持[10]
- 大腸全摘（潰瘍性大腸炎）や腸管切除（クローン病）のリスク減少[10,11]
- 大腸癌発癌リスクの減少[12]
- 薬剤の休薬・中止の可能性

IV. 大規模試験の結果をどう考えるか？―実臨床との乖離と課題

　内視鏡的寛解が長期予後に反映されるというデータがIBD臨床上きわめて大きな意味をもつことは疑いがない．ただし，実際の臨床データや論文を解釈する場合は注意が必要である．多くの大規模臨床試験のデータで臨床的寛解率よりも粘膜治癒率（＝内視鏡的寛解率）が上回っている現象が認められる（表1）．粘膜治癒はそもそも臨床的寛解よりも客観的で厳しい基準のはずである（図1）．この現象を説明しうる仮説を挙げる．

表1 潰瘍性大腸炎に対する抗TNFα抗体製剤大規模試験に見る粘膜治癒率と臨床的寛解率

試験	抗TNFα抗体	粘膜治癒率（vsプラセボ）	臨床的寛解率（vsプラセボ）	reference
ACT1	IFX	5mg/kg group： 62.0%（vs 33.9%）at 8W 45.5%（vs 18.2%）at 54W	5mg/kg group： 38.3%（vs 14.9%）at 8W 34.7%（vs 16.5%）at 54W	16)
ACT2	IFX	5mg/kg group： 60.3%（vs 30.9%）at 8W 47.1%（vs 46.31%）at 30W	5mg/kg group： 33.9%（vs 5.7%）at 8W 25.6%（vs 10.6%）at 30W	16)
ULTRA-1	ADA	160/80mg： 46.9%（vs 41.5%）at 8W 80/40mg： 37.7%（vs 41.5%）at 8W	160/80mg： 18.5%（vs 10%）at 8W	17)
ULTRA-2	ADA	50.4%（vs 34.6%）at 8W 30.2%（vs 18.3%）at 52W	1) 16.5%（vs 9.3%）at 8W 2) 17.3%（vs 8.5%）at 52W	18)
PURSUIT-SC（Phase 3）	GLM	200/100mg：42.3%（vs 28.7%）at 6W 400/200mg：45.1%（vs 28.7%）at 6W	200/100mg 17.8%（vs 6.4%）at 6W 400/200mg 17.9%（vs 6.4%）at 6W	19)
PURSUIT-M	GLM	50mg every 4 weeks： 41.7%（vs 26.6%）at 54W 100mg every 4 weeks： 42.4%（vs 26.6%）at 54W	50mg every 4 weeks： 23.2%（vs 15.6%） 100mg every 4 weeks： 27.8%（vs 15.6%） at both 30 and 54W	20)

IFX：infliximab, ADA：adalimumab, GLM：golimumab

> **大規模臨床試験で粘膜治癒率が臨床的寛解率を上回る原因の考察**
> - 実際の炎症は改善しているのに IBS 症状など機能的異常に伴う症状が残り，臨床的寛解率が低くなっている．
> - 多くの臨床試験では，Mayo スコアの内視鏡サブスコア 0 ないし 1 を粘膜治癒と定義している（表2）．Mayo サブスコア 1 を外した場合に，粘膜治癒率は大幅に低下することが予想される（図2）．

表2 多くの潰瘍性大腸炎に対する抗 TNFα 抗体製剤大規模試験では Mayo サブスコア 0 ないし 1 が粘膜治癒と定義されている

試験	抗 TNFα 抗体	粘膜治癒の定義	文献
ACT1	IFX	Mayo subscore 0 or 1	16)
ACT2	IFX	Mayo subscore 0 or 1	16)
ULTRA-1	ADA	Mayo subscore 0 or 1	17)
ULTRA-2	ADA	Mayo subscore 0 or 1	18)
PURSUIT-SC (Phase 3)	GLM	Mayo subscore 0 or 1	19)
PURSUIT-M	GLM	Mayo subscore 0 or 1	20)

IFX：infliximab，ADA：adalimumab，GLM：golimumab

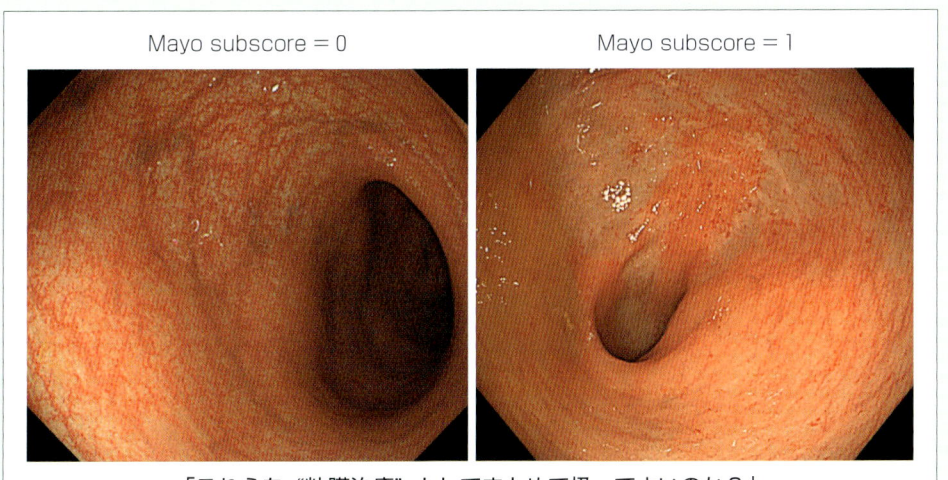

Mayo subscore = 0　　　　Mayo subscore = 1

「これらを"粘膜治癒"としてまとめて扱ってよいのか？」

図2 Mayo subscore 0 と 1 の比較

　また，大規模試験の結果をそのまま実臨床に応用できるわけではない．大規模臨床試験（とくに適応承認を目指した二重盲検試験）ではプラセボ群に対する統計学的有意差が重要である．そのためにプラセボ効果が低い粘膜治癒（内視鏡的寛解）が重要視されているという事実がある．

> **大規模臨床試験の成績と実臨床との乖離**
> - 大規模臨床試験においては，しばしばプラセボ群で高い臨床的寛解率を示してしまい薬効が正しく評価できないため，客観的指標として粘膜治癒が用いられている．
> - 二重盲検試験ではプラセボ群との有意差が重要である（時に何％粘膜治癒になったかという絶対値よりも）．
> - 内視鏡評価時期の根拠が不明．実臨床を考えれば，薬剤の特性や患者の受容性を考慮して設定されるべきである．

　IBD の臨床にかかわるものは"粘膜治癒"という言葉が独り歩きしていないかどうか冷静に判断しなければならない．実臨床でもっとも重要な課題である，「臨床的寛解で日常生活に支障がない患者に対して，粘膜治癒が達成できていないからという理由で治療介入すること」の有益性は証明されていないのである．また内視鏡スコアリングシステムが客観的であると盲信してはいけない．IBD エキスパートと呼ばれる医師の間でも，内視鏡所見の読み方には inter-observer bias が存在することが明らかとなっている．Simple Clinical Colitis Activity index (SCCAI)，Mayo Clinic index，Seo index について検討した論文では観察者間の同意度は全体としては良好なものであったが，項目別にみると Mayo Clinic index の内視鏡スコアでもっとも大きな観察者間のバラつきが確認された[13]．Ulcerative Colitis Endoscopic Index (UCEIS) の validation 研究においても intra-observer agreement と inter-observer agreement が課題として検討されている[14), 15)]．臨床試験では中央判定システムがとられるが，実臨床では不可能である．同様なことは MRI や CT でもいえよう．異なった内視鏡スコアリングシステムを用いた試験間の validation についても課題は残っている．

> **粘膜治癒に関する疑問**
> - 臨床的寛解で粘膜治癒が達成されていない患者に対して治療介入する有益性は証明されていない．
> - 内視鏡所見のスコアリングは何を用いているのか．実は異なったスコアリングシステム間での validation は不十分．
> - 内視鏡スコアリングの客観性が担保されているわけでない．inter-observer bias（観察者間の評価のばらつき）が報告されている．
> - 拡大内視鏡，カプセル内視鏡などモダリティーの進歩により"見えるレベルや範囲"が異なってきている．どのレベルの内視鏡観察で"粘膜治癒"を定義するのか？
> - MRI や CT はモダリティーの特性として本当に"粘膜治癒"を評価できるのか？ MRI 寛解あるいは CT 寛解とするべきではないのか？
> - クローン病では正しく粘膜治癒を評価できるのか？ そもそもクローン病の病態を考えると粘膜治癒は妥当な治療目標なのか？

文献

1) Pariente B, Cosnes J, Danese S, et al：Development of the Crohn's disease digestive damage score, the Lémann score. Inflamm Bowel Dis 2011 Jun；17：1415-1422
2) Hommes D, Colombel JF, Emery P, et al：Changing Crohn's disease management：need for new goals and indices to prevent disability and improve quality of life. J Crohns Colitis 2012；6(Suppl 2)：S224-S234, Review
3) Torres J, Billioud V, Sachar DB, et al：Ulcerative colitis as a progressive disease：the forgotten evidence. Inflamm Bowel Dis 2012；18：1356-1363, Review
4) Ochsenkühn T, D'Haens G：Current misunderstandings in the management of ulcerative colitis. Gut 2011；60：1294-1299, Review
5) Neurath MF, Travis SP：Mucosal healing in inflammatory bowel diseases：a systematic review. Gut 2012；61：1619-1635, Review
6) Rogler G, Vavricka S, Schoepfer A, et al：Mucosal healing and deep remission：what does it mean? World J Gastroenterol 2013；19：7552-7560, Review
7) Korelitz BI, Sommers SC：Response to drug therapy in Crohn's disease：evaluation by rectal biopsy and mucosal cell counts. J Clin Gastroenterol 1984；6：123-127
8) Peyrin-Biroulet L, Reinisch W, Colombel JF, et al：Clinical disease activity, C-reactive protein normalisation and mucosal healing in Crohn's disease in the SONIC trial. Gut 2014；63：88-95
9) Walsh AJ, Ghosh A, Brain AO, et al：Comparing disease activity indices in ulcerative colitis. J Crohns Colitis 2014；8：318-325
10) Frøslie KF, Jahnsen J, Moum BA, et al；IBSEN Group：Mucosal healing in inflammatory bowel disease：results from a Norwegian population-based cohort. Gastroenterology 2007；133：412-422
11) Schnitzler F, Fidder H, Ferrante M, et al：Mucosal healing predicts long-term outcome of maintenance therapy with infliximab in Crohn's disease. Inflamm Bowel Dis 2009；15：1295-1301
12) Colombel JF, Rutgeerts P, Reinisch W, et al：Early mucosal healing with infliximab is associated with improved long-term clinical outcomes in ulcerative colitis. Gastroenterology 2011；141：1194-1201
13) Rutter MD, Saunders BP, Wilkinson KH, et al：Cancer surveillance in longstanding ulcerative colitis：endoscopic appearances help predict cancer risk. Gut 2004；53：1813-1816
14) Travis SP, Schnell D, Krzeski P, et al：Developing an instrument to assess the endoscopic severity of ulcerative colitis：the Ulcerative Colitis Endoscopic Index of Severity (UCEIS). Gut 2012；61：535-542
15) Travis SP, Schnell D, Krzeski P, et al：Reliability and initial validation of the ulcerative colitis endoscopic index of severity. Gastroenterology 2013；145：987-995
16) Rutgeerts P, Sandborn WJ, Feagan BG, et al：Infliximab for induction and maintenance therapy for ulcerative colitis. N Engl J Med 2005；353：2462-2476
17) Reinisch W, Sandborn WJ, Hommes DW, et al：Adalimumab for induction of clinical remission in moderately to severely active ulcerative colitis：results of a randomised controlled trial. Gut 2011；60：780-787
18) Sandborn WJ, van Assche G, Reinisch W, et al：Adalimumab induces and maintains clinical remission in patients with moderate-to-severe ulcerative colitis. Gastroenterology 2012；142：257-265, e1-e3
19) Sandborn WJ, Feagan BG, Marano C, et al；PURSUIT-SC Study Group：Subcutaneous golimumab induces clinical response and remission in patients with moderate-to-severe ulcerative colitis. Gastroenterology 2014；146：85-95, quiz e14-15
20) Sandborn WJ, Feagan BG, Marano C, et al；PURSUIT-Maintenance Study Group：Subcutaneous golimumab maintains clinical response in patients with moderate-to-severe ulcerative colitis. Gastroenterology 2014；146：96-109, e1

（久松理一）

第5章　内視鏡によるIBDモニタリング

【総論】

3 各内視鏡スコアの特性

　炎症性腸疾患（inflammatory bowel disease；IBD）は，抗TNFα抗体製剤など新たな治療の進歩に伴い臨床的寛解から粘膜治癒（mucosal healing；MH）が治療目標にシフトしてきており[1]，粘膜を評価する内視鏡スコアの必要性・重要性は増している．

　内視鏡的活動性スコア（endoscopic index；EI）は，日常診療における病勢の把握のみならず，治験などで治療前後の病勢を評価するために汎用される．内視鏡検査は炎症の程度を視覚的に確認することで，客観的な評価が可能である．しかし，EIを疾患活動性のための指標として用いるには活動性の評価を正しく表すこと（妥当性，validity），治療による反応性（responsiveness），使用に堪えうる実用性（feasibility），信頼性（reliability）などが求められる[2]．

　IBDには多くのEIが存在するが，各々に特性があり，活用するうえで注意すべき事項も少なくない．本稿ではIBDで用いられることの多いEIを述べる．

I. 潰瘍性大腸炎（ulcerative colitis；UC）の内視鏡スコア

　炎症の程度（浮腫，血管透見像），粘膜の脆弱性，易出血性の程度，粘膜損傷（膿性分泌物，びらん，潰瘍）の程度，自然出血の有無などの項目を組み合わせたものが用いられている．重症度の評価は観察した範囲でもっとも所見の強いところで判断するのが一般的である．

　以下にEIとして用いられる頻度が高いものについて取り上げ，解説する．

1. 厚生労働省特定疾患難治性炎症性腸管障害調査研究班による活動期内視鏡所見による分類（表1，付録1）[3]

- 潰瘍性大腸炎の特徴的な内視鏡所見により軽度，中等度，強度の3段階に分類されている．
- 診断時もしくは治療開始前の内視鏡的重症度の指標としておもに用いられている．3段階評価のため，治療前後の評価・検討などには適していない．

付録1～17については234～241頁に掲載

表1 厚生労働省研究班の活動期内視鏡所見による分類

軽　度	血管透見像消失，粘膜細顆粒状，発赤，アフタ，小黄色点
中等度	粘膜粗糙，びらん，小潰瘍，易出血性（接触出血），粘血膿性分泌物付着，その他の活動性炎症所見
強　度	広範な潰瘍，著明な自然出血

〔松井敏幸：潰瘍性大腸炎診断基準改定案（平成21年度）．難治性炎症性腸管障害に関する調査研究（渡辺班）．平成21年度総括・分担研究報告書，2010，484-488[3]より改変引用〕

2. Matts classification（付録2）[4]

- Mattsらが1961年に提唱した初の潰瘍性大腸炎の内視鏡スコアで，本邦では，日本語改変版（付録3）[5]が広く引用されている．
- 内視鏡評価は出血に重点をおいた評価法で，顆粒状粘膜や浮腫，潰瘍の有無によりスコアリングされる．
- もともと，臨床試験においての適用を目的に提案されたものでなく，海外での引用頻度は低い．

3. Baron score（付録4）[6]

- Baronらが1964年に提唱した，内視鏡観察における出血の程度に基づいたスコアリングである．
- 出血の程度や性状は，内視鏡施行者本人でなければ判定が難しいこともあり，retrospectiveに評価しがたい面がある．
- Baron scoreには，O'Morainら[7]やFeaganら[8]により，いくつかの改変版Baron scoreが出されている．Feaganらの改変スコア（付録5）では，出血に加え血管透見像，顆粒状粘膜の有無，潰瘍の程度によりgradeが分けられている．
- 粘膜治癒の定義は原著に記載がなく，Score 0または1以下と論文によって異なる．オリジナルのBaron indexは妥当性について正式に検証されていないが，改変版Baron scoreには妥当性が検証されたものもある．

4. Mayo endoscopic subscore（Schroeder index）（表2，付録6）[9]

- Mayoの内視鏡サブスコアは，欧米だけでなく，わが国でも臨床治験などでの治療効果判定においてもっとも汎用されている．
- 出血に加え，粘膜所見が加味され，血管透見像は減少と消失に分類，また潰瘍とびらんなどの有無や程度によってgradeに差がつくようになっている．
- 海外の大規模臨床試験，たとえばインフリキシマブの潰瘍性大腸炎に対する臨床試験（ACT Ⅰ，ACT Ⅱ）でも採択されている[10]．
- 粘膜治癒の定義は原著に記載がなく，Score 0または1以下とされることが多いが論文によって異なる．また妥当性の十分な検証は行われていない．

表2 Mayo endoscopic subscore (Schroeder index)

Grade 0	正常または非活動性所見
Grade 1	軽症（発赤，血管透見像の減少，軽度脆弱）
Grade 2	中等症（著明に発赤，血管透見像の消失，脆弱，びらん）
Grade 3	重症（自然出血，潰瘍）

〔Schroeder KW, et al：N Engl J Med 1987；317：1625-1629[9)]に基づく〕

5. Blackstone index（付録7）[11)]

- Blackstone indexは，潰瘍の大きさや密度，粘膜所見を細かく分類し，grade 1〜3が寛解期，grade 4〜5が軽度活動期，grade 6〜7が中等度活動期，grade 8〜9が重症活動期と計9段階のgradeで評価する．
- 潰瘍がなくても自然出血があれば，grade 9の重症活動期となるなど問題点もあり，妥当性の検証も行われていない．

6. Rachmilewitz endoscopic index（付録8）[12)]

- 活動期の特徴的所見である粘膜顆粒変化，血管透見像，粘膜脆弱度，粘膜損傷（粘液，線維素，滲出物，びらん，潰瘍）につき，各々を点数にし，総和をスコア化したものである．
- スコアの幅が大きく，粘膜病変の経時的変化，治癒過程の粘膜評価をとらえやすくなっている．
- 本スコアは，潰瘍性大腸炎に対するメサラジンとサラゾスルファピリジンの有効性と安全性を比較するために行われた二重盲検群間比較試験における検討で作成され，4以下が粘膜治癒と定義されている．妥当性の検証はなされていない．

7. Ulcerative colitis endoscopic index of severity（UCEIS）（表3，付録9）[13)]

- UCEISは2012年にTravisらにより提唱された新しい内視鏡スコアで，血管像，易出血性，粘膜損傷の3項目について，個々にスコアリングし，合算する手法を採用している．
- 個々の評価項目のスケール定義が明確にされており，比較的使いやすいスコアになっており，妥当性の検証も行われている．

8. Ulcerative colitis colonoscopic index of severity（UCCIS）（付録10）[14)]

- UCCISも新たに提唱された内視鏡スコアで，大腸を盲腸・上行結腸，横行結腸，下行結腸，S状結腸，直腸の各5区域で，血管像，顆粒像，潰瘍，出血性・脆弱性の4項目について，スコアリングし，加算する．
- スコア総和が病変の範囲により，大きく異なるため，病型の異なる患者の相互比較には使用できないが，評価者間の一致度も考慮され，過去の内視鏡ス

表3 Ulcerative colitis endoscopic index of severity (UCEIS)

評価項目 (最重症部で評価)	スケール	定　義
1：血管像	正常(1)	正常血管像 （樹状血管，毛細血管のにじみ・斑状消失）
	斑状消失(2)	血管像の斑状消失
	消失(3)	血管像の完全消失
2：易出血性	なし(1)	出血なし
	粘膜出血(2)	内視鏡挿入時，粘膜表面の線状，縞状の凝固血液 （洗浄で洗い流し可能）
	軽度の出血(3)	管腔内の液状出血
	中〜高度の出血(4)	内視鏡挿入時の明らかな出血 管腔内洗浄後，出血性粘膜からの湧出性出血
3：粘膜損傷	なし(1)	びらん，潰瘍のない正常粘膜
	びらん(2)	白ないし黄色の平坦な小粘膜欠損（＜5mm）
	表層潰瘍(3)	大きな粘膜欠損（≧5mm） 白苔を伴った平坦な孤立性潰瘍
	深掘れ潰瘍(4)	辺縁隆起を伴った深い潰瘍

〔Travis SPL, et al：Gut　2012；61：535-542[13]より改変引用〕

表4 各 Index の validation（妥当性検証）の程度

Index	Level of validation
Matts classification	Partially validated
Baron score	Partially validated
Feagan index	Partially validated
Mayo endoscopic subscore	Not validated
Blackstone index	Not validated
Rachmilewitz endoscopic index	Not validated
UCEIS	Partially validated
UCCIS	Validated

〔Samaan MA, et al：Inflamm Bowel Dis　2014；20：1465-1471[15]より改変引用〕

コアとも高い相関性を示し，UCEIS とともに今後臨床試験に採用される頻度は高くなる可能性がある．
- 大腸全体の検査が必要で，経口による腸管前処置が必要となる．

9. 潰瘍性大腸炎の EI 活用における問題点

- 潰瘍性大腸炎には，上述のように多数の内視鏡スコアがあり，統一された状況にはない．治療目標とされる粘膜治癒も各臨床試験で定義が異なっており，さまざまなスコアによる独自の定義が用いられている．

- 内視鏡スコアの多くは妥当性が十分に検証されたものは少ない（**表4**）．現時点では大規模臨床試験における高い採択率から Mayo endoscopic subscore と，新しい内視鏡スコアである UCEIS が信頼度の高い EI として有望であるが，さらなる妥当性の検討が必要である[15]．

> **MEMO** まとめ：潰瘍性大腸炎の内視鏡スコア
>
> 潰瘍性大腸炎には，多数の内視鏡スコアがあり，gold standard となる指標が確立されていない現状にある．それぞれの内視鏡スコアの特性・特徴を理解し，日常臨床や臨床研究に用いる必要がある．粘膜治癒など治療目標とされているタームについては今後きちんとした検証がなされ，定義の統一がはかられることが望ましい．

II. クローン病（Crohn's disease；CD）の内視鏡スコア

近年，バルーンアシスト下小腸内視鏡（BAE）やカプセル内視鏡（CE）の開発，普及により，小腸病変も内視鏡で評価される機会が増えている．

原則として病変が大腸に限局する潰瘍性大腸炎とは異なり，クローン病は全消化管に病変をきたしうるため，内視鏡のみでの活動性評価は困難なことが多く，臨床活動性指標である Crohn's disease activity index（CDAI）のような確立した index はない．以下に，現在使用されている内視鏡スコアについて述べる．

1. Crohn's disease endoscopic index of severity（CDEIS）（表5，付録11）[16]

- クローン病の経過観察，臨床試験で適用できる内視鏡スコアとして1989年に Mary らにより提唱された最初の EI である．妥当性の検証も行われている．
- 大腸病変を主体とした内視鏡所見に基づく index で，回腸末端以外の小腸病変の評価はできない．
- 潰瘍などの粘膜病変や狭窄の広がりや有無をもとに算出するが，きわめて煩雑で日常診療の使用には不向きである．

2. Simple endoscopic score for Crohn's disease（SES-CD）（付録12）[17]

- 2004年に Daperno らにより提唱された．潰瘍サイズ，潰瘍面積，病変面積，狭窄の有無の4項目について0～3点でスコア化したものである．妥当性の検証も行われている．
- CDEIS と比べるとやや単純化されているが，潰瘍面積の算出が必要なことなどから，決して簡便な評価法とはいえない．また CDEIS と同様，大腸病変を主体とした index で，大部分の小腸が評価に含まれていない．

3. Rutgeerts endoscopic score（付録13）[18]

- 1990年に Rutgeerts らにより，回腸-回腸吻合もしくは回腸-大腸吻合術の

表5 Crohn's disease endoscopic index of severity (CDEIS)

1. ISRCF（個々の直腸大腸セグメントに認められる深層潰瘍の頻度） 　X_1＝（深層潰瘍が認められるセグメント数）/（観察したセグメント数）	$X_1 \times 12 = Y_1$
2. ISRCF（個々の直腸大腸セグメントに認められる表層潰瘍の頻度） 　X_2＝（表層潰瘍が認められるセグメント数）/（観察したセグメント数）	$X_2 \times 6 = Y_2$
3. ASSU〔観察セグメント当りの病変（潰瘍性病変を含む）の広がり［cm］〕 　X_3＝（セグメント表面における病変の広がり[cm]の和）/（観察したセグメント数）	$X_3 \times 1 = Y_3$
4. ASSU（観察セグメント当りの潰瘍性病変の広がり[cm]） 　X_4＝（セグメント表面における潰瘍性病変の広がり[cm]の和）/（観察したセグメント数）	$X_4 \times 1 = Y_4$
5. PRES（非潰瘍性狭窄の有無） 　X_5＝観察したセグメントにおける非潰瘍性狭窄の有無　0＝なし，1＝あり	$X_5 \times 3 = Y_5$
6. PRES（潰瘍性狭窄の有無） 　X_6＝観察したセグメントにおける潰瘍性狭窄の有無　0＝なし，1＝あり	$X_6 \times 3 = Y_6$

$$CDEIS = \sum_{i=1}^{6} Y_i$$

〔Mary JY, et al：Gut　1989；30：983-989[16)]に基づく〕

術後吻合部の再発病変を評価するため提唱された．妥当性の検証も行われている．

- アフタ性病変の数や，潰瘍・狭窄の有無などで，0〜4までの5段階に分けられる．判定基準は2点以上を再燃，3または4点を高度再発と定義されている．
- 限定的な部位の評価にとどまるため，小腸や大腸の全体的な病変評価は不可能である．

4. Fukuoka index（付録14）[19),20)]

- 従来，X線所見を数値化するために使用されたが，内視鏡所見にも応用し，われわれは各種の検討で用いている[21)]．
- 小腸を上・中・下部小腸および終末回腸に分け，大腸を盲腸，上行結腸，横行結腸，下行結腸，S状結腸，直腸の6区域に分け，区域ごとに隆起性病変，潰瘍性病変，狭窄の程度をスコア化する．
- 小腸・大腸ともに評価可能であり，反応性や実用性はあると考えるが，妥当性の検証は行っておらず，普及には至ってない．

5. Lewis score（付録15）[22)]

- Lewis scoreはカプセル内視鏡の所見をもとに小腸粘膜の炎症性変化を定量化したもので，小腸をカプセル内視鏡の通過時間で3等分し，所見は絨毛浮腫，潰瘍，狭窄の3項目を評価する．
- 正常（＜135），軽症（≧135，＜790），中等症/重症（≧790）に分類される．
- 本スコアは小腸疾患全般に用いられるものであり，クローン病の特性が加味されたものではない．

6. Capsule endoscopy Crohn's disease activity index（CECDAI）（付録16）[23]

- CECDAI は炎症スコア（A：0〜5），罹患範囲（B：0〜3），狭窄（C：0〜3）をカプセルの通過時間から近位と遠位に分けてそれぞれの（A × B + C）の和を総スコアとしている．
- Lewis score と比べると非常にシンプルな指標であり，クローン病の病変を意識して作成されている．

7. Lémann Score（付録17）[24]

- クローン病は，腸管の全層性炎症を特徴とするため，炎症が腸管周囲に及び，瘻孔形成，膿瘍形成や腸管狭窄をきたす．Lémann Score は，腸管障害の程度や広がりを考慮し，全消化管の評価を目的としたスコアである．
- 内視鏡検査に加え，MR enterography，CT enterography での評価が含まれている．
- クローン病の全消化管病変を評価しうるスコアであるが，数十 cm ごとのスコア化が求められ，実臨床での使用には不向きである．

8. クローン病の EI 活用における問題点

- クローン病に対する画像診断は確実に進歩しているが，現存する EI は臨床の場で用いるには煩雑である．またカプセル内視鏡以外に全小腸病変の内視鏡所見を評価する内視鏡スコアが存在しないことは問題である．
- クローン病の EI はそれぞれ独自の項目を用いて算出され，臨床研究などで使用する際はその特性をきちんと把握することが重要である．

> **MEMO　クローン病の内視鏡スコア：まとめ**
>
> クローン病は，全消化管に病変をきたしうる疾患であり，病変もさまざまな形態を示し，複雑な腸管合併症を起こすことも少なくない．内視鏡のみでクローン病の活動性をすべて評価することは困難であり，ほかのモダリティーを相補的に用いることが必要である．今後，クローン病の活動性を網羅的に判断できうるような画像所見の体系化が望まれる．

> **ADVICE**
>
> 現在の臨床試験では，ある薬剤を評価するために独自に作成した EI や既存のもののうちもっとも評価に適した EI が個別に選択されて使用されている．効果的な治療法が普及してきたことで，粘膜治癒を目標とした治療ストラテジーが一般的となってきている．しかしながら，① 臨床的に寛解している症例において粘膜治癒達成のため治療強化を行うべきか否か，② 粘膜治癒の維持のため強力な治療を長期にわたって継続する必要があるか否か，③ 侵襲的な内視鏡検査をどのくらいの間隔で行い，粘膜治癒の確認を行うのか，などのクリニカルクエスチョンには明確なエビデンスは存在しない．したがって，現時点では，各症例ごとに適切な評価時期，評価法を設定し，評価に応じた治療選択を行うことが重要である．

文 献

1) Rutgeerts P, Diamond RH, Bala M, et al：Scheduled maintenance treatment with infliximab is superior to episodic treatment for the healing of mucosal ulceration associated with Crohn's disease. Gastrointest Endosc 2006；63：433-442
2) 平井郁仁，松井敏幸：潰瘍性大腸炎の活動性評価のための内視鏡所見分類．IBD Research 2012；2：82-87
3) 松井敏幸：潰瘍性大腸炎診断基準改定案（平成 21 年度）．厚生労働科学研究費補助金難治性疾患克服研究事業．難治性炎症性腸管障害に関する調査研究（渡辺班）．平成 21 年度総括・分担研究報告書，2010, 484-488
4) Matts SGF：The value of rectal biopsy in the diagnosis of ulcerative colitis. Q J Med 1961；30：393-407
5) 丹羽寛文：炎症性腸疾患 診断と病態 内視鏡からみた診断．日内会誌 1993；82：639-643
6) Baron JH, Connell AM, Lennard-Jones JE, et al：Variation between observers in describing mucosal appearances in proctocolitis. Br Med J 1964；1(5375)：89-92
7) O'Morain C, Tobian A, Leen E, et al：Criteria of case definition in Crohn's disease and ulcerative colitis. Scand J Gastroenterol Suppl 1989；170：7-11
8) Feagan BG, Greenberg GR, Wild G, et al：Treatment of ulcerative colitis with a humanized antibody to the $a_4\beta_7$ integrin. N Engl J Med 2005；352：2499-2507
9) Schroeder KW, Tremaine WJ, Ilstrup DM：Coated oral 5-aminosalicylic acid therapy for mildly to moderately active ulcerative colitis. A randomized study. N Engl J Med 1987；317：1625-1629
10) Rutgeerts P, Sandborn WJ, Feagan BG, et al：Infliximab for induction and maintenance therapy for ulcerative colitis. N Engl J Med 2005；353：2462-2476
11) Blackstone MO：Differentiation of ulcerative colitis from Crohn's disease. Blackstone MO（ed）：Endoscopic Interpretation：Normal and Pathologic Appearance of the Gastrointestinal Tract. 1984, 464-496, Raven Press, New York
12) Rachmilewitz D：Coated mesalazine（5-aminosalicylic acid）versus sulphasalazine in the treatment of active ulcerative colitis：a randomized trial. Br Med J 1989；298：82-86
13) Travis SPL, Schnell D, Krzeski P, et al：Developing an instrument to assess the endoscopic severity of ulcerative colitis：the Ulcerative Colitis Endoscopic Index of Severity（UCEIS）. Gut 2012；61：535-542
14) Samuel S, Bruining DH, Loftus Jr EV, et al：Validation of the ulcerative colitis colonoscopic index of severity and its correlation with disease activity measures. Clin Gastroenterol Hepatol 2013；11：49-54
15) Samaan MA, Mosli MH, Sandborn WJ, et al：A systematic review of the measurement of endoscopic healing in ulcerative colitis clinical trials：recommendations and implications for future research. Inflamm Bowel Dis 2014；20：1465-1471
16) Mary JY, Modigliani R：Development and validation of an endoscopic index of the severity for Crohn's disease：a prospective multicenter study. Groupe d'Etudes Thérapeutiques des Affections Inflammatoires du Tube Digestif（GETAID）. Gut 1989；30：983-989
17) Daperno M, D'Haens G, Van Assche G, et al：Development and validation of a new, simplified endoscopic activity score for Crohn's disease：the SES-CD. Gastrointest Endosc 2004；60：505-512
18) Rutgeerts P, Geboes K, Vantrappen G, et al：Predictability of the postoperative course of Crohn's disease. Gastroenterology 1990；99：956-963
19) 古川尚志，山田美加，櫻井俊弘，他：Crohn 病に対する栄養療法の短期寛解率とその影響因子に関する研究．日消誌 1997；94：813-825
20) Sou S, Matsui T, Yao T, et al：Clinical and endoscopic healing after infliximab treatment in patients with Crohn's disease. Dig Endosc 2006；18：29-33
21) Ono Y, Hirai F, Matsui T, et al：Value of concomitant endoscopic balloon dilation for intestinal stricture during longterm infliximab therapy in patients with Crohn's disease. Dig Endosc 2012；24：432-438
22) Gralnek IM, Defranchis R, Seidman E, Lewis BS, et al：Development of a capsule endoscopy scoring index for small bowel mucosal inflammatory change. Aliment Pharmacol Ther 2008；27：146-154
23) Gal E, Geller A, Fraser G, et al：Assessment and validation of the new capsule endoscopy Crohn's disease activity index（CECDAI）. Dig Dis Sci 2008；53：1933-1937
24) Pariente B, Cosnes J, Danese S, Lémann M, et al：Development of the Crohn's disease digestive damage score, the Lémann Score. Inflamm Bowel Dis 2011；17：1415-1422

〈別府剛志，平井郁仁，松井敏幸〉

【各論】潰瘍性大腸炎

1 急性期の寛解導入前後での内視鏡
（その適応，時期，注意事項など）

❶ ステロイド強力静注療法前後での内視鏡

I. ステロイド強力静注療法の施行前に

- 腹部 CT や X 線像などで，腸管穿孔や巨大結腸症を認めていないことを必ず確認する．
- ステロイド強力静注療法の前に，可能なかぎり大腸内視鏡検査を施行し，活動性の評価と cytomegalovirus（CMV），*Clostridium difficile*（*C.diff*）を含めた感染症の除外を行ったうえで，強力静注の適応を評価する．
- 同時に，便培養検査や腹部 CT/MRI や超音波検査を併用して，腸管炎症の評価を行うとともに，感染性腸炎，腸管外感染症の有無，および B 型肝炎や結核の既往を十分にチェックする．
- 内視鏡検査による腸炎増悪や腸管穿孔のリスクがあることを十分に説明したうえで，状況に応じて決して無理のない内視鏡検査を行う．
- 重症時は前処置を行わず，できるだけ送気量を減らして大腸内視鏡検査を行う．空気送気より炭酸ガス送気のほうが望ましい．深部挿入は不要で，S 状結腸程度までの観察に留める．
- 内視鏡後に腸炎増悪を認めることがあるので，検査後の症状やバイタルサインはとくに念入りにチェックする．

> **MEMO** 診断済みの潰瘍性大腸炎患者が重症化した際に，治療前に大腸内視鏡検査を施行すべきか？
>
> - 重症時は内視鏡挿入により腸炎増悪や腸管穿孔するリスクが高いこと，右側結腸を内視鏡的に観察することが治療方針の決定に影響を及ぼすことが少ないことから，全大腸を観察する内視鏡検査は不要である．
> - ただ，感染性腸炎などの除外や，CMV 再活性化のチェックのため，前処置を行わず，送気や無理な挿入を極力抑えて，安全に挿入できる範囲で直腸〜S 状結腸を観察することは，治療方針の決定に有用であることが多い．
> - 内視鏡施行前に腹部 X 線，CT を必ず撮影し，腸管穿孔や巨大結腸症などがないことを確認してから施行を考慮する．

> **ADVICE** ***C.diff*** **合併感染例にステロイド強力静注療法を考慮する際の注意点は？**
> - *C.diff* の合併感染は，その難治性から欧米では大きな問題となっており，本邦でも今後治療上の大きな課題となることが予想される．
> - まず *C.diff* の治療を優先するが，潰瘍性大腸炎の増悪も合併していることが想定される場合には，病状的に待てるようなら *C.diff* 治療効果をみたうえでステロイド投与を行うことが望ましい．

II. ステロイド強力静注療法の効果判定

- 強力静注後3日程度で効果判定を行い，無効時は速やかに次の治療を考慮する．
- ステロイド漸減時に再燃した場合，ステロイド依存状態やCMVの再活性化を疑いantigenemiaを測定するとともに，病状が許せば大腸内視鏡検査や腹部CT/MRIを行って，速やかに方針を決定する．
- IBD増悪時は血栓形成傾向が高く[1]，またステロイド治療早期にも血栓形成傾向が増すこと[2]，また入院により臥床時間が長くなることから静脈血栓症を併発するリスクが高くなるので，D-ダイマーや下肢静脈超音波検査を定期的にチェックするなど留意する．低分子ヘパリンの予防投与は欧米では広く行われているが，本邦では，外科手術以外の低分子ヘパリン予防投与は現在保険収載されていない．
- 寛解導入約2～3ヵ月後に大腸内視鏡検査を行い，粘膜治癒を確認することが望ましい．

> **MEMO** **CMV合併感染をいかに診断するか？**
> - ステロイド治療中の潰瘍性大腸炎において，CMV感染が高率に合併し，経過に影響する．CMV感染に特徴的な内視鏡像はないとされているが，広範囲な深掘れ潰瘍を認めた際（図1）は，CMV合併感染を疑い，生検での免疫組織染色や，血清antigenemia等を用いて精査するべきである．

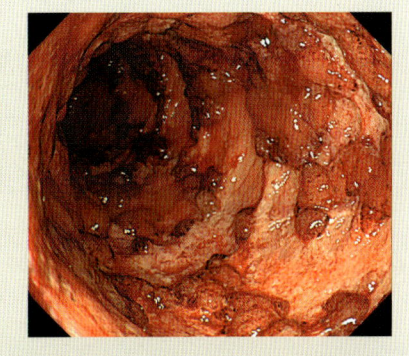

図1 CMV再活性化を疑う重症潰瘍性大腸炎のS状結腸像
生検でのCMV免疫染色は陰性だったが，組織CMV-DNA PCRは4,000copy/μgDNA，C7-HRP 2/51,000個，C10，11（＋）であり，ステロイド投与中のCMV再活性化の可能性を考えた．

> **ADVICE　ステロイド強力静注療法に併用する治療法として有用なものはなにか？**
> European Crohn's and Colitis Organisation（ECCO）のガイドライン[3]では，低K血症や低Mg血症を防ぐことが中毒性巨大結腸症のリスクを減らすと記載されている．抗生剤については，感染症の合併が想定される治療早期は併用が望ましいが，漫然と投与することは避けるべきである．

III. 付：ステロイド強力静注療法前の内視鏡に画像強調内視鏡（NBI/BLI/AFI）や拡大内視鏡は有用か？

　上記のとおり，ステロイド強力静注療法前に行う内視鏡の意義は，潰瘍性大腸炎増悪以外の腸炎を除外することにある．画像強調内視鏡や拡大内視鏡での詳細観察は，潰瘍性大腸炎の活動性の評価や，腸炎関連大腸癌の発見に有用である[4]が，実臨床では，重症期に詳細観察をして治療方針が変わることは少なく，むしろ患者にとっては内視鏡の長時間化が腸炎増悪のリスクとなりうることから，現在では一般的には行われていない．カプセル内視鏡の有用性も未だ示されておらず，画像技術の向上や症例の蓄積により，画像強調内視鏡や拡大内視鏡の有用性が重症期にも適用されることが望まれる．

IV. 症例

> **・症例　20歳代，男性**
>
> ・ステロイド強力静注前の内視鏡生検で粘膜CMV-DNA PCRが陽性であった場合，抗CMV薬を追加するか？
>
> 　**現病歴・経過**：20XX年10月より下痢・粘血便が出現．近医SigmoidscopyにてS状結腸より直腸まで連続性全周性のびらんおよび潰瘍を認め，生検にて陰窩膿瘍を伴う炎症細胞浸潤を認め，潰瘍性大腸炎と診断された．5-アミノサリチル酸（5-ASA）製剤3g/dayの内服を開始されるも改善せず，同年12月当科紹介，入院となった．入院時Sigmoidscopy（前処置なしで施行）では，直腸からS状結腸まで連続する，全周性に浮腫状・顆粒状粘膜を認め，地図状潰瘍を伴っていた（図2）．生検組織で陰窩膿瘍を伴う高度炎症細胞浸潤を認めた．腹部CTでは直腸～横行結腸脾彎曲に壁肥厚を認め，とくに左側結腸に強い網状影を周囲に認め（図3），以上より全大腸炎型潰瘍性大腸炎と診断した．CMVは組織免疫染色では陰性，サイトメガロウイルス抗原（C7-HRP）も陰性であったが，組織CMV-DNA PCRが陽性であったことから，血球除去療法開始のうえガンシクロビル投与を1週間施行したが無効であり，重症の基準を満たしたため，プレドニゾロン60 mgによる強力静注療法を施行したところ，速やかに症状の改善を認めた．4週後の大腸内視鏡検査にて，浮腫性炎症の著明な改善を認め（図4），退院後ステロイド漸減中止後も再燃認めず，5-ASA製剤内服にて粘膜治癒を伴う寛解を維持している（図5）．

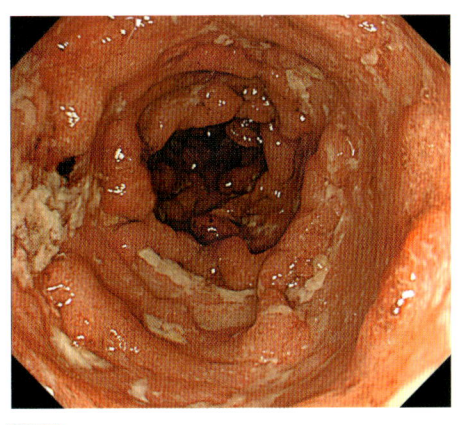

図2 潰瘍性大腸炎初発重症例のステロイド強力静注療法前S状結腸内視鏡像

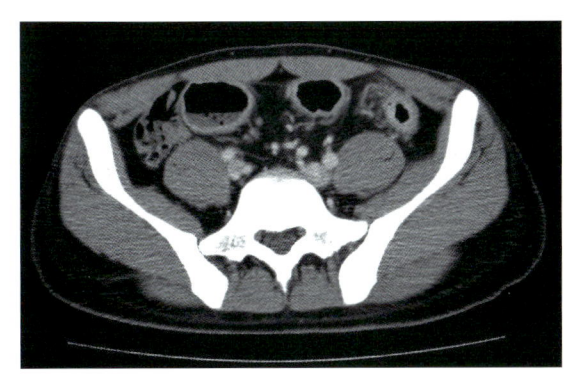

図3 潰瘍性大腸炎初発重症例のステロイド強力静注療法前腹部CT画像

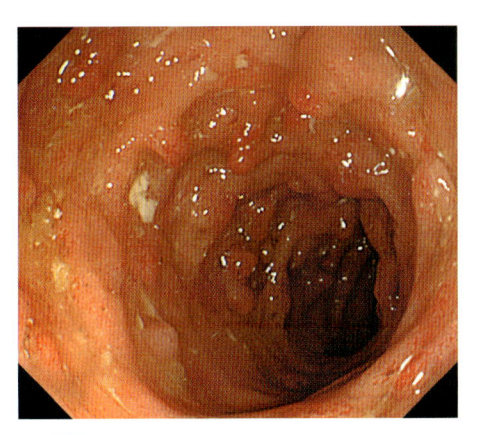

図4 ステロイド強力静注療法4週後のS状結腸像

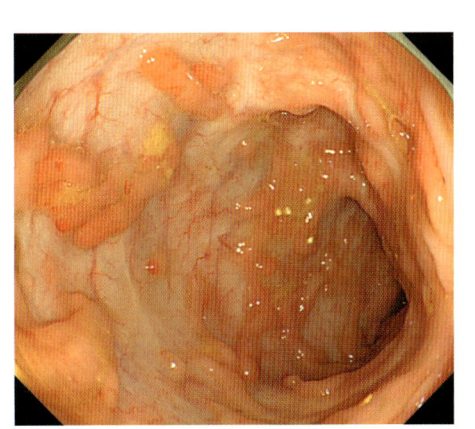

図5 ステロイド強力静注療法後1年9カ月後の内視鏡像

考察：CMVの治療については，組織のPCR陽性のみで治療に踏み切るかについては議論のあるところであるが，本症例では，CMV治療に先んじて（あるいは併用して）十分な抗炎症治療を行うことが重要と考えられた1例であった．

文献

1) Grainge MJ, West J, Card TR：Venous thromboembolism during active disease and remission in inflammatory bowel disease：a cohort study. Lancet 2010；375：657-663
2) Johannesdottir SA, Horváth-Puhó E, Dekkers OM, et al：Use of glucocorticoids and risk of venous thromboembolism：a nationwide population-based case-control study. JAMA Intern Med 2013；173：743-752
3) Dignass A, Lindsay JO, Sturm A, et al：Second European evidence-based consensus on the diagnosis and management of ulcerative colitis part 2：current management. J Crohns Colitis 2012；6：991-1030
4) Annese V, Daperno M, Rutter MD, et al：European evidence based consensus for endoscopy in inflammatory bowel disease. J Crohns Colitis 2013；7：982-1018

（新崎信一郎）

【各論】潰瘍性大腸炎

1 急性期の寛解導入前後での内視鏡
（その適応，時期，注意事項など）
2 抗TNFα抗体療法前後での内視鏡

I. 抗TNFα抗体製剤の特徴

1. インフリキシマブ，アダリムマブ

- 本邦で潰瘍性大腸炎（UC）に使用できる抗TNFα抗体製剤は2015年現在インフリキシマブ（レミケード®）[1]とアダリムマブ（ヒュミラ®）がある（表）[2,3].

表 インフリキシマブとアダリムマブの比較

一般名	インフリキシマブ（IFX）	アダリムマブ（ADA）
商品名	レミケード®	ヒュミラ®
臨床試験	ACT 1/2　文献[1]	ULTRA 1/2　文献[2,3]
日本における認可	2002（CD），2010（UC）	2010（CD），2013（UC）
組成	キメラ型，（75%ヒト25%マウス由来）	完全ヒト型
投与経路	点滴静注（1〜3時間）	皮下注（自己注可能）
投与間隔	8週	2週
半減期	9.5日	12.4日
増量	倍量投与可（CDのみ）	不可

2. 適　応

- ステロイド依存性もしくは抵抗性の難治症例がおもな適応である．
- 寛解導入時に有効であった症例に対しては，寛解維持効果も期待できる．
- 有効率は約5〜7割であるが，臨床効果発現は数日〜数カ月まで，迅速な場合と緩徐な場合がある．
- 免疫調節薬（アザチオプリン，6-メルカプトプリン）との併用が寛解導入効果で優れるとともに，二次無効を減少させる効果があると考えられている（インフリキシマブ）[4].

> **MEMO　抗TNFα抗体製剤と内視鏡**
>
> 他の寛解導入治療との違いとして，
> ①効果の発現が迅速であったり緩徐であったりするため効果判定に迷うことがある，②粘膜治癒に至っていない場合の治療追加の判断，③継続投与で寛解維持している際の再燃（二次無効）の検出，④抗TNFα抗体製剤を休薬・中止した場合の再燃の検出と再投与の適応．
> などがある．

II. 治療前の内視鏡 （図1）

- 急性期・活動期に内視鏡を行う場合が多い．
- 前処置は行わずに施行可能なことも多い．
- 重症度の判定，サイトメガロウイルス感染合併の有無の診断．
- 活動期には疼痛が強いだけでなく内視鏡操作による出血や穿孔のリスクも高く，無理な挿入を行わない．
- 罹患部の口側まで挿入すれば範囲が診断できる（範囲から口側では固形便がみられることが多い）が，そのために無理な挿入を行ってはならず，遠位のみの観察でも十分であることが多い．

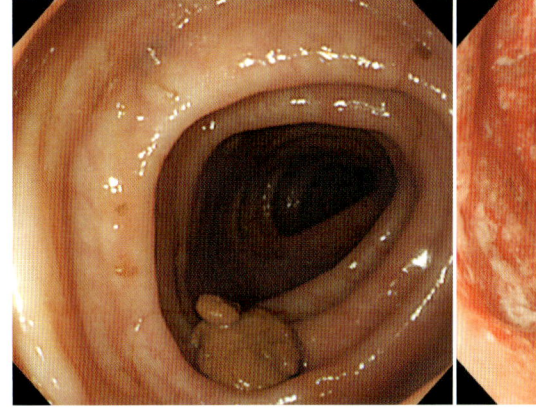

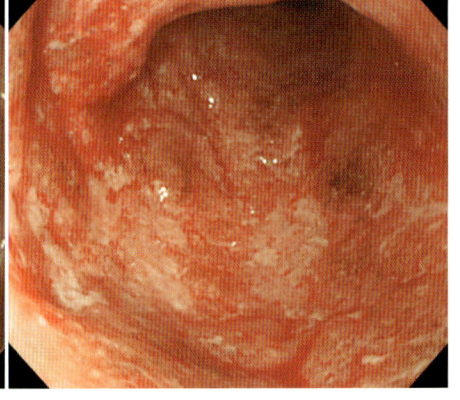

S状結腸近位　　　　S状結腸遠位

直腸

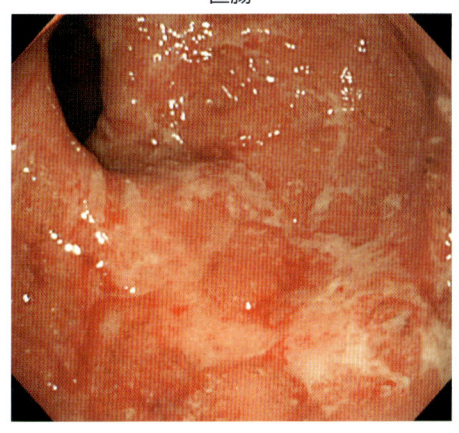

図1 治療前内視鏡の例（前処置なし）

III. 効果判定のための内視鏡 （図2〜5）

- 効果判定を行う時期について定まったコンセンサスはないが，一般に，寛解導入効果（primary response）を確認する場合には2〜3カ月，効果に疑問

治療前（前処置なし）　　　　インフリキシマブ 10 週間後

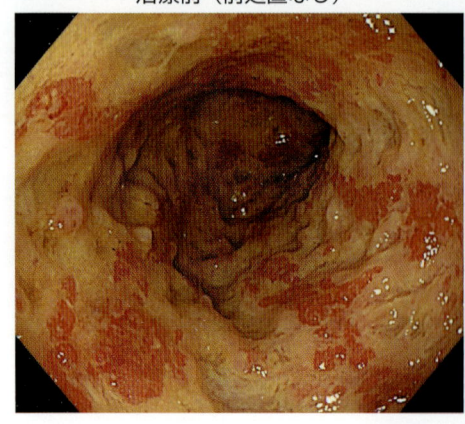

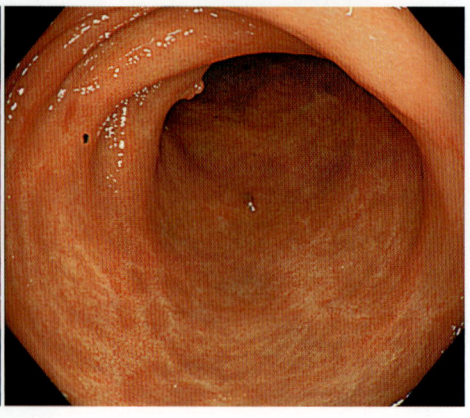

図2 著効例

治療前（前処置なし）　　　　インフリキシマブ 8 週間後

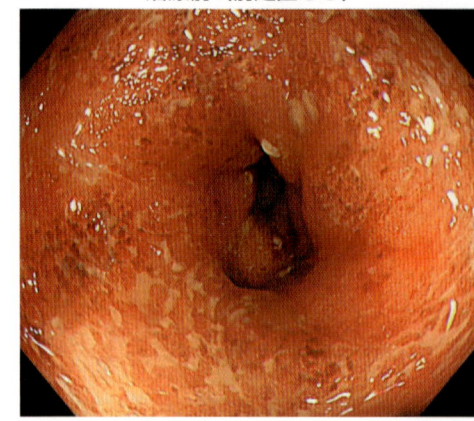

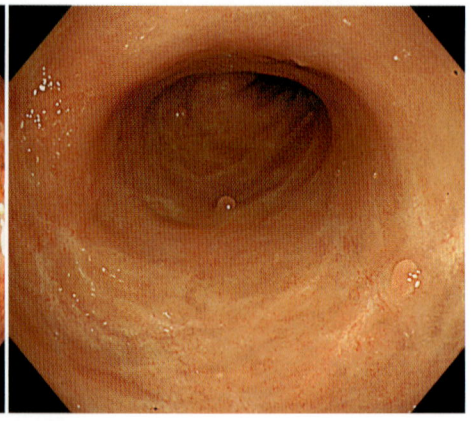

図3 著効例

があり他治療を選択するべきか判断するために行う場合には，必要に応じそれよりも短期間で行う．
- やみくもに内視鏡を行うのではなく，どういう所見であったらどうするのかという所見に対応した戦略・目的を立てたうえで行うべきである（例：抗TNFα抗体製剤の継続か他治療への変更かの決定，など）．図2，3に著効例，図4に有効であったがさらに治療を追加した例，図5に無効で早期に他治療（タクロリムス）に移行した症例を示す．

> **MEMO　抗TNFα抗体製剤と内視鏡**
>
> とくに急性期に行う治療前内視鏡は，①最重症部は遠位大腸であることが多い，②固形便が存在しない，③罹患範囲は，CTや腹部単純X線，腹部超音波などを併用することで評価できる，ことなどから，深部への挿入を要せず評価できることが多い．また，細径の内視鏡を使用するなどの工夫も有効である．

治療前（前処置なし）　　　　　アダリムマブ 3 カ月後

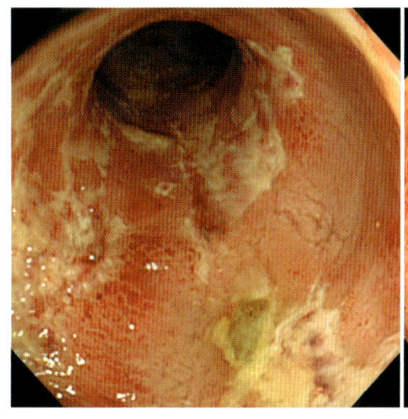

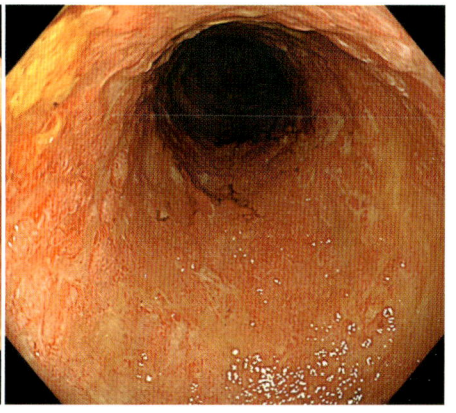

アダリムマブ＋6-メルカプトプリン 1 年後

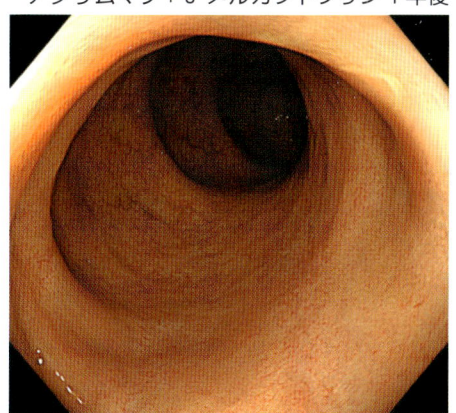

図4　有効例（慢性持続難治例）

治療前（前処置なし）　　　インフリキシマブ 2 週間後（前処置なし）

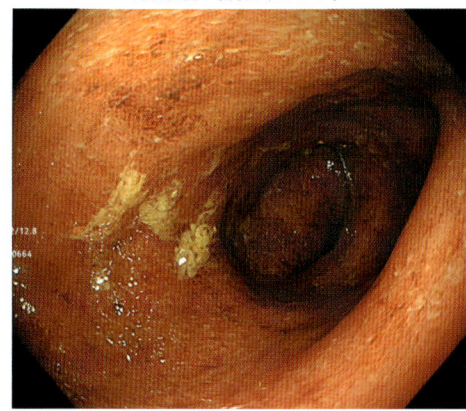

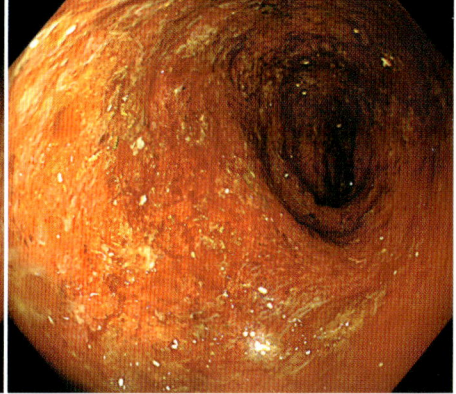

図5　無効例

> **ADVICE　苦痛のない内視鏡検査を行うように留意**
> - 繰り返し内視鏡が必要になる症例も多く，内視鏡に対するネガティブな印象を与えることはその後の治療計画に影響しかねないため，前処置を省略したり鎮痛・鎮静を適宜利用したりすることで，苦痛なく検査を行うよう，とくに留意する．

① 急性期の寛解導入前後での内視鏡　② 抗 TNFα 抗体療法前後での内視鏡　|　111

IV. 維持療法中の内視鏡

- 主として粘膜治癒達成の有無の確認が目的となる．
- 通常は，もともと難治の症例が対象になるため，残存病変の有無を確認し，より強固な寛解を目指すことが望ましい．
- 治療介入としては，局所製剤を追加することや，抗TNFα抗体製剤単独の場合には免疫調節剤（アザチオプリン，6-メルカプトプリン）を併用するなどが考えられる．
- そのために，臨床寛解状態にあったとしても，1〜2年に1回程度の頻度で内視鏡を行って評価することが多い．
- 粘膜治癒は潰瘍性大腸炎における抗TNFα抗体製剤の休薬可否の参考にはならないという報告もあるが，結論は出ていない．

V. 臨床試験における内視鏡

インフリキシマブの有効性が解析されたACT 1と2においては，8週でprimary responseが，30週ならびに54週（ACT 1のみ）でその維持効果が解析された．8週での粘膜治癒（Mayo内視鏡サブスコア0もしくは1）達成率は60%前後と，30週ならびに54週に比べて高い成績が報告されている[1]．ACT 1と2のサブ解析により，8週目で粘膜治癒を達成していた症例は，その後の手術率など長期予後が良好であったことも示された[5]．アダリムマブについての臨床試験であるULTRA 1[2]では8週，ULTRA 2[3]では8週と52週で評価されている．

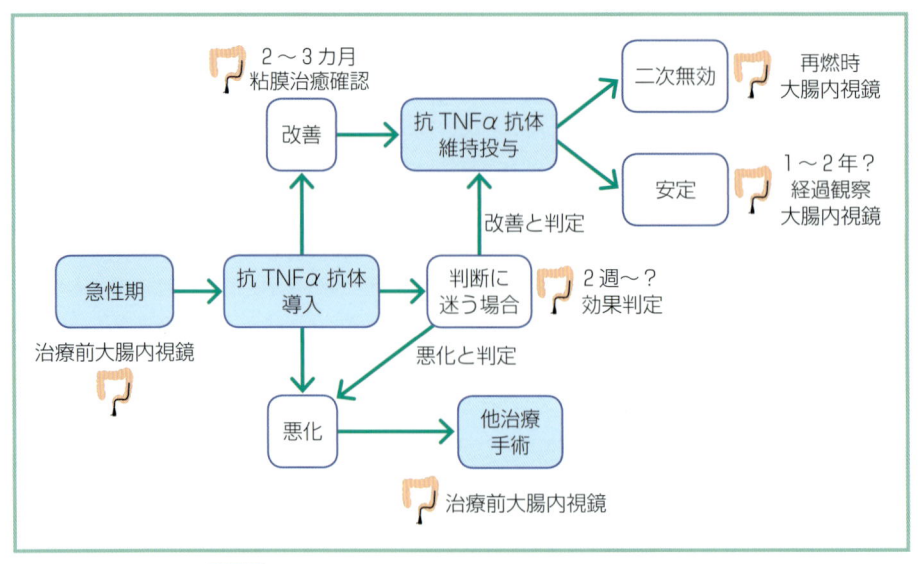

図6 抗TNFα抗体製剤治療前後のモニタリング

まとめ

抗TNFα抗体製剤使用例についての内視鏡によるモニタリングのまとめを図6に示す．

文　献

1) Rutgeerts P, Sandborn WJ, Feagan BG, et al：Infliximab for induction and maintenance therapy for ulcerative colitis. N Engl J Med　2005；353(23)：2462-2476
2) Reinisch W, Sandborn WJ, Hommes DW, et al：Adalimumab for induction of clinical remission in moderately to severely active ulcerative colitis：results of a randomised controlled trial. Gut　2011；60(6)：780-787
3) Sandborn WJ, van Assche G, Reinisch W, et al：Adalimumab induces and maintains clinical remission in patients with moderate-to-severe ulcerative colitis. Gastroenterology　2012；142(2)：257-265, e1-e3
4) Panaccione R, Ghosh S, Middleton S, et al：Combination therapy with infliximab and azathioprine is superior to monotherapy with either agent in ulcerative colitis. Gastroenterology　2014；146(2)：392-400, e3
5) Colombel JF, Rutgeerts P, Reinisch W, et al：Early mucosal healing with infliximab is associated with improved long-term clinical outcomes in ulcerative colitis. Gastroenterology　2011；141(4)：1194-1201

〈小林　拓，中野　雅，日比紀文〉

【各論】潰瘍性大腸炎

1 急性期の寛解導入前後での内視鏡
（その適応，時期，注意事項など）
❸ タクロリムス投与前後での内視鏡

I. タクロリムスの特徴

- タクロリムスは，1984年に放線菌 *Streptomyces tsukubaensis* の代謝産物としてわが国で発見された免疫調整薬である．
- タクロリムスはシクロスポリンと同様にカルシニューリン阻害作用を有する免疫調節薬である．
- シクロスポリンに比べ腸管からの吸収に優れ，胆汁や粘膜障害の影響を受けることがないため，経口投与でも安定した血中濃度が得られるという特徴がある[1]．

II. タクロリムスの適応と効果

- タクロリムスの適応は，「難治性（ステロイド抵抗性，ステロイド依存性）の活動期潰瘍性大腸炎（中等症〜重症に限る）」である．
- 本薬物はトラフ値*依存性に有効性を認めるため，十分な効果を得るには至適濃度を達成する必要がある．（*トラフ値：ある薬物を反復投与する際の最低血中濃度のことで，投与直前値に該当する．）
- トラフ値の測定と確認を繰り返し，用量の微調整を行わなければならない．
- とくに重症例では，治療後早期に速やかに至適トラフ値へ導入することが望ましい．
- タクロリムスのもつ効果を十分に発揮させるには，寛解導入期に臨床試験における高トラフ群の目標である10〜15 ng/m*l* に調整する必要がある．
- 高トラフ値を達成した後には治療効果を見ながら約2〜3週間維持し，以降は5〜10 ng/m*l* に目標トラフ値を下げ，調節し維持をしていく．
- 現行の保険診療では，タクロリムスの投与期間は3カ月で長期投与が認められていない．そのため，寛解導入後はアザチオプリンなどで，維持療法を行う必要がある．

> **MEMO** タクロリムスの至適トラフ値
>
> 図1は投与開始2週間後において実薬群とプラセボ群の有効率を比較したものである．実薬群がプラセボ群と比較して有効であるのはもちろん，目標のトラフ値*を10〜15 ng/mlにした高トラフ群は，5〜10 ng/mlに設定した低トラフ群よりさらに高い有効性が認められている[2]．つまり，十分な効果を得るには速やかに至適濃度を達成する必要がある． 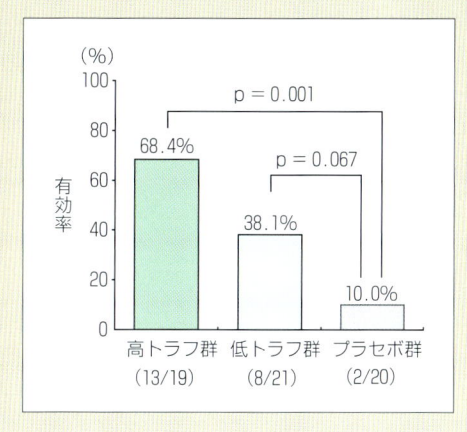
>
> **図1** 臨床試験で示されたタクロリムス投与2週後の有効率*
> *：DAIが4ポイント以下となり，サブスコアがすべて改善を示した症例を有効と定義．
> 〔Ogata H, et al：Gut 2006；55：1255-1262[2]より改変引用〕

III. 投与方法について

1. 添付文書投与法（図2）

- 添付文書投与法は安全性が高い投与スケジュールであるが，寛解導入期に適した10〜15 ng/mlのトラフ値に達するまで10日程度を要し，病勢のコントロールにも時間を要することがある．
- 中等症のステロイド依存例などはこの方法で十分なこともあるが，重症もしくは劇症例に対する手術回避目的の治療には適さないこともある．

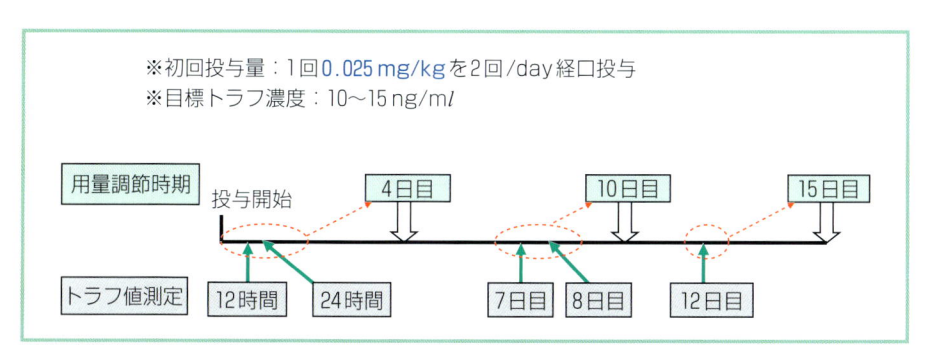

図2 タクロリムスの添付文書の用量調節方法

2. 当科投与法（図3）

- 当科では，重症例のみならず，劇症例にも外科医との連携のもとで緊急手術も視野においてタクロリムスを投与することもあり，速やかに目標トラフ値（10〜15 ng/ml）に到達させる工夫「タクロリムス急速飽和療法」をしている[3]．

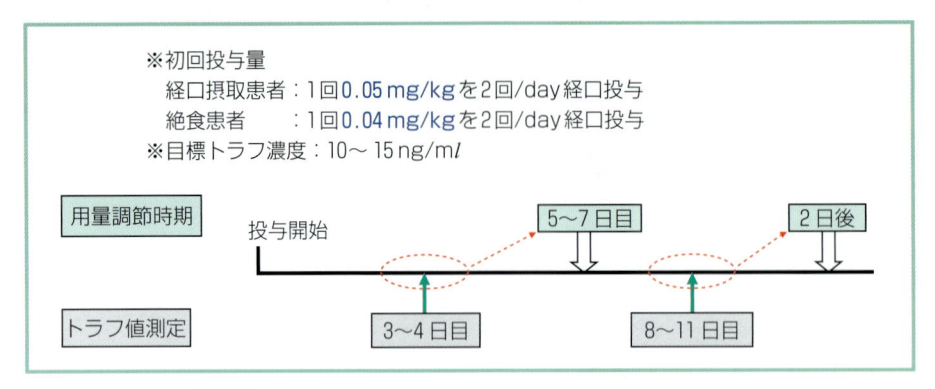

```
※初回投与量
  経口摂取患者：1回 0.05 mg/kg を 2回/day 経口投与
  絶食患者    ：1回 0.04 mg/kg を 2回/day 経口投与
※目標トラフ濃度：10〜15 ng/ml
```

用量調節時期：投与開始 ─── 5〜7日目 ─── 2日後
トラフ値測定：3〜4日目 ─── 8〜11日目

図3 当科でのタクロリムスの用量調節方法（入院時）
初回のトラフ値測定は血中濃度が安定する 3〜4 日目に行っている．

> **ADVICE**
>
> **タクロリムス急速飽和療法**
>   自施設ではシクロスポリンを使用していないため，重症例には入院加療を前提としたタクロリムス投与が第一選択となることが多い．当科では施設内でタクロリムスの血中濃度が測定できないため，急速飽和療法として図3に呈示するような方法でトラフ値を調整している[3]．食事摂取している患者では初回投与量を添付文書の倍量の 0.05 mg/kg，絶食管理中の患者では 0.04 mg/kg を目安に投与している．
>   ただし，各施設の実情に合った施設ごとの最適な投与法を取り入れるべきである．

IV. タクロリムス投与時の注意点

- 臨床的には食事摂取の有無を考慮して投与量を決定することや，CYP3A4 や CYP3A5 に影響する併用薬に注意することが重要である．
- 潰瘍性大腸炎患者においては，タクロリムスの食後投与時の経口吸収性は絶食下服用時の 62％程度である[4]．
- 絶食管理中の患者には食事摂取中の患者と比較して若干低めの初期投与量としなければならない．
- 絶食管理中から食事再開時には実質的にはタクロリムスの減量となるため再燃のリスクになることがあり，注意を要する．
- 併用薬ではマクロライド系抗菌薬，アゾール系抗真菌薬，カルシウム拮抗薬，一部のプロトンポンプ阻害薬やグレープフルーツジュースなどがタクロリムスの血中濃度を上昇させるおそれがある．

- 逆に抗てんかん薬，リファンピシンなどは血中濃度を低下させる可能性がある．

> **ADVICE** **タクロリムス治療効果の予測因子**
> 　タクロリムスの治療効果の予測因子として，臨床的な要因以外に薬物代謝に関しても考慮する．タクロリムスの血中濃度はその代謝酵素が影響しており，P-450（CYP）の酵素活性が関与している．最近 Hirai らは 45 名のタクロリムス使用患者の代謝酵素の遺伝子多型を検討し，CYP3A5 の発現例と非発現例の血中トラフ値到達までの時間，治療効果について報告した[5]．その結果 CYP3A5 非発現例ではタクロリムス開始後 2 〜 5 日目に至適血中濃度に到達している症例の割合が高く，短期の臨床的有効性も高いことが示された．このことより CYP3A5 の遺伝子多型に基づいた投与量の設定が将来行われるかもしれない．

V. 急性期潰瘍性大腸炎のタクロリムスによる寛解導入前後での内視鏡（その適応，時期，注意事項など）

- とくに重症例・劇症例に関しては，内視鏡検査や前処置により潰瘍性大腸炎が増悪することも念頭におき，潰瘍性大腸炎の病勢に応じて内視鏡検査を施行するか判断する必要がある．
- 病勢の落ち着かない急性期は，内視鏡検査や前処置により潰瘍性大腸炎が増悪することも念頭におき，状態に応じて前処置を熟考し，内視鏡検査時間に配慮し，可能なかぎり過剰な送気を控える．早期に全大腸の観察にこだわる必要はない．
- 治療に反応しない場合はサイトメガロウイルスや *Clostridium difficile* などの感染合併，あるいは重症化の可能性を考えて早めに対応し，前処置を行わずに遠位大腸を内視鏡で観察する．
- タクロリムスによる寛解導入療法はトラフ濃度を最適に保つよう用量を調整し，臨床症状に応じてタクロリムス導入から 2 〜 4 週を目安に内視鏡検査を行い，病勢を判断する（図 4 〜 7）．増悪傾向にあれば追加治療・治療の変更・外科手術などを考慮する．

> **・症例　当科投与法による症例（TPN 下で絶食の症例）（図 4）**
> 　20 歳代，女性．全大腸炎型，罹病期間 1 年 6 カ月．
> 　粘膜所見を含めた DAI スコアが 12 点と最重症例．当科投与法にて 6 mg からタクロリムスを開始した．開始直後の 4 日目で目標トラフ値に達し（↓），症状は順調に軽快．絶食のためかトラフ値はやや高い値で推移したが，副作用は認めなかった．食事開始後にアザチオプリン 25 mg から開始し，タクロリムスのトラフ値は下降したが，症状安定したまま退院した．投与開始 14 週後内視鏡検査にて粘膜治癒が確認できたためタクロリムスを中止し，アザチオプリン 50 mg で寛解維持している．

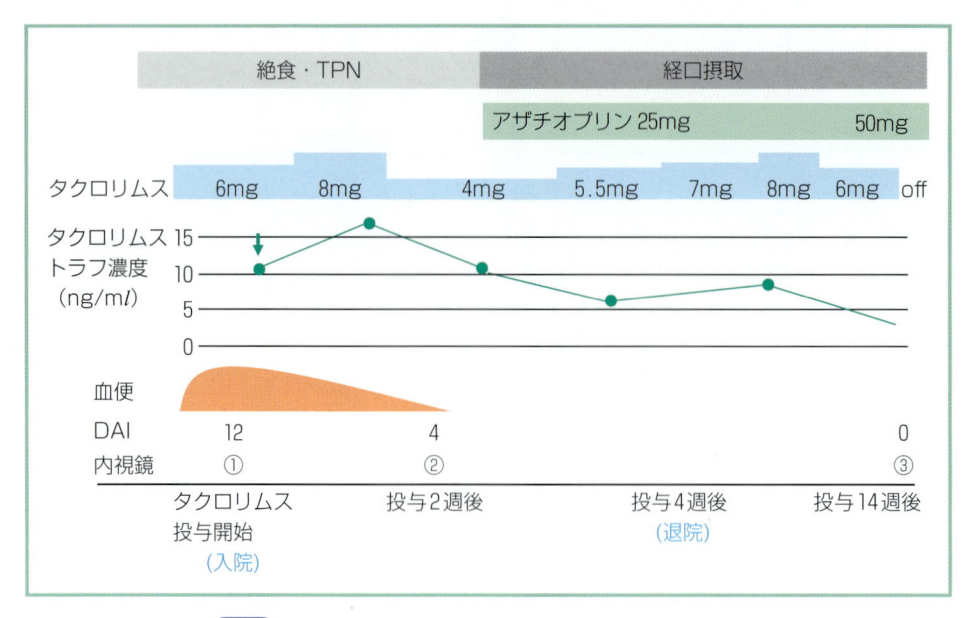

図4 当科投与法による症例（TPN下で絶食の症例）

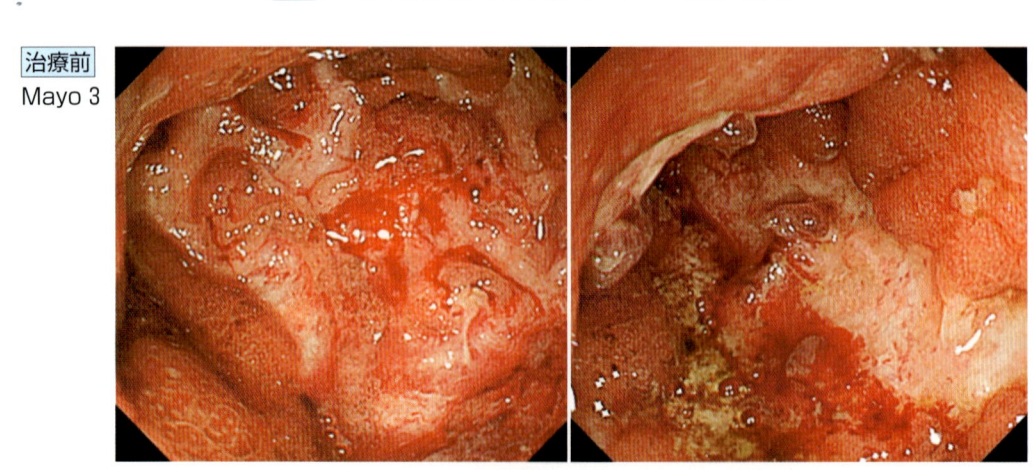

治療前
Mayo 3

図5 治療前

タクロリムスを用いた治療前後での内視鏡像（図5〜7）

治療前（図5）：Mayo 3の重症潰瘍性大腸炎のため送気はなるべく控え，観察はS状結腸の途中までにとどめた．S状結腸から直腸まで連続して深掘れ潰瘍が多発し，自然出血もみられる．

タクロリムス投与2週後（無前処置での検査）（図6）：臨床症状は改善傾向にあったが，病勢は落ち着いていないため潰瘍性大腸炎増悪に配慮し，内視鏡検査は無前処置にて行い，下行結腸までの観察にとどめた．粘膜欠損があるものの，深掘れ潰瘍は改善し，一部血管透見像もみられる．

タクロリムス投与14週後（図7）：腹痛・血便はなく臨床的には寛解であったため，前処置をかけ全大腸内視鏡検査を施行した．活動性病変はなく，粘膜治癒が得られていた．

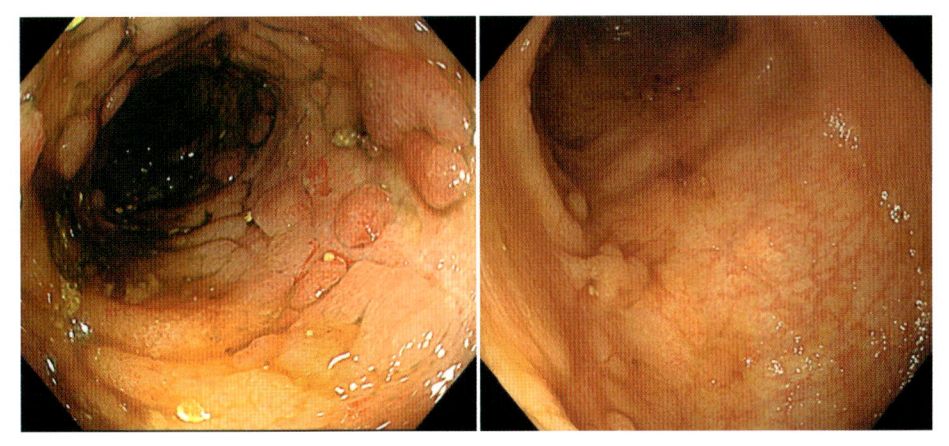

図6 タクロリムス投与2週後（無前処置での検査）

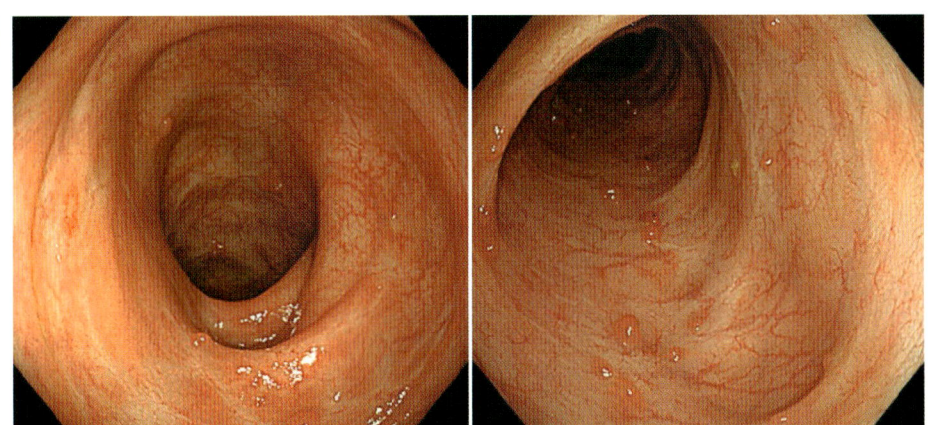

図7 タクロリムス投与14週後

文献

1) Peters DH, Fitton A, Plosker GL, et al：Tacrolimus. A review of its pharmacology, and therapeutic potential in hepatic and renal transplantation. Drugs 1993；46：746-794
2) Ogata H, Matsui T, Nakamura M, et al：A randomised dose finding study of oral tacrolimus（FK506）therapy in refractory ulcerative colitis. Gut 2006；55：1255-1262
3) 高津典孝, 平井郁仁, 佐藤祐邦, 他：難治性潰瘍性大腸炎に対するタクロリムス急速飽和療法の短期・長期治療成績. 胃と腸 2011；46：1970-1980
4) Fellermann K, Tanko Z, Herrlinger KR, et al：Response of refractory colitis to intravenous or oral tacrolimus（FK506）. Inflamm Bowel Dis 2002；8：317-324
5) Hirai F, Takatsu N, Yano Y, et al：Impact of CYP3A5 genetic polymorphisms on the pharmacokinetics and short-term remission in patients with ulcerative colitis treated with tacrolimus. J Gastroenterol Hepatol 2014；29：60-66

（矢野　豊, 久原研二郎, 松井敏幸）

第5章 内視鏡によるIBDモニタリング

【各論】潰瘍性大腸炎

2 外来でのモニタリング

❶ 慢性持続型症例のモニタリングの注意点

I. 慢性持続型潰瘍性大腸炎に対する大腸内視鏡検査の目的

- 慢性持続型潰瘍性大腸炎に対する大腸内視鏡検査の目的は，おもに活動性の評価，他疾患との鑑別，癌サーベイランスにある．
- 活動性粘膜所見が乏しいにもかかわらず過敏性腸症候群様の腹部症状が持続するなど臨床症状と内視鏡所見が乖離する患者もあり，大腸内視鏡検査により正確な病変範囲，粘膜像を含めた活動性のモニタリングを行う必要がある．
- 活動性潰瘍性大腸炎として治療されている症例のなかに，感染症など他の病態が腸管炎症に関与している症例も経験され，このような疾患の鑑別にも大腸内視鏡検査が役立つ．
- 慢性持続型で罹病期間が長い患者は，炎症を母地とした癌の発生（colitic cancer）のhigh riskと考えられ，内視鏡によるサーベイランスが重要となる．

MEMO　潰瘍性大腸炎における腸管感染症

- ステロイドなど免疫抑制作用をもつ薬剤や抗菌薬の使用に伴い，腸管粘膜におけるサイトメガロウイルスの再活性化，クロストリジウム・ディフィシル，赤痢アメーバなどの感染症やその他の腸管炎症の合併が問題となることがあり，内視鏡検査および病理学的検査などがそれらの鑑別に役立つ．
- 潰瘍性大腸炎に対する免疫抑制療法後にサイトメガロウイルス再活性化が問題となることがある．その内視鏡像は多彩であるが，深掘れ，下掘れ，地図状潰瘍などの内視鏡所見が参考になる場合がある（図1）．

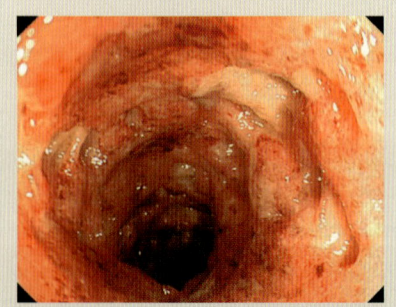

図1　サイトメガロウイルス再活性化を合併し，重症化した潰瘍性大腸炎の内視鏡像

II. 慢性持続型潰瘍性大腸炎の大腸内視鏡検査施行の際の注意点

- 活動期の潰瘍性大腸炎患者に対する大腸内視鏡検査時には疾患の増悪をきたすリスクがあり，可能であれば寛解導入後に内視鏡検査を行うことが望ましい．
- 活動性が高い症例においては，鎮痙薬・鎮痛薬，腸管洗浄剤などが重症化の誘因になる可能性があるため，それらの使用を控え，深部挿入を控えるなど慎重な対応が求められる．

- サーベイランス内視鏡を活動期に行った場合，炎症粘膜と腫瘍性粘膜との内視鏡的鑑別が寛解期に比べより困難となるため，内視鏡による評価はなるべく寛解導入を達成した後に行うことが望ましい．

III. 大腸内視鏡の挿入と観察法の基本

- 無理のない大腸内視鏡の挿入や観察を心がける．
- コミュニケーションをとり，患者の不安を取り除くよう心がけるなどの配慮が必要である．
- 過剰な送気は避け，可能であれば炭酸ガス送気の使用が望ましい．
- インジゴカルミン散布など色素内視鏡の併用は，潰瘍やびらん，炎症性ポリープなどの観察に有用である．

IV. 慢性持続型症例に対する大腸粘膜の内視鏡的評価

- 潰瘍性大腸炎の活動期にはびまん性の炎症細胞浸潤のため，大腸粘膜は混濁して浮腫状となり，血管透見は消失し，粘膜表面は粗糙で細顆粒状を呈する（図2）．
- 大腸内視鏡による活動性評価指標には，さまざまな報告があるが，近年の報告ではMayo endoscopic score（p.235，付録6参照）[1]が用いられることが多い．
- 生物学的製剤や免疫抑制薬などの強力な治療のオプションが増え，治療後に内視鏡的に炎症所見が認められない状態，いわゆる「粘膜治癒（mucosal healing）」に至る症例も増加してきた（図3）．

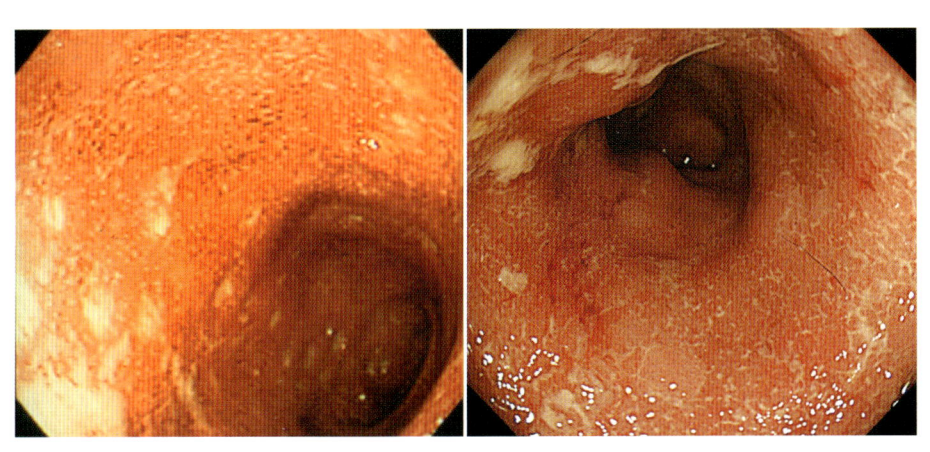

図2 活動性潰瘍性大腸炎の内視鏡像

a：生物学的製剤導入前　　　　　b：生物学的製剤導入1年後

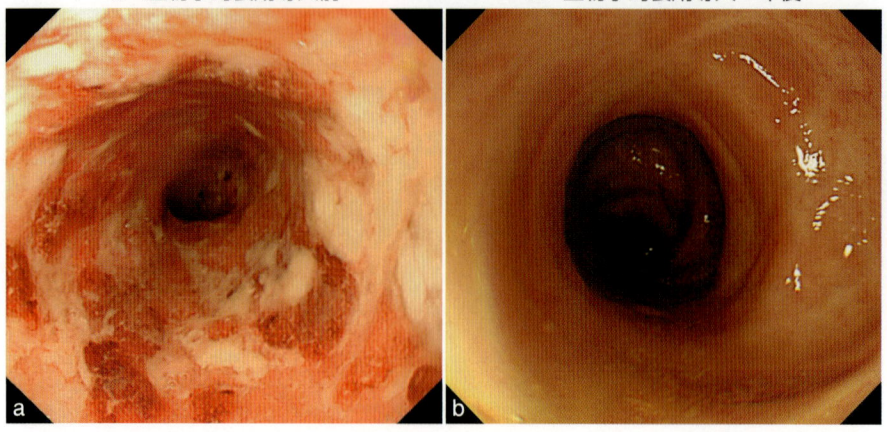

図3 慢性持続型潰瘍性大腸炎に対し生物学的製剤にて治療し，粘膜治癒が得られた症例の内視鏡像

MEMO　慢性持続型潰瘍性大腸炎における大腸内視鏡検査のタイミング

- 活動性潰瘍性大腸炎に対する寛解導入において薬剤により粘膜治癒に至るスピードは異なるが，投与後短時間に粘膜治癒が確認される症例が抗TNFα抗体製剤では従来の薬剤に比較して多いと報告されている．抗TNFα抗体製剤であるインフリキシマブのプラセボランダム化比較試験においてインフリキシマブの導入8週後で，約6割の患者に粘膜治癒が得られている[2]．
- 活動性潰瘍性大腸炎の治療において，治療介入後短期の内視鏡検査が長期予後に反映されるという意見や，短期での内視鏡検査はあまり必要ではないとの意見もあり，大腸内視鏡をどのようなタイミングで行うかは一定の見解がない．

ADVICE　慢性持続型症例における治療目標は？

- 活動性潰瘍性大腸炎において寛解導入療法後に臨床症状が寛解となっても，約半数の症例では内視鏡的に活動性病変が認められ，それらの症例では長期間の臨床的寛解が維持されにくい[3]．
- 潰瘍性大腸炎に対し治療強化を行い，粘膜治癒が得られれば，長期的な寛解維持，入院率，手術率の低下が得られる[4]．
- 慢性持続型を呈する症例には，症状緩和にとどまらず粘膜治癒を目指した積極的な対応が必要である．

V. 慢性持続型症例における colitic cancer の発生増加

- 潰瘍性大腸炎患者では，粘膜の慢性炎症を背景に，全大腸炎型長期罹患症例における大腸癌合併（colitic cancer）が問題となる（図4）．
- high risk 症例に対しては，インジゴカルミンなどを用いた色素内視鏡や narrow band imaging（NBI）観察，ターゲットバイオプシーに加えランダム生検を追加するなど慎重な対応が必要である．

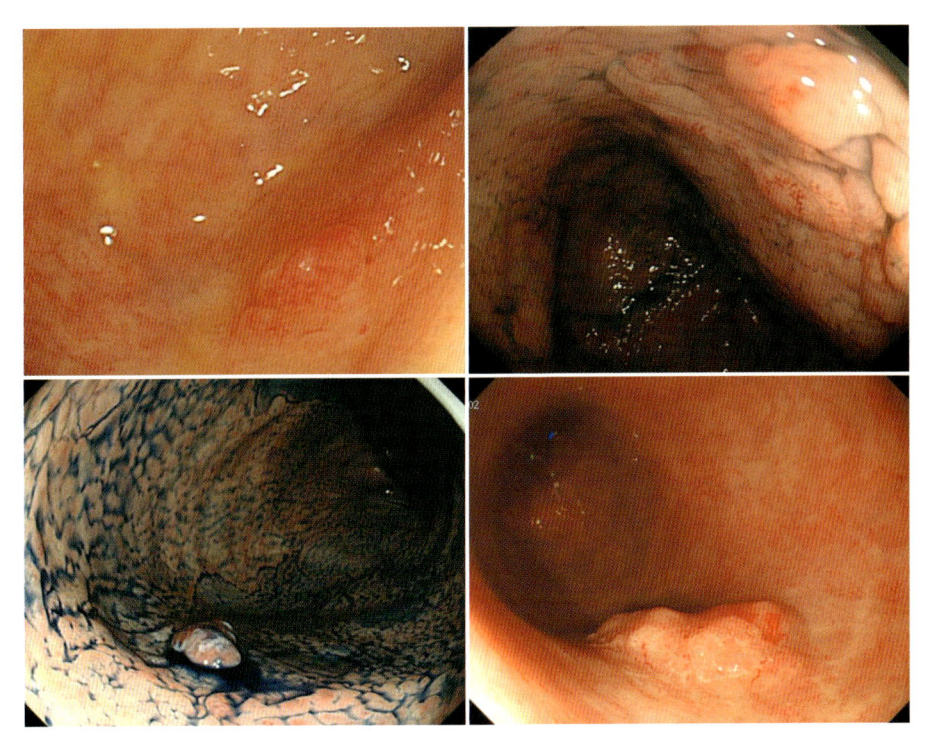

図4 潰瘍性大腸炎に合併した大腸癌の内視鏡像

> **MEMO** 潰瘍性大腸炎における大腸癌の発生と粘膜炎症の関係
>
> - 欧米での報告では潰瘍性大腸炎における大腸癌の発生は10年で2％，20年で8％，30年で18％とされている[5]．
> - Rutterらは，大腸腫瘍を合併した潰瘍性大腸炎68例を対象にcase control studyを行い，内視鏡的に炎症所見が残存している症例では，内視鏡的に粘膜治癒が達成された症例に比べ腫瘍の発生率が高いことを報告している[6]．
> - Guptaらは，大腸腫瘍を合併した潰瘍性大腸炎80例のretrospectiveな解析において，背景粘膜の組織学的な炎症所見と腫瘍の発生率が正の相関を示すことを報告している[7]．

文献

1) Schroeder KW, Tremaine WJ, Ilstrup DM：Coated oral 5-aminosalicylic acid therapy for mildly to moderately active ulcerative colitis. A randomized study. N Engl J Med 1987；317：1625-1629
2) Rutgeerts P, Sandborn W, Feagan B, et al：Infliximab for induction and maintenance therapy for ulcerative colitis. N Engl J Med 2005；353：2462-2476
3) Dick AP, Holt LP, Dalton ER：Persistence of mucosal abnormality in ulcerative colitis. Gut 1966；7：355-360
4) Colombel JF, Rutgeerts P, Reinisch W, et al：Early mucosal healing with infliximab is associated with improved long-term clinical outcomes in ulcerative colitis. Gastroenterology 2011；141：1194-1201
5) Eaden JA, Abrams KR, Mayberry JF：The risk of colorectal cancer in ulcerative colitis：a meta-analysis. Gut 2001；48：526-535
6) Rutter MD, Saunders BP, Wilkinson KH, et al：Cancer surveillance in longstanding ulcerative colitis：endoscopic appearances help predict cancer risk. Gut 2004；53：1813-1816
7) Gupta RB, Harpaz N, Itzkowitz S, et al：Histologic inflammation is a risk factor for progression to colorectal neoplasia in ulcerative colitis：a cohort study. Gastroenterology 2007；133：1099-1105；quiz 1340-1341

（飯島英樹）

【各論】潰瘍性大腸炎

2 外来でのモニタリング
❷ 臨床症状と内視鏡所見が一致しない症例
（治療強化をどうやって決めるか？）

I. 外来における大腸内視鏡検査

- 潰瘍性大腸炎の外来における大腸内視鏡検査（colonoscopy）は主として以下の目的で行われる．
  ① 寛解導入療法後，臨床的寛解に至ったと考えられる時期
  ② 症状の再燃が疑われた場合
  ③ 長期経過例における colitic cancer のサーベイランス目的
- 潰瘍性大腸炎における維持療法のゴールはステロイドフリーで臨床的かつ内視鏡的に寛解維持されることと定義されている〔ECCO（European Crohn's and Colitis Organisation）のガイドライン[1]〕．しかし，内視鏡スコアの種類や粘膜治癒（mucosal healing）を定義する点数は明記されていない．
- 数多くの論文で粘膜治癒が達せられた症例は再燃率が低く，手術率も低下すると報告されているが，それぞれ使用するスコアが異なっている．最近頻用される Mayo の endoscopic score[2] についても粘膜治癒を Mayo スコア 0 のみとするのか，Mayo スコア 0 と 1 とするのか論文で異なる．
- 寛解維持療法の治療効果の評価のために定期的に大腸内視鏡検査を行うことが望ましいが，患者が検査を嫌がり行えていないのが実情である．
- 明らかな血便や下痢がない臨床的寛解にあると考えられる場合には，経口洗浄液による前処置を行ったうえで大腸内視鏡検査を行う．前処置が不十分な場合は粘膜面の変化を正しく捉えることが困難である．
- 臨床的寛解にあると考えられても CO_2 送気が望ましい．

II. 臨床的寛解にあるが大腸内視鏡検査で活動性病変を認めた場合

- 臨床的寛解時の大腸内視鏡検査所見は自験例では Mayo スコア 0 は 24％ のみで，76％ に Mayo スコア 1〜3 の活動性病変を認めた[3]．海外からも同様に Mayo スコア 0 は 55％ のみで Mayo スコア 1 以上が 45％ と報告[4] されている．
- 臨床的寛解時でも活動性病変を認めた場合，処方した薬剤がきちんと服用されているか確認する必要がある．また自覚症状についても再度詳細に確認を行う（表）．

表	問診のポイント

処方した薬剤のアドヒアランスを再確認する
- 症状が安定してくると内服が滞りがちとなる
- 処方量イコール内服量ではない
- 服薬が遵守できない理由の確認

症状について再確認する
- 患者は受診日直近の症状を話すことが多い
- 前回受診後から今日までの期間中（例：8週間）ずっと症状は安定していたのか
- 下痢や血便のみではなく，便の性状や残便感，粘液の付着，便意促迫の有無など

症例1　38歳，女性

全大腸炎型，再燃寛解型，5-アミノサリチル酸（5-ASA）不耐例．

初発時，ステロイド大量静注療法（プレドニゾロン；PSL 60 mg/day）と白血球除去療法（LCAP）にて寛解導入された．外来でアザチオプリン（AZA）の内服が開始され，ステロイドは中止された．退院10カ月後に腹痛や下痢，粘血便が出現し大腸内視鏡検査を施行．S状結腸と直腸にMayoスコア2～3の所見を認めた（図1a, b）．膵酵素の上昇も認めAZAによる膵炎合併も疑われ入院．PSL 20 mgとLCAP，プレドネマ®にて速やかに症状は改善した．外来にて臨床的寛解（排便回数1～2回/day，肉眼的な血液や粘液の付着なし）と考え大腸内視鏡検査を施行したところ，治療前と同様のMayoスコア2～3の所見（図1c, d）であった．粘膜治癒に達しておらず，5-ASAとAZAに不耐なため抗TNFα抗体療法を開始した．

> **MEMO**
> - 再燃時に寛解導入療法を施行し症状は速やかに軽快，臨床的寛解に達したが粘膜治癒には至っていない場合，粘膜治癒が得られるよう早急に治療の強化が必要である．

症例2　52歳，女性

全大腸炎型，再燃寛解型．

維持療法中〔サラゾスルファピリジン（SASP）（3,000 mg/dayとAZA 50 mg/day）に臨床的寛解（排便回数2～3回/day，肉眼的な粘液の付着なし）〕と考え大腸内視鏡検査を施行したが，S状結腸と直腸にMayoスコア2～3の所見を認めた（図2a, b）．問診を再度行ったところ，排便時に痔核出血を認めており潰瘍性大腸炎の活動性病変による症状とは考えていなかったことが判明した．過去に注腸薬は不耐にてリンデロン坐剤®を追加，本人希望でSASPをアサコール®へ変更した．その後大腸内視鏡検査でMayoスコア0が確認され（図2c, d），臨床的寛解維持中である．

図1 症例1

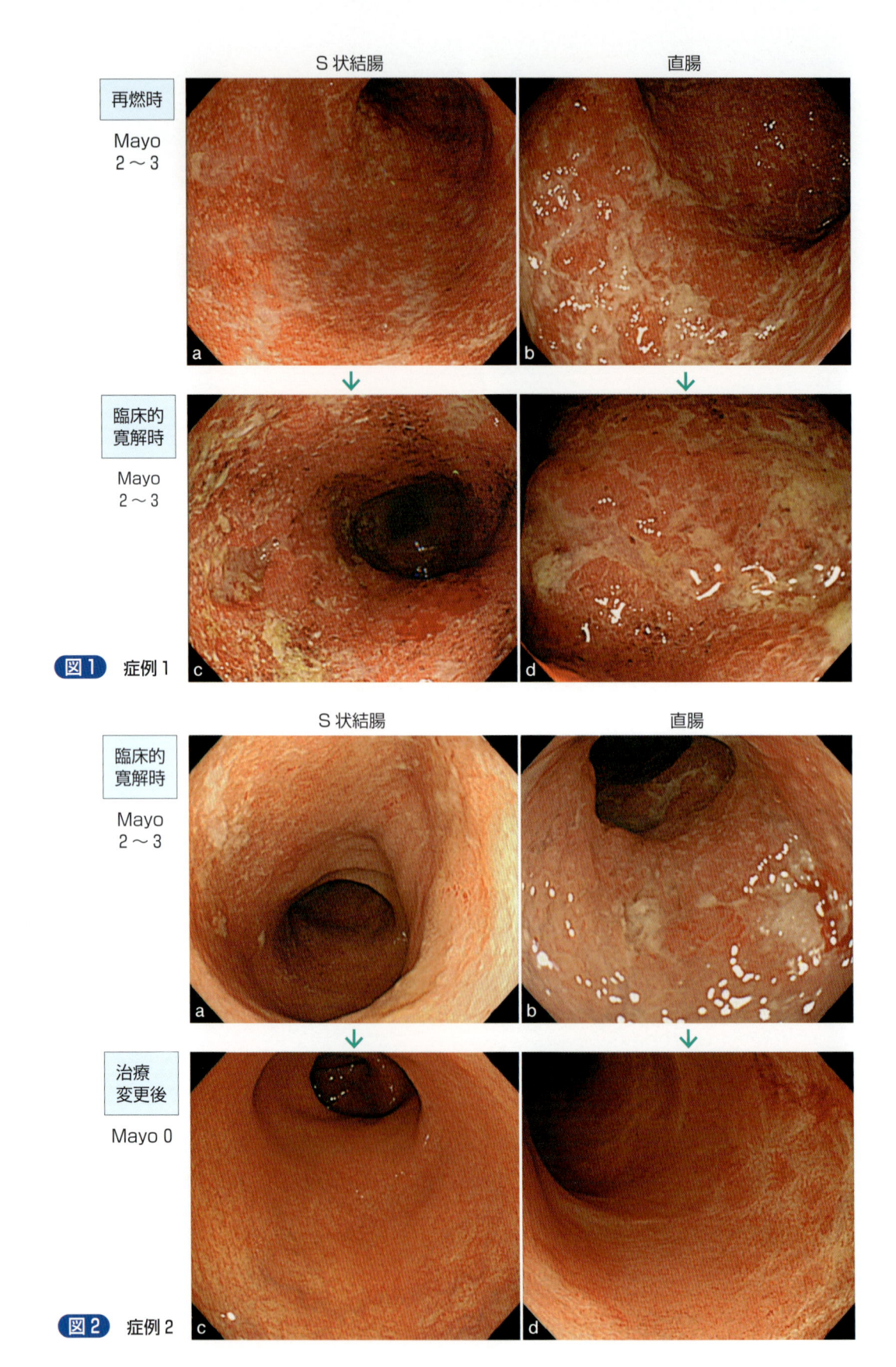

図2 症例2

126 | 第5章　内視鏡によるIBDモニタリング【各論】潰瘍性大腸炎

> **MEMO**
>
> - 維持療法中に活動性病変を認めた際，すぐに治療を step up せず局所療法の併用や 5-ASA の switch を試みるべきである（図3）．

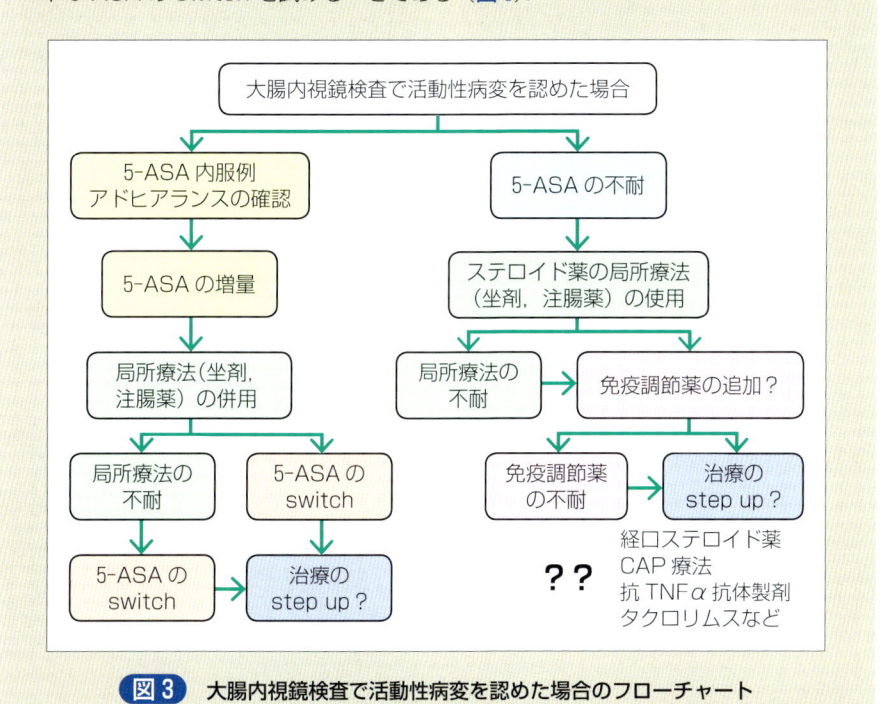

図3 大腸内視鏡検査で活動性病変を認めた場合のフローチャート

症例3　23歳，女性

全大腸炎型，再燃寛解型，5-ASA 不耐例，CAP 血管確保困難例．

これまでステロイド大量静注療法による3回の入院歴あり．維持療法中（AZA 50 mg/day）に臨床的寛解（排便回数1〜2回/day，肉眼的な血液や粘液の付着なし）と考え大腸内視鏡検査を施行した．盲腸から横行結腸にかけ粘膜の血管透見性の低下やアフタの多発を認めた（図4a）．大腸内視鏡検査から約1カ月半後に再燃，臨床的に重症，Mayo スコア3（図4b）で入院となった．ステロイド大量静注療法とインフリキシマブ（IFX）にて寛解導入され，以後 IFX と AZA にて維持療法が継続された．

退院約20カ月後に臨床的寛解（排便回数1〜2回/day，肉眼的な血液や粘液の付着なし）と考え大腸内視鏡検査を施行したところ，盲腸から横行結腸にかけ小白斑が密集して認められた（図4c）．さらに4カ月後頃より IFX の効果減弱が出現し始めたため AZA 75 mg/day へ増量，その後効果減弱による症状が著明となり大腸内視鏡検査を施行した（図4d）．全大腸に Mayo スコア2〜3の所見を認め，IFX からアダリムマブへ switch を行った．

臨床的寛解時	再燃時
a	b

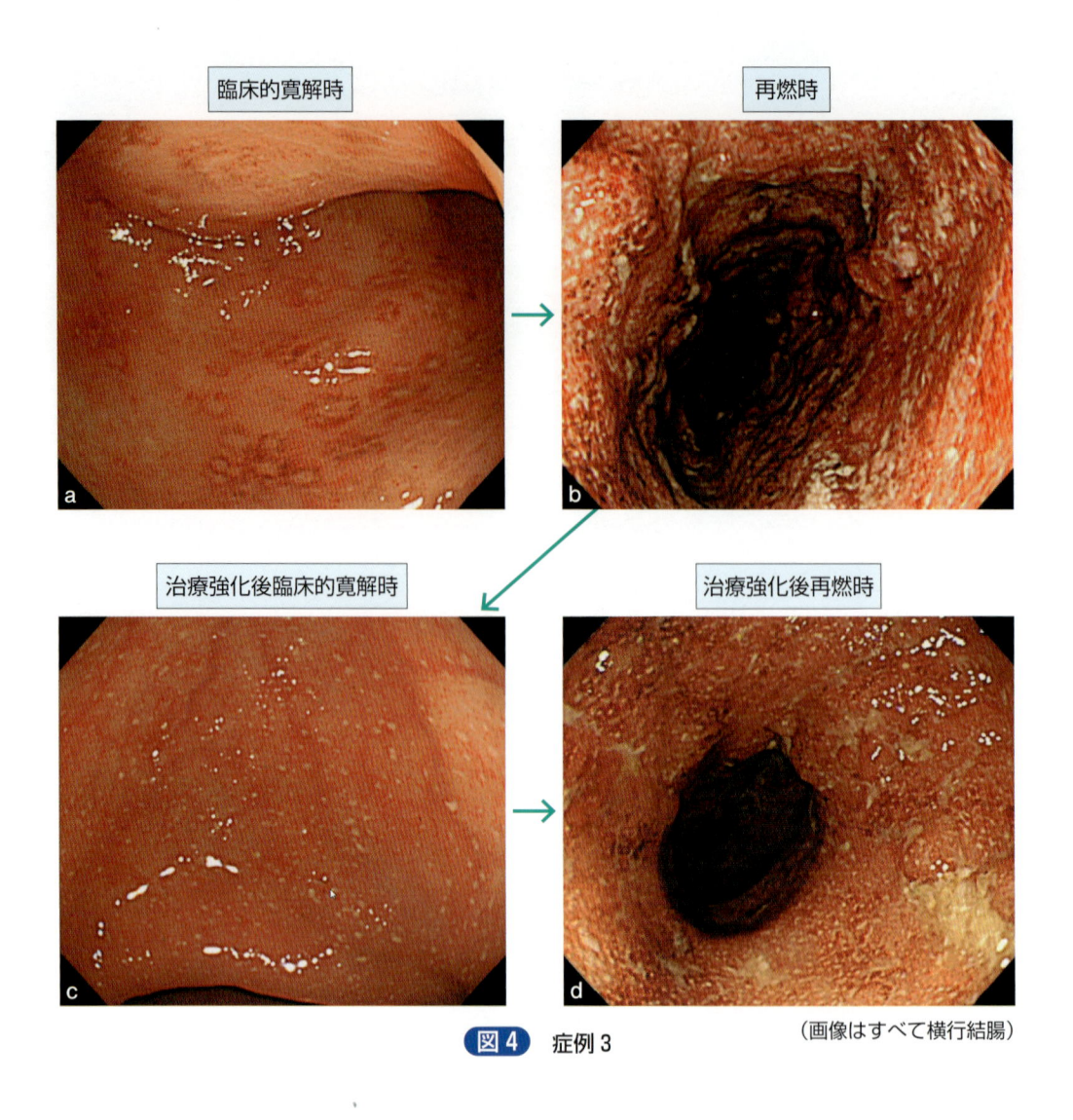

治療強化後臨床的寛解時	治療強化後再燃時
c	d

図4　症例3　　　　　　　　　　　　　　（画像はすべて横行結腸）

> **MEMO**
> - 内視鏡スコアの判定には読影者による差が生じる[5]．図4aのアフタや図4cの小白斑をびらんと判定しMayoスコア2とするか，軽微な変化としMayoスコア1とするか分かれるところである．
> - 本症例は臨床的寛解時においてMayoスコア0には達しておらず再燃を繰り返している．

III. 再燃を疑われたが，大腸内視鏡検査で粘膜治癒が得られていた場合

- 寛解期潰瘍性大腸炎において過敏性腸症候群（irritable bowel syndrome；IBS）様症状を 9.1 〜 46 ％の症例に認めるとされる[6),7)]．
- 血液学的にも内視鏡的にも寛解の症例に IBS 様症状がある場合はむやみに潰瘍性大腸炎に対する治療薬を追加・増量することは効果，副作用の面から好ましくない．

● 症例 4　31 歳，男性

直腸炎型，再燃寛解型．

直腸炎型で加療されていたが外来を自己中断していた．

腹痛と水様性下痢 15 行/day などが出現したため大腸内視鏡検査を施行したところ，直腸にびらん，粘液の付着を認め Mayo スコア 2（図 5a），再燃と診断した．アサコール® 3,600 mg/day を開始し，一時排便回数 2 回/day まで改善したが，その後残便感や便意促迫，下痢 10 行/day など出現，悪化傾向となり再燃を疑い大腸内視鏡検査を施行した．直腸の炎症は瘢痕化しており Mayo スコア 0（図 5b），他の部位にも活動性病変は認められなかった．血液検査でも炎症反応の上昇などは認められず，感染症や他の器質的疾患の合併も除外した．IBS の合併を疑い，腸管運動改善薬などを処方し経過観察中である．

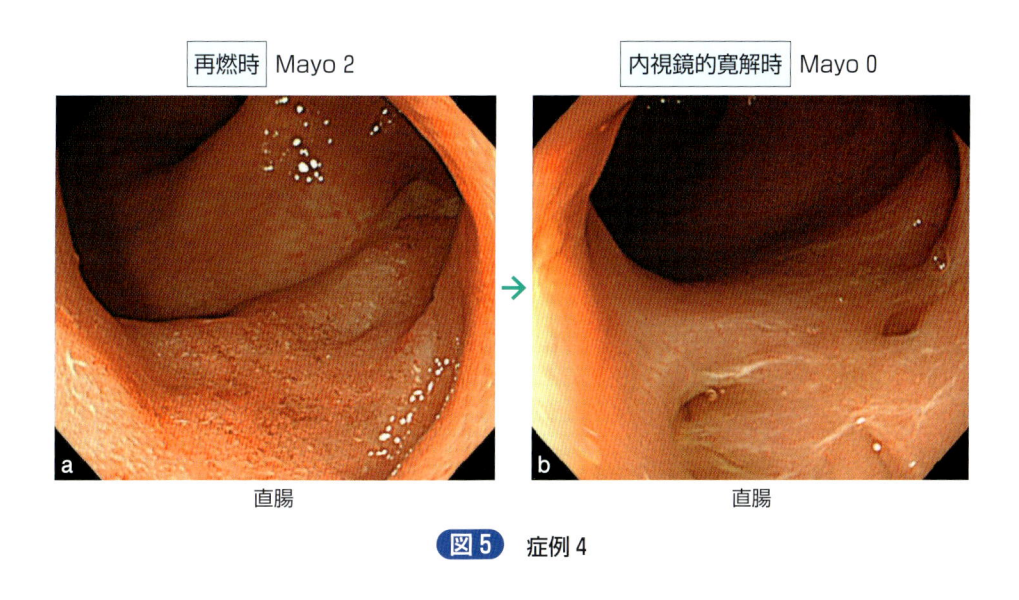

再燃時 Mayo 2	内視鏡的寛解時 Mayo 0
a 直腸	b 直腸

図 5　症例 4

MEMO

- 患者の訴える症状のみで再燃と判断し治療の step up を行うべきではない．大腸内視鏡検査を施行し症状の裏づけを行う必要がある．

おわりに

　炎症性腸疾患の治療ゴールが臨床的寛解かつ粘膜治癒と広く認識されるようになったが，粘膜治癒の定義は未だ曖昧である．
　臨床的寛解にあるが粘膜治癒が未達成の場合，どこまで治療の step up を行うべきなのか答えはない．臨床的寛解にあり日常生活を支障なく過ごせている患者に対し，粘膜治癒が未達成だからと治療をどんどん step up することにはいささか疑問が残る．治療による副作用が出現し患者の QOL を下げてしまう可能性もゼロではない．また，治療内容によっては医療費も高額になる．臨床的寛解でも粘膜治癒が未達成であれば 5-ASA の増量や switch，局所療法の併用は積極的に行うべきと考える．これ以上の治療の step up の必要性については今後の検討課題と考える（図3）．

文　献

1) Dignass A, Eliakim R, Magro F, et al：Second European evidence-based Consensus on the diagnosis and management of ulcerative colitis part 1：definitions and diagnosis. J Crohns Colitis　2012；6：965-990
2) Schroeder KW, Tremaine WJ, Ilstrup DM：Coated oral 5-aminosalicylic acid therapy for mildly to moderately active ulcerative colitis. A randomized study. N Engl J Med　1987；317：1625-1629
3) Yokoyama K, Kobayashi K, Mukae M, et al：Clinical study of the Relation between Mucosal Healing and Long-Term Outcomes in Ulcerative Colitis. Gastroenterol Res Pract　2013；2013：192794
4) Rosenberg L, Lawlor GO, Zenlea T, et al：Predictors of endoscopic inflammation in patients with ulcerative colitis in clinical remission. Inflamm Bowel Dis　2013；19：779-784
5) Lange de T, Larsen S, Aabakken L：Inter-observer agreement in the assessment of endoscopic findings in ulcerative colitis. BMC Gastroenterology　2004；4：9
6) Farrokhyar F, Marshall JK, Easterbrook B, et al：Functional gastrointestinal disorders and mood disorders in patients with inactive inflammatory bowel disease：prevalence and impact on health. Inflamm Bowel Dis　2006；12：38-46
7) Ansari R, Attari F, Razjouyan H, et al：Ulcerative colitis and irritable bowel syndrome：relationships with quality of life. Eur J Gastroenterol Hepatol　2008；20：46-50

〈横山　薫〉

【各論】潰瘍性大腸炎

2 外来でのモニタリング
❸ 薬剤減量や中止のタイミングをどのように決めるか？

I. 外来での潰瘍性大腸炎の内視鏡検査によるモニタリング

　潰瘍性大腸炎は，再燃と寛解を繰り返す疾患であり，病勢を正しく評価することは非常に重要である．

1. 外来で可能なモニタリング：採血検査，便検査，CT や MRI など画像検査，内視鏡検査

1) 採血検査：CRP や ESR にて炎症反応の評価，アルブミンやコリンエステラーゼにて栄養状態の評価が可能
2) 便検査：便潜血検査や便中カルプロテクチン測定にて，炎症の有無や程度の評価が可能
3) 画像検査：CT や MRI など画像検査は，微細な粘膜病変の評価は困難ではあるが，腸管壁の炎症の評価は可能
4) 大腸内視鏡検査：他の検査と比較してやや侵襲的な検査であるため，通常外来では診察と採血検査，便検査による評価が中心となるが，治療法の決定や変更，薬剤の減量などの検討をする際にはもっとも重要な位置を占める．

2. 潰瘍性大腸炎における内視鏡検査の目的と時期

- 検査の目的：① 診断，② 治療法の選択，③ 治療効果の判定，④ 発癌サーベイランス，などである．
- 検査時期は，目的に合わせて，活動期にも臨床的寛解期にも行われる．
- 「治療効果の判定」目的の内視鏡検査は，① 薬剤に抵抗性で治療法変更を検討する場合か，② 臨床的寛解が得られた場合に施行されることが多く，後者では薬剤の減量や中止の検討をする際に重要な役割となる．

II. 潰瘍性大腸炎の内視鏡所見

1. 活動期の内視鏡検査所見

① 粘膜の発赤，② 顆粒状粘膜，③ 膿性粘液の付着，④ びらん，⑤ 潰瘍

2. 寛解期の内視鏡検査所見

1) 炎症の消失により粘膜面の回復を認める．具体的には，炎症により消失した毛細血管網の透見像が回復する．
2) 軽度例では，粘膜面の毛細血管網は寛解期に完全に回復する（図1a）．
3) 重症例や難治例では，毛細血管網は回復しても，途絶像や樹枝状となることが多い（図1b, c）．
4) 重症例や難治例では，潰瘍瘢痕（図1d），粘膜の線維化や萎縮像（図1e）を認める．
5) 重症例や劇症例の治癒期には，炎症性ポリープ（図1f, g）や粘膜橋（mucosal bridge）（図1h, i）を認める．
6) 深掘れ潰瘍の治癒期には，ひだの集中を伴った潰瘍瘢痕や偽憩室を認め（図1j, k），管腔の狭小化（図1l）などを認めることがある．

> **MEMO** 潰瘍性大腸炎の内視鏡所見のまとめ
> ①活動期：粘膜の発赤，顆粒状粘膜，膿性粘液の付着，びらん，潰瘍
> ②寛解期：正常な毛細血管網への回復，毛細血管網の途絶像や樹枝状，潰瘍瘢痕，粘膜の線維化/萎縮像，炎症性ポリープ，粘膜橋（mucosal bridge），偽憩室，管球の狭小化など

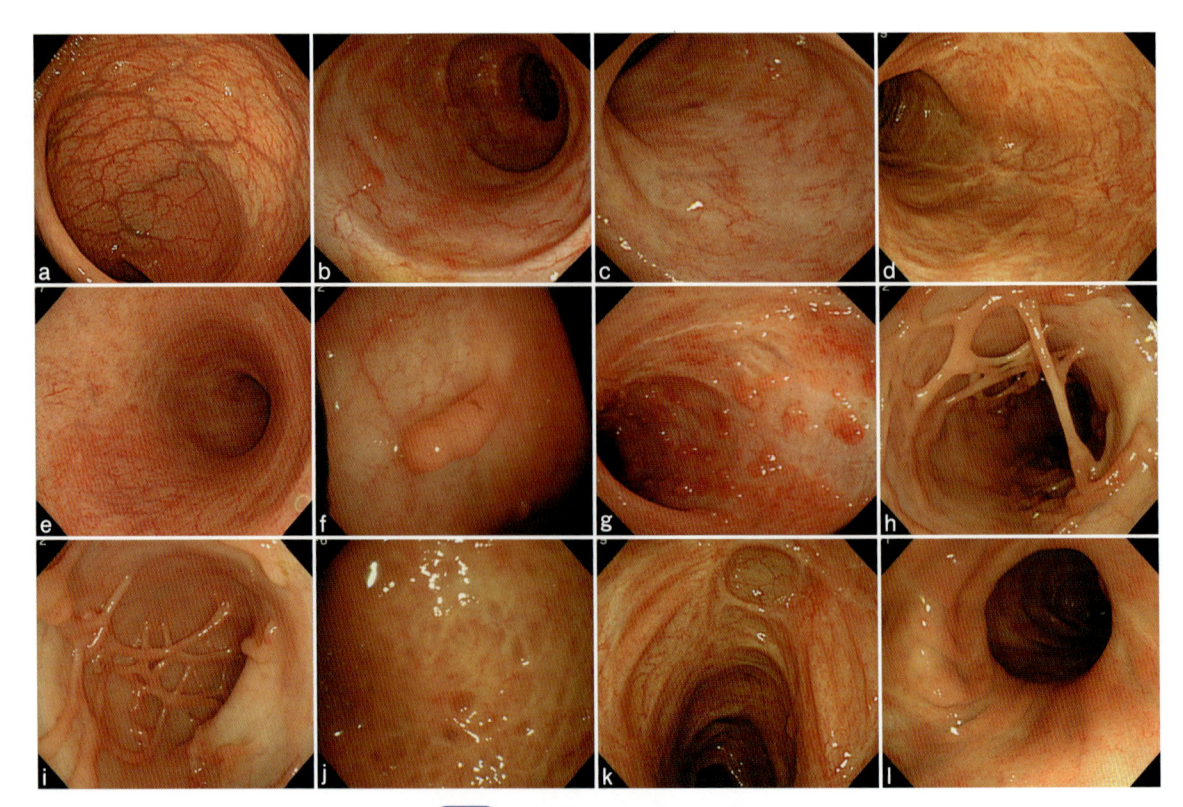

図1 寛解期の内視鏡検査所見

III. 内視鏡検査と病理検査の分類

- 内視鏡的重症度分類は臨床的重症度と相関するため，治療方針や薬剤の減量を考慮する際には，内視鏡所見や病理所見の評価が重視される．
1) 世界的に汎用される内視鏡所見分類は，Mayo score（Schroeder 分類）[1]（p.235，付録 6 参照，**図 2**）である．
2) 生検組織の病理学的分類は，Matts の病理学的分類[2]（**表**）などが用いられている．

IV. 外来でのモニタリングとしての内視鏡検査のタイミング

- 内視鏡的粘膜治癒を確認するのが目的であるが，いつ内視鏡検査をするべきか，という問いに明確な回答は存在しない．

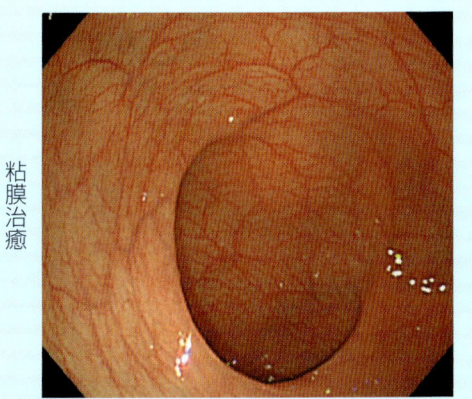

粘膜治癒

Mayo 0：正常か非活動性

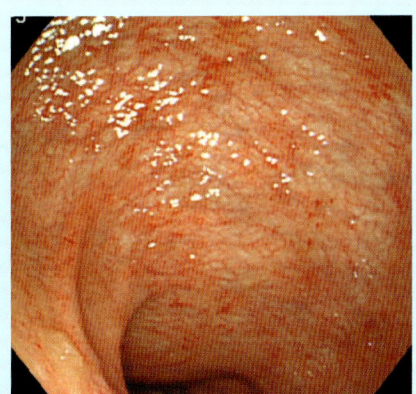

Mayo 1：軽症（発赤，血管透見像の減少，軽度脆弱性）

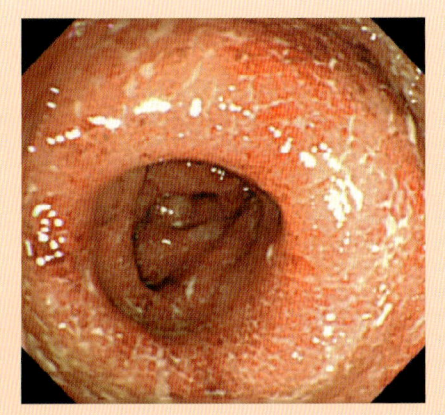

Mayo 2：中等症（著明な発赤，血管透見像の消失，脆弱性，びらん）

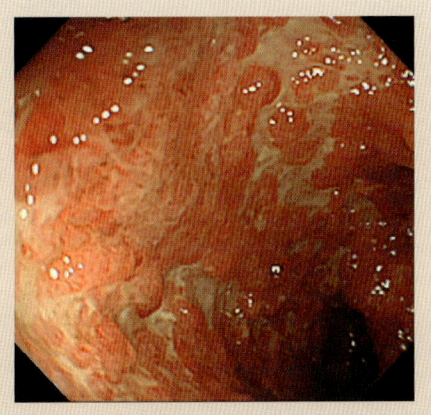

Mayo 3：重症（自然出血，潰瘍形成）

図 2 Mayo score（Schroeder 分類）

表 潰瘍性大腸炎の病理学的分類（Matts 分類[2]）

Grade 1	正常
Grade 2	円形細胞，多核白血球の粘膜・粘膜固有への浸潤
Grade 3	より多くの細胞浸潤，一部粘膜下層へ
Grade 4	陰窩膿瘍，粘膜全層の著明な細胞浸潤
Grade 5	びらん・潰瘍・粘膜壊死，著明な細胞浸潤

- ただし，本項の「外来でのモニタリング / 薬剤減量や中止のタイミングをどのように決めるか？」という目的での内視鏡検査を施行する際は，臨床的な寛解状態を維持している必要がある．

V. 薬剤の減量や中止のポイント

- 薬剤の減量や中止の際の条件：内視鏡的粘膜治癒，病理学的寛解の達成
- 内視鏡検査にて粘膜治癒を確認し，さらに内視鏡検査の生検組織において，病理学的な炎症所見の消失（Matts 分類の Grade 1 〜 2）の達成が，薬剤減量の絶好のタイミングとなる．
- 内視鏡検査における粘膜治癒に関して，海外では Mayo の内視鏡的分類（Schroeder 分類）が汎用されており，Mayo score の 0 および 1 を粘膜治癒と定義している．
- 粘膜治癒を達成できれば，再燃率[3,4]や入院率[5]，手術率[5,6]が低く，発癌抑制にも寄与する[7]ことから，治療目標とされている．
- Mayo 1 は，軽度の発赤，血管透見像の減少，軽度の脆弱性を認める状態であり，これを完全な粘膜治癒と呼んでよいかは，賛否分かれるところである．
- 潰瘍性大腸炎は再燃を繰り返す疾患だけに，頻回の再燃の既往のある症例や，重症例・劇症例では，安易な薬剤の減量や中止は控える必要がある．

> **MEMO** Mayo 1 も粘膜治癒なのか？
>
> Mayo 1 では発赤や軽度の脆弱性を認めることから，本邦では，内視鏡的粘膜治癒とするのは不十分で，Mayo 0 のみが真の粘膜治癒であるという意見も出ている．現時点では Mayo 0 と Mayo 1 の差を示すエビデンスはなく，世界的にも Mayo 1 以下は Mayo 2 以上と比較し臨床的に有意差があり，「粘膜治癒」と定義づけられている．

> **ADVICE** 薬剤の中止・減量の勘所
>
> 臨床的寛解に加え，内視鏡的な粘膜治癒と病理学的な寛解の達成をもって，薬剤の中止ならびに減量を検討することが望ましい．
> ただし，個々の症例の経過や治療歴には注意を払う必要があり，難治例では寛解となったからといって安易に薬剤の中止・減量をするべきではない．

VI. 各種薬剤の減量・中止について

薬剤の減量・中止について明確な基準はないが，各種薬剤のポイントを提示する．

① 5-アミノサリチル酸（5-ASA）製剤：5-ASA 製剤は潰瘍性大腸炎治療の基準薬で，服用遵守が悪いと 2 年間の再燃率は 61 ％ と高く[8]，また colitic cancer の予防効果もあることから，安易な減量や中止は避けなければならない．当科では病歴・治療歴が複雑でなく 1 年間再燃なく寛解維持できた症例で，内視鏡的にも病理的にも粘膜治癒が得られれば，1 年ごとに 1〜1.2 g/day 程度ずつの緩徐な減量を行っている．

② 免疫調節薬〔アザチオプリン（AZA）/6-メルカプトプリン（6-MP）〕：免疫調節薬は長期間の使用により安定した寛解維持を可能とする薬剤であるが，一般的にステロイド依存や抵抗例の寛解維持目的で投与するため，減量や中止が困難な場合も多い．Cassinotti ら[9]は AZA 中止により 1 年で 35 ％，5 年で 65 ％ と高率に再燃し，病変範囲の広い症例や AZA 投与でも長期間の寛解維持が困難であった症例でとくに高いと報告している．当科では，2 年間以上安定した寛解維持が可能であった症例に減量や中止を検討しているが，それまでの治療歴が難渋した症例では慎重にしている．

③ 抗 TNF-α 抗体製剤：ハンガリーの前向き観察研究[10]では，インフリキシマブ中止 1 年後の再燃率は 35 ％ で，再燃予測因子を見出せなかったと報告している．本邦では，現在，インフリキシマブ中止群と継続群の寛解維持率を比較する多施設共同研究（HAYABUSA 研究）が進行している．同研究は，インフリキシマブにより 24 週から 48 週間寛解維持し，ステロイドフリーおよび粘膜治癒を達成している症例で，薬剤中止群と継続群の 48 週後の寛解維持率を比較するものである．ちなみに，同研究の開始前に，当科では，インフリキシマブにより粘膜治癒を伴った寛解維持を 1 年以上継続した症例で，投与間隔を 10〜12 週間に広げ薬剤中止が可能かを検討してから中止とし，一部で有用な結果を得ている（未公開データ）．

VII. 症例提示

以下に内視鏡検査に基づき，薬剤の中止と減量を行った 2 症例を提示するが，前述したように，頻回の再燃の既往がある症例（症例 2）では，減量により再燃することもあり，慎重さが求められる．

- 症例 1　70 歳，女性，全大腸炎型潰瘍性大腸炎

　重症化した潰瘍性大腸炎に対し，入院でステロイド大量静注療法を行い，免疫調節薬 AZA を併用開始とした（図 3a, b）．
　2 年後の内視鏡検査にて Mayo 0 の粘膜治癒を達成していたため，AZA を中止し，

下行結腸　　　　　　　　直腸

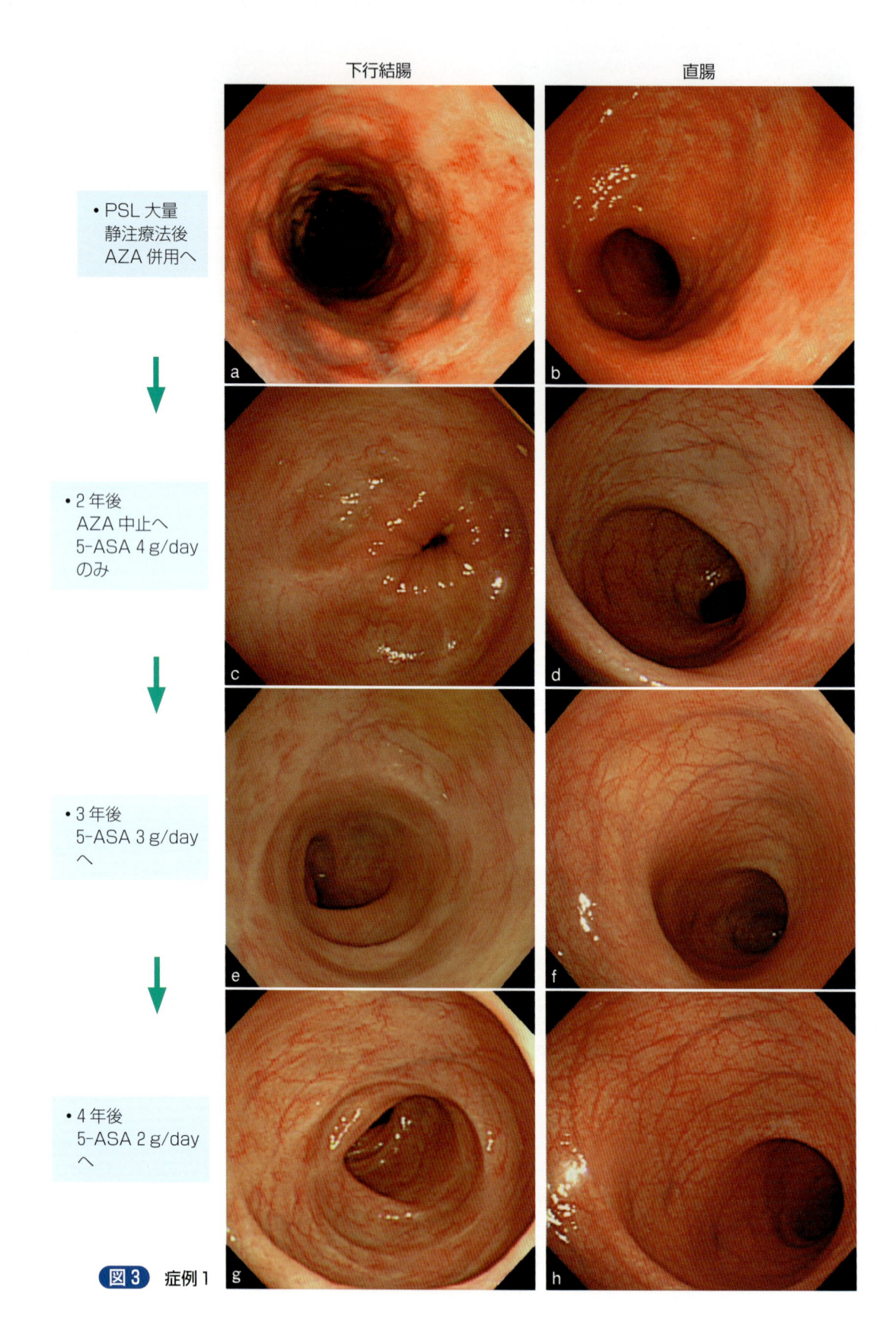

- PSL 大量静注療法後 AZA 併用へ

- 2年後 AZA 中止へ 5-ASA 4 g/day のみ

- 3年後 5-ASA 3 g/day へ

- 4年後 5-ASA 2 g/day へ

図3 症例1

136 | 第5章　内視鏡による IBD モニタリング　【各論】潰瘍性大腸炎

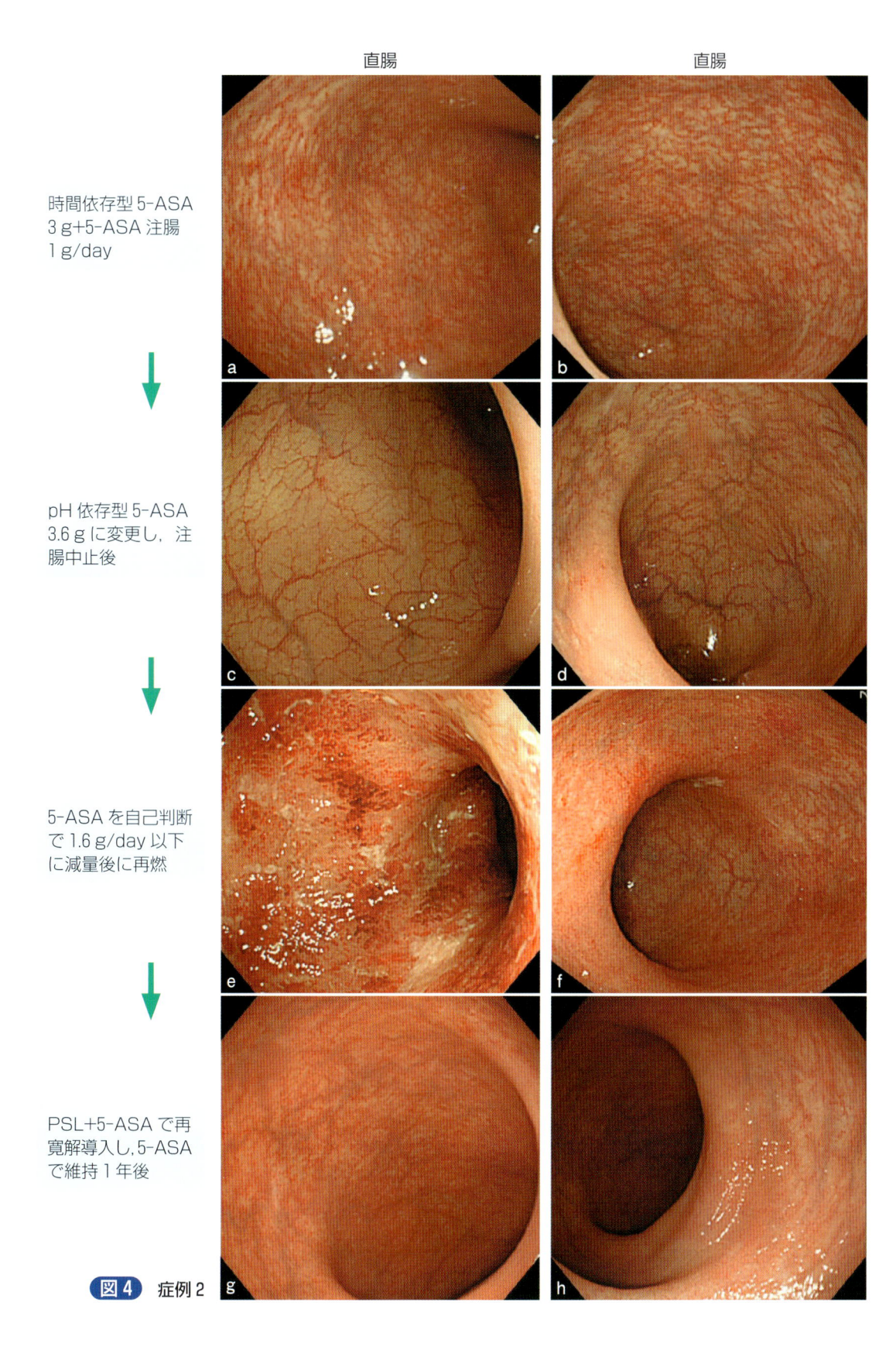

	直腸	直腸
時間依存型 5-ASA 3 g+5-ASA 注腸 1 g/day	a	b
↓		
pH 依存型 5-ASA 3.6 g に変更し，注 腸中止後	c	d
↓		
5-ASA を自己判断 で 1.6 g/day 以下 に減量後に再燃	e	f
↓		
PSL+5-ASA で再 寛解導入し，5-ASA で維持 1 年後	g	h

図4 症例2

[2] 外来でのモニタリング　③ 薬剤減量や中止のタイミングをどのように決めるか？

5-ASA製剤4g/dayの高用量のみとした（図3c, d）．その1年後の内視鏡検査にて，Mayo 0の粘膜治癒を維持していたため（図3e, f），5-ASA製剤を高用量4g/dayから3g/dayに減量した．さらに1年後にもMayo 0の粘膜治癒を維持しており，5-ASAを2g/dayへ減量し継続とした（図3g, h）．

症例2（減量困難症例） 44歳，男性，遠位大腸炎型潰瘍性大腸炎

入院歴はないが頻回に再燃を繰り返し，外来で中等量のプレドニゾロン（PSL）投与歴もある症例で，プレドニゾロン投与後に時間依存型5-ASA製剤の高用量の内服と注腸を使用し，寛解導入に成功した（図4a, b）．

注腸のアドヒアランスが悪く，時間依存型5-ASA製剤からpH依存型5-ASA製剤に切り替えても，粘膜治癒（Mayo 0）を維持したため（図4c, d），3.6g/dayの高用量から2.4g/dayの維持量への変更を勧めた．しかし，本人が内視鏡所見が良いのなら，と自己判断で平均1.6g/dayと半分以下に減量したところ，約1年弱で再燃した（図4e, f）．そのため，再度外来で中等量のプレドニゾロンと高用量のpH依存型5-ASA製剤による寛解導入療法を要した．以後，高用量のpH依存型5-ASA製剤で寛解維持に成功している（図4g, h）．

文献

1) Schroeder KW, Tremaine WJ, Ilstrup DM：Coated oral 5-aminosalicylic acid therapy for mildly to moderately active ulcerative colitis. A randomized study. N Engl J Med 1987；317：1625-1629
2) Matts SGF：The value of rectal biopsy in the diagnosis of ulcerative colitis. Q J Med J 1961；30：393-407
3) Meucci G, Fasoli R, Saibeni S, et al：Prognostic significance of endoscopic remission in patients with active ulcerative colitis treated with oral and topical mesalazine：a prospective, multicenter study. Inflamm Bowel Dis 2012；18：1006-1010
4) Parente F, Molteni M, Marino B, et al：Are colonoscopy and bowel ultrasound useful for assessing response to short-term therapy and predicting disease outcome of moderate-to-severe forms of ulcerative colitis?：a prospective study. Am J Gastroenterol 2010；105：1150-1157
5) Ardizzone S, Cassinotti A, Duca P, et al：Mucosal healing predicts late outcomes after the first course of corticosteroids for newly diagnosed ulcerative colitis. Clin Gastroenterol Hepatol 2011；9：483-489
6) Frøslie KF, Jahnsen J, Moum BA, et al：Mucosal healing in inflammatory bowel disease：results from a Norwegian population-based cohort. Gastroenterology 2007；133：412-422
7) Rutter M, Saunders B, Wilkinson K, et al：Severity of inflammation is a risk factor for colorectal neoplasia in ulcerative colitis. Gastroenterology 2004；126：451-459
8) Kane S, Huo D, Aikens J, et al：Medication nonadherence and the outcomes of patients with quiescent ulcerative colitis. Am J Med 2003；114：39-43
9) Cassinotti A, Actis GC, Duca P, et al：Maintenance treatment with azathioprine in ulcerative colitis：outcome and predictive factors after drug withdrawal. Am J Gastroenterol 2009；104：2760-2767
10) Farkas K, Lakatos PL, Nagy F, et al：Predictors of relapse in patients with ulcerative colitis in remission after one-year of infliximab therapy. Scand J Gastroenterol 2013；48：1394-1398

〈猿田雅之〉

第5章　内視鏡によるIBDモニタリング

【各論】クローン病

❶ 抗TNFα抗体製剤による寛解導入前後での内視鏡観察

I. 抗TNFα抗体製剤導入後の治療目標の変化

- 従来のクローン病の治療は5-アミノサリチル酸（ASA）製剤，ステロイドや栄養療法が主体であり，治療目標は血算，CRPやアルブミン値などの正常化とともに下痢や腹痛症状が改善した状態である"臨床的寛解"だった．
- 近年，ステロイドに加えて抗TNFα（tumor necrosis factor α）抗体製剤などの強力な免疫抑制療法が炎症性腸疾患（IBD）の治療に導入され，クローン病の治療目標も単に"臨床的寛解"を目指すだけではなく，内視鏡的に"粘膜治癒"を達成し持続させることに移行してきた[1]．
- 粘膜治癒の定義は，潰瘍性大腸炎ではMayo endoscopic subscoreで0または1の潰瘍やびらんなどの活動性病変を認めない状態とされる．一方，クローン病では明確な定義はなく，潰瘍病変の消失をもって粘膜治癒としている報告が多い．
- 最近では，治療後に定期的なモニタリングを行い，治療目標が達成されていなければ，治療の変更・強化を行うことで予後の改善をはかる"Treat-to-Target"[2]の概念がIBD診療にも導入され，その有効性が報告されている．
- 内視鏡検査は現在のところ治療目標である"粘膜治癒"を評価できる唯一の診断方法であり，クローン病診療における内視鏡観察は以前より重視されてきている．

II. 抗TNFα抗体製剤治療における内視鏡検査の適応

- クローン病を診断する際には病変が大腸と下部回腸に好発するため，小腸X線造影検査・注腸造影検査とともに下部消化管内視鏡検査が優先される．
- 上部消化管内視鏡検査は上記の検査でも診断が確定しない場合に行われ，カプセル小腸内視鏡検査やバルーン小腸内視鏡なども診断困難例に用いられる．
- 治療方針を決定するには，クローン病の重症度や活動度を評価しなければならない．
- クローン病の重症度は現在のところ明確には定義されていないが，Crohn's Disease Activity Index（CDAI）[3]やthe International Organization for Study of Inflammatory Bowel Disease（IOIBD）[4]などの臨床活動性指標とCRP，腸閉塞や膿瘍などの合併症，ステロイド剤などに対する治療抵抗性などを考慮して軽症，中等症，重症，劇症などに分類されている．

- 小腸病変が中心のクローン病では，重症度と活動度は一致しないことが多く経験されるため，内視鏡検査を含めた小腸の画像診断はとくに重要である．
- 内視鏡的な重症度スコアとして Simple Endoscopic Score for Crohn's Disease（SES-CD）(p.238, 付録 12)[5]や Crohn's Disease Endoscopic Index of Severity（CDEIS）(p.238, 付録 11)[6]のほか，術後では Rutgeerts' score (p.239, 付録 13)[7]なども考慮する必要があるが，現状では内視鏡所見により治療方法を選択する指針などは存在しない．
- 抗 TNFα 抗体製剤は，中等症以上のステロイド治療抵抗症例が適応となるが，実臨床では臨床的重症度（活動性）だけではなく，内視鏡所見も含めた活動性評価により治療適応を検討すべきである．
- 最近では，欧米を中心に小腸病変の活動性評価に CT や MRI による横断的画像診断法（CT/MR enterography）が積極的に用いられており，内視鏡による観察が困難な症例ではとくに考慮すべき検査方法である．

III. 抗 TNFα 抗体製剤による治療中の内視鏡観察時期

- クローン病の治療における抗 TNFα 抗体製剤による効果判定は，臨床症状と CRP やアルブミン値などの血液・生化学検査データの改善とともに，内視鏡観察が重視されている．
- 内視鏡観察が重要な理由は，臨床症状と内視鏡的活動度とは必ずしも一致しないことや，内視鏡観察により"粘膜治癒"が確認されることにより入院率や手術率などの低下が期待できるためである．
- 内視鏡検査の施行時期については，インフリキシマブのランダム化比較試験では寛解導入療法後，投与開始 10 週後と維持療法中の投与後 54 週で評価されており[8]，アダリムマブでは同様に 12 週と 54 週で評価されている[9]が，適切な内視鏡観察時期について比較検討した報告は現在までない（図1）．
- 実臨床では抗 TNFα 抗体製剤導入後 6～12 カ月の時点で，内視鏡観察により評価することが適切と考えられる．
- 抗 TNFα 製剤の"粘膜治癒"の評価については，今後は臨床活動性だけではなく，定量的便潜血反応や便中カルプロテクチンなどのバイオマーカーなども考慮し適切な検査時期を検討すべきである（図2～4）．

> **MEMO**
> - 定量的便潜血反応や便中カルプロテクチンなどの便中バイオマーカーは血清マーカーとは異なり，直接腸管の炎症を反映することから有用性が期待されている．便中カルプロテクチンは好中球の細胞質由来のカルシウム結合蛋白であり，常温でも 1 週間は安定して測定できる簡便な検査方法であることから，IBD のモニタリングに海外で広く用いられている[10]．

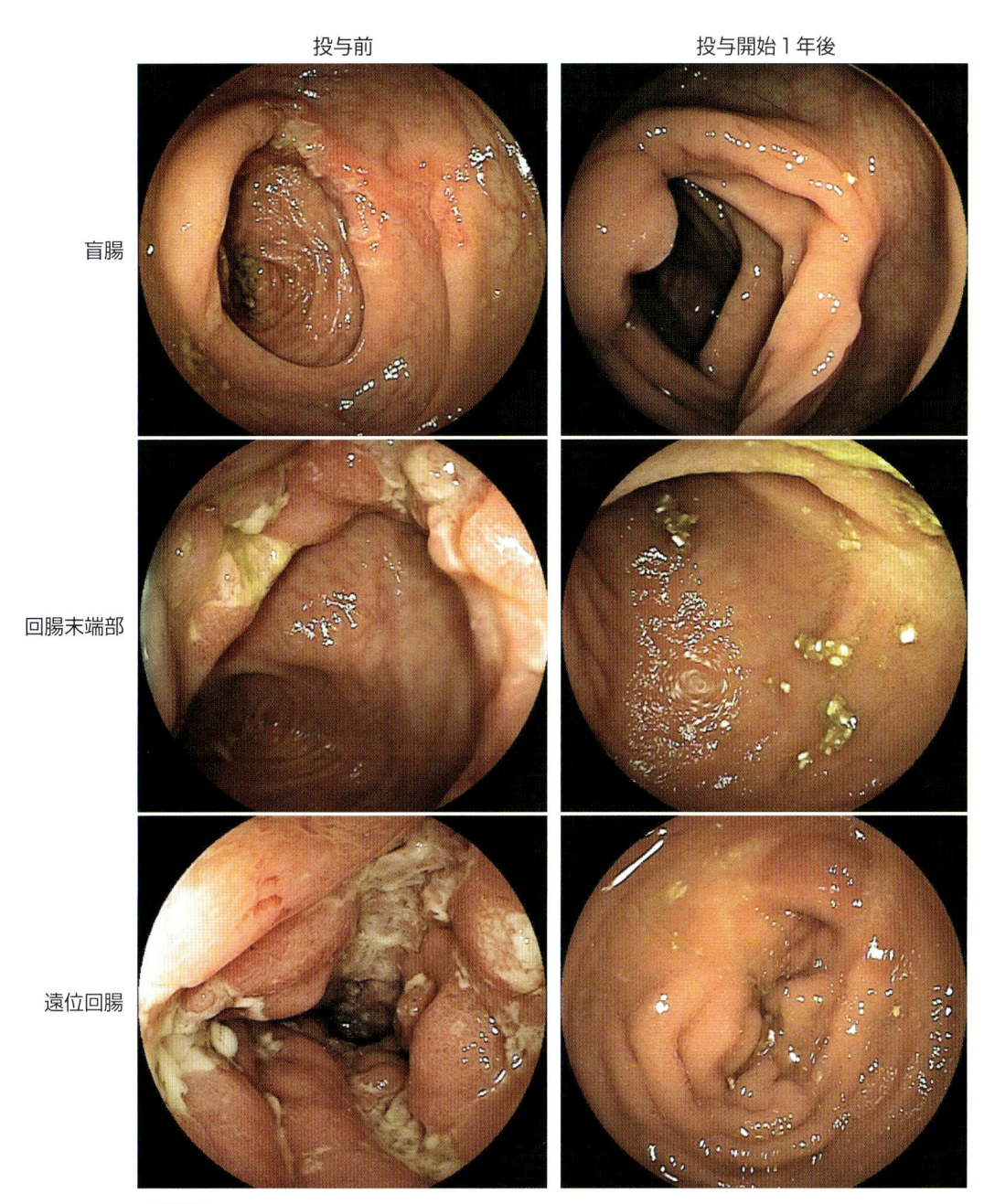

	投与前	投与開始1年後
盲腸		
回腸末端部		
遠位回腸		

図1 小腸・大腸型クローン病の抗TNFα抗体製剤の投与前と投与後1年の内視鏡所見

インフリキシマブ投与開始後2週間で200を超えていたCDAIは150未満となり，CRPも速やかに陰性化した．内視鏡でも投与開始後1年で，盲腸および遠位回腸と回腸末端の活動性病変は潰瘍が消失し"粘膜治癒"の状態が確認できている．

● 症例　小腸・大腸型クローン病

　小腸・大腸型クローン病患者への抗 TNFα 抗体製剤投与後の臨床活動性指標およびバイオマーカーによるモニタリングの実際を図 2 に示す．
　アダリムマブ投与後速やかに CDAI は正常化し，CRP や血小板なども正常化した．併用していた免疫調整薬は白血球減少の副作用のため中止したが，その後も臨床的寛解は維持されていた．しかし，便中カルプロテクチン（FC）は低下傾向だったものの 300 μg/μl 以下にはならず，臨床的再燃の 2 カ月前には再上昇していた．

小腸・大腸型クローン病の抗 TNFα 抗体製剤アダリムマブ投与例の内視鏡所見
　投与前の内視鏡所見を図 3 に示す．アダリムマブ投与前には回腸および大腸に縦走潰瘍を伴う活動性病変が多発していた．
　投与後 1 年の内視鏡所見を図 4 に示す．CDAI および CRP の再上昇による臨床的再燃を契機に内視鏡観察をアダリムマブ投与後 1 年で行った．回腸および近位大腸の病変は潰瘍病変が消失し，"粘膜治癒" が確認されたが，遠位大腸に炎症が残存していた．

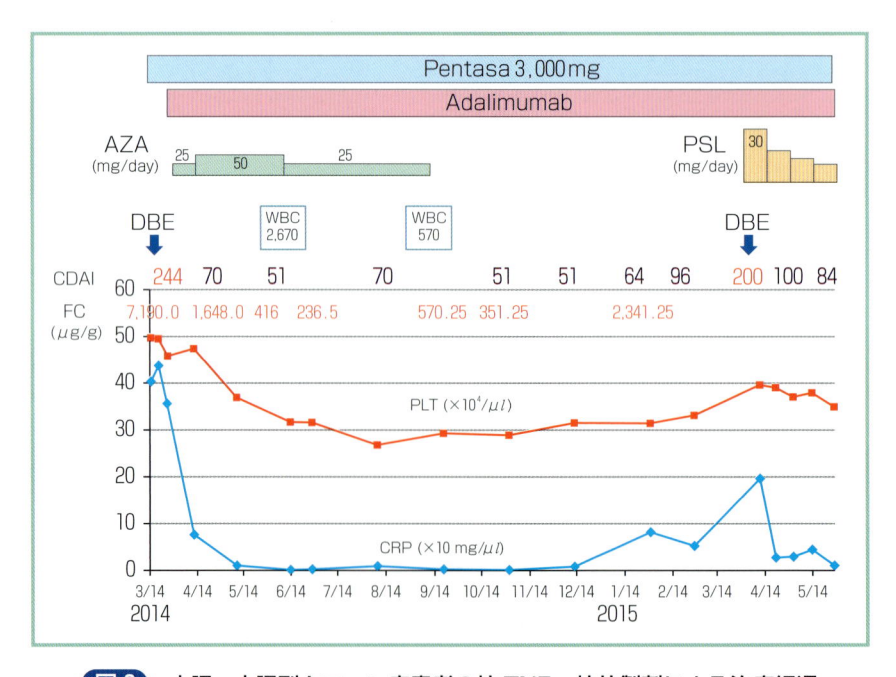

図2　小腸・大腸型クローン病患者の抗 TNFα 抗体製剤による治療経過

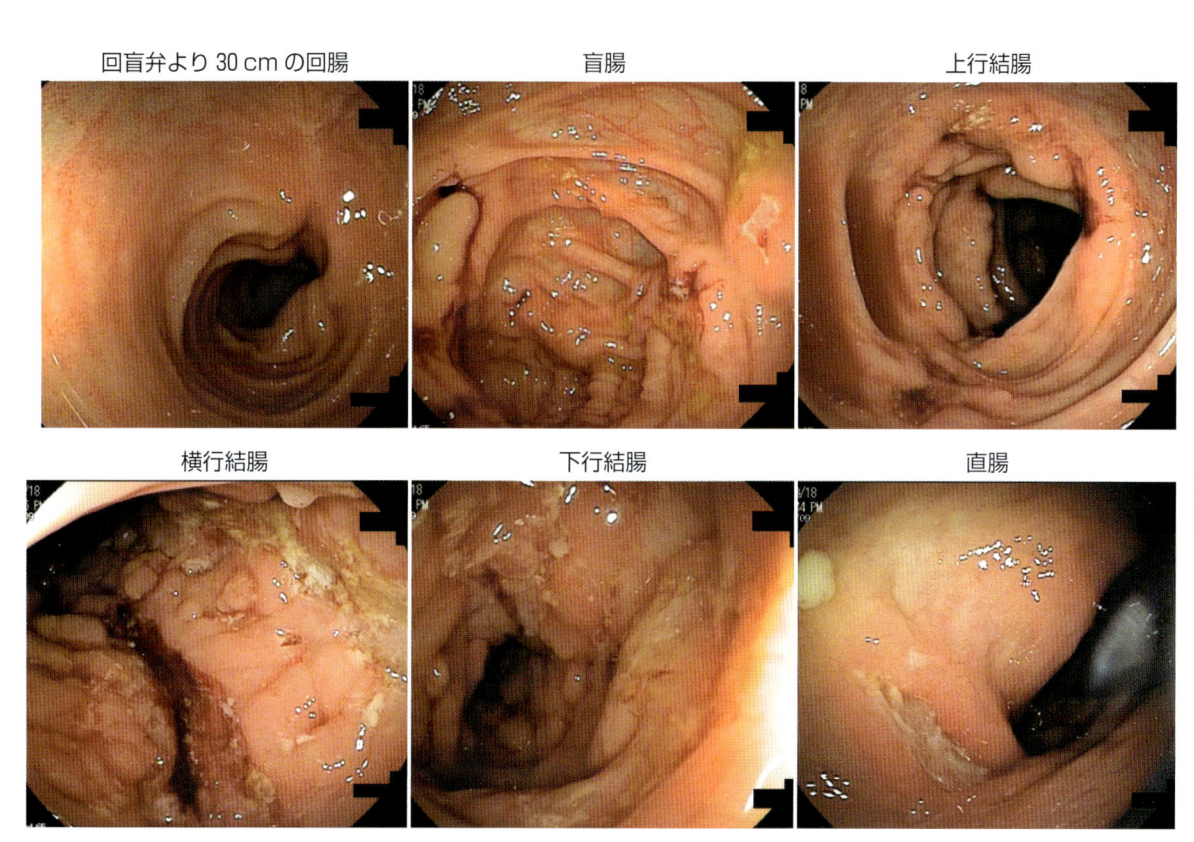

回盲弁より 30 cm の回腸	盲腸	上行結腸
横行結腸	下行結腸	直腸

図3 経肛門的バルーン内視鏡検査：抗 TNFα 抗体製剤治療前

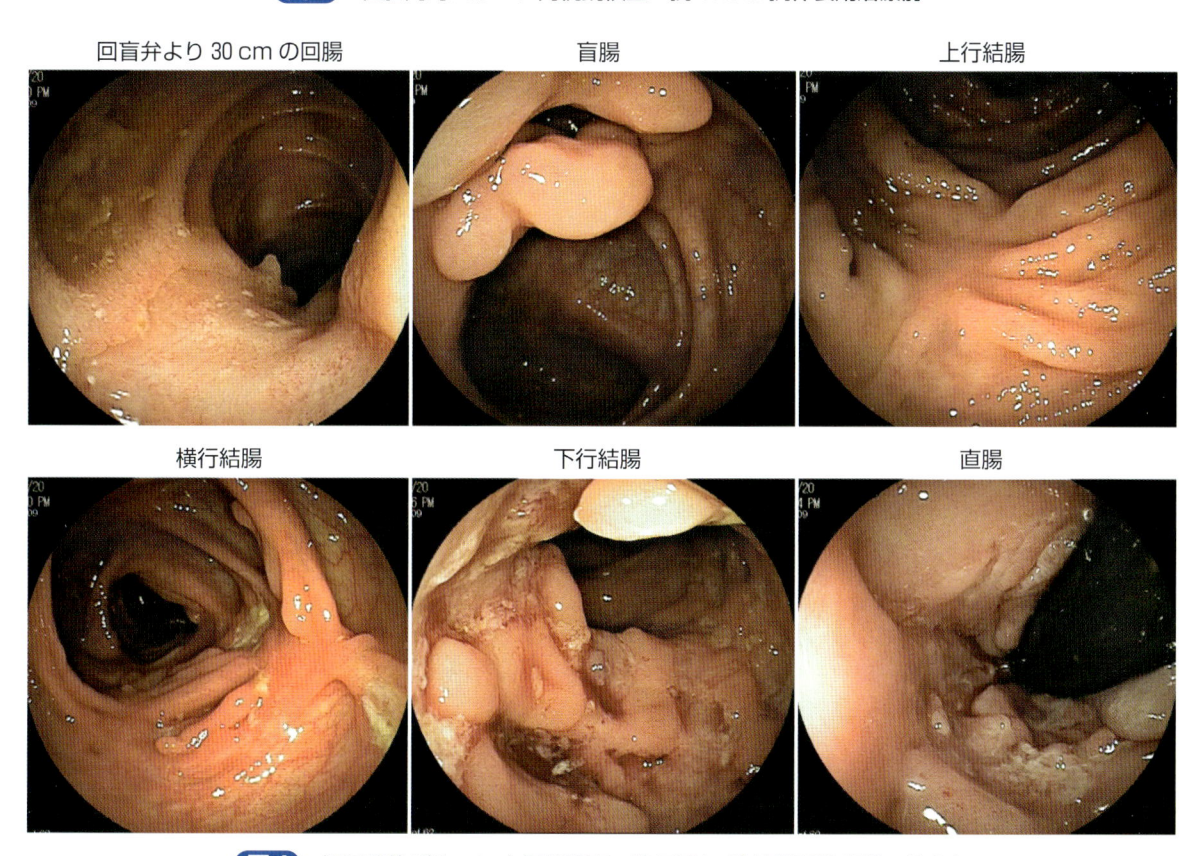

回盲弁より 30 cm の回腸	盲腸	上行結腸
横行結腸	下行結腸	直腸

図4 経肛門的バルーン内視鏡検査：抗 TNFα 抗体製剤治療後，約 1 年

① 抗 TNFα 抗体製剤による寛解導入前後での内視鏡観察

まとめ

- クローン病において，抗TNFα抗体製剤は臨床症状だけではなく，血液・生化学検査や内視鏡とCT/MRIなどの画像検査による総合的な活動性評価により投与が検討される．
- 抗TNFα抗体製剤による治療において病状のモニタリングは，臨床症状やCRP，将来的にはバイオマーカーによる評価をもとに適切な時期に内視鏡評価を行い，"粘膜治癒"を確認することが重要である．
- 治療目標である"粘膜治癒"を達成するために，内視鏡観察の所見をもとに治療の適正化をはかることが今後は重要になる．

ADVICE
- クローン病ではバルーン内視鏡でも腸管の癒着あるいは狭窄により，挿入困難な症例が少なくない．その場合，CTあるいはMRIによる横断的画像診断が有用である．とくに腸管を等張性の液体（腸管洗浄剤など）で適度に拡張させて造影CT/MRIを行うCT/MR enterographyは欧米ではクローン病の基本検査となっている．

文献

1) Neurath NF, Travis SP：Mucosal healing in inflammatory bowel diseases：a systematic review. Gut 2012；61：1619-1635
2) Sandborn WJ, Hanauer S, Van Assche G, et al：Treating beyond symptoms with a view to improving patient outcomes in inflammatory bowel diseases. J Crohns Colitis 2014；8：927-935
3) Best W R, Becktel J M, Singleton J W, et al：Development of a Crohn's disease activity index. Gastroenterology 1976；70：439-444
4) Myren J, Bouchier I A, Watkinson G, et al：The OMGE multinational inflammatory bowel disease survey 1976-1982. Scand J Gastroenterol 1984；19：1-27
5) Daperno M, D'Haens G, Van Assche G, et al：Development and validation of a new, simplified endoscopic activity score for Crohn's disease：the SES-CD. Gastrointest Endosc 2004；60：505-512
6) Mary JY, Modigliani R：Development and validation of an endoscopic index of the severity for Crohn's disease：a prospective multicentre study. Groupe d'Etudes Therapeutiques des Affections Inflammatoires du Tube Digestif (GETAID). Gut 1989；30：983-989
7) Rutgeerts P, Geboes K, Vantrappen G, et al：Predictability of the postoperative course of Crohn's disease. Gastroenterology 1990；99：956-963
8) Rutgeerts P, Feagan BG, Lichitenstein GR, et al：Comparison of scheduled and episodic treatment strategies of infliximab in Crohn's disease. Gastroenterology 2004；126：402-413
9) Rutgeerts P, Van Asshe G, Sandborn WJ, et al：Adalimumab induces and maintains mucosal healing in patients with Crohn's disease：data from the EXTEND trial. Gastroenterology 2012；142：1102-1111
10) Mosli MH, Zou G, Garg SK et al：C-reactive protein, fecal calprotectin, and stool lactoferrin for detection of endoscopic activity in symptomatic inflammatory bowel disease patients：A systematic review and meta-analysis. Am J Gastroenterol 2015；110：802-819

〈竹内　健〉

第5章 内視鏡によるIBDモニタリング

【各論】クローン病

❷ 術後の内視鏡モニタリング

I. 術後内視鏡モニタリングの原則

- 複数回の手術を回避することはクローン病患者の予後改善にとって重要な命題である．術前の治療内容を考慮して，術後再発予防を意識した内科的治療が施行されるが，その有効性のモニタリングを兼ねて計画的に施行されるべきものである．
- Rutgeertsが1990年に報告しているように[1]，術後再発は臨床的再発に先行して内視鏡的再発が生じる．術後内視鏡モニタリングを計画的に行う意義は，臨床的再発に至る前の内視鏡的再発の段階で病勢悪化を認識し，後手に回らないように適切な治療強化を行う根拠とすることである（図1）.
- 術後再発と，手術によって切除されずに残った活動性病変が悪化することとは意味が異なるが，術中内視鏡等を施行していないかぎり，両者の区別は困難な場合も多い．精度の高いモニタリングで術後の病勢悪化を早期に認識することが肝要である．
- 内視鏡検査の施行時期は術後6〜12カ月後といわれている．術前の診療経過や合併症，次回手術回避の必要性の高さ，手術による活動性病変切除の確実性，術後の治療内容などを考慮して，内視鏡検査施行時期を決定する．
- 最近の海外での研究でも，術後の計画的内視鏡検査で内視鏡的再発を認めれば治療を強化する診療方針の群が，術後に内視鏡的モニタリングを施行しな

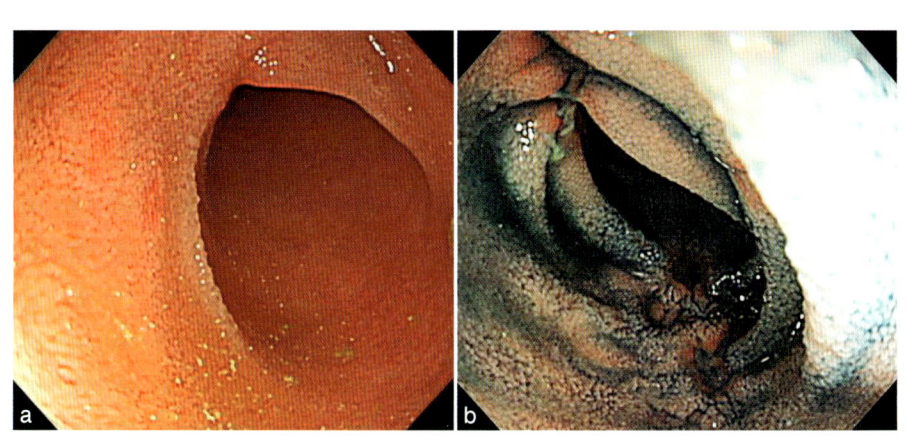

図1 術後経過観察で施行した内視鏡の回腸の所見
a：軽度のびらん，アフタを認めるのみだったため，治療内容を変更しなかった．
b：1年後の同部は潰瘍となり，明確な悪化傾向を認めたため，治療を強化した．

い群より術後再発予防の点で勝ることが示され，術後再発が低リスクと思われる群でも内視鏡的モニタリングは必要とされた[2]．

> **ADVICE**
> - 一部に「回盲部限局型」ともいえる術後予後良好な症例も存在するが，原則として，術後は術前より強化した治療で術後再発予防をはかる．手術前から，次回の手術を回避することの重要性とそのための計画的モニタリングが重要であることを患者に説明しておくと，術後の診療がスムーズにいく場合が多い．筆者は原則として術後6カ月で内視鏡検査を行う旨，術前に説明している．

II. 手術部位と内視鏡の機器選択

- 原則として手術吻合部とその口側を観察するのに適した内視鏡機器を選択して用いる．
- 複数の吻合部が存在する場合は，吻合部すべてを内視鏡観察する必要があるが，複数の検査の組み合せでカバーしてもよい．内視鏡検査だけですべての吻合部を観察することが困難と予想される場合には，代替措置として内視鏡下選択造影（図2）やCT/MRI，超音波検査，パテンシーカプセルによる消化管開通性確認後のカプセル内視鏡検査（p.207, 図，p.212, 図1）[3]なども併用し，できるだけ情報量を増やすようにする．

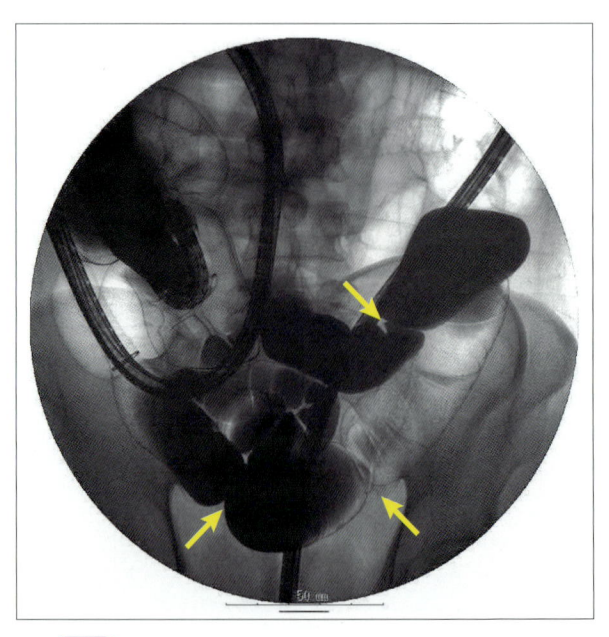

図2 ダブルバルーン小腸内視鏡の経肛門的挿入による選択造影像
回腸に多発狭窄を認める（矢印）．

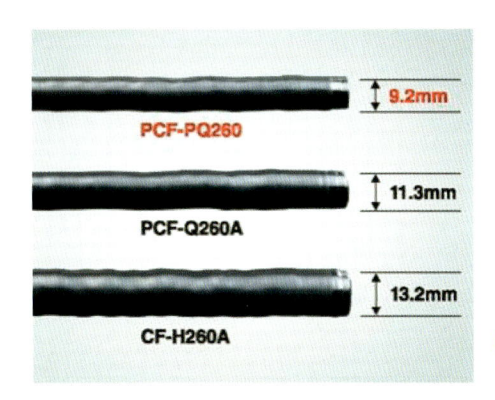

図3 極細径内視鏡（オリンパス社製 PCF-PQ260I）の径

- 下部回腸の場合には極細径内視鏡（オリンパス社製 PCF-PQ260I など）（図3）の push 操作だけでも観察可能になる場合が多い[4]．しかし，それ以上深部の観察になるとバルーン内視鏡が必要となる．どちらにしても苦痛が大きくて被検者が次回の検査を敬遠することがないよう，適切な鎮静のもとに検査を行う．
- 肛門病変を有する場合，時に狭窄によって内視鏡の挿入が困難になることがある．とくにオーバーチューブを用いるバルーン小腸内視鏡では十分な口径が必要なため，適宜ブジー等で肛門狭窄を改善してから検査を行う．肛門狭窄のブジーは強い疼痛を生じるため，十分な鎮静が必須である（第9章②参照）．

> **MEMO　術後の内視鏡的再発について**
> - 1990年の Rutgeerts の報告[1]は，回盲部切除後の回腸結腸吻合部の口側回腸（neoterminal ileum）の内視鏡的再発に関する報告である．その結果が示すとおり，大腸に比べ小腸では，臨床的には寛解でも内視鏡的には活動性病変を認める場合があることを念頭に，画像診断等による定期的なモニタリングを施行することが肝要である．

> **ADVICE**・吻合部のみにとらわれず，より口側にスキップして病変が拡大していないか，低侵襲な検査法で大まかにでも確認しておくことも時には必要である．

III. 術式と術後内視鏡モニタリング

- 機能的端々吻合は吻合部口側への内視鏡挿入が困難となり，通過後の深部挿入時も吻合部への負荷が大きい．術後予後改善のための内視鏡モニタリングの重要性を外科医に認識していただき，内視鏡通過が容易な吻合法をできるだけ選択してもらえるよう，術前に外科医と協議しておくことが大切である（図4）．
- 内視鏡検査前に吻合術式を確認し，口側管腔が吻合部のどの位置にあるか予想を立てておく．

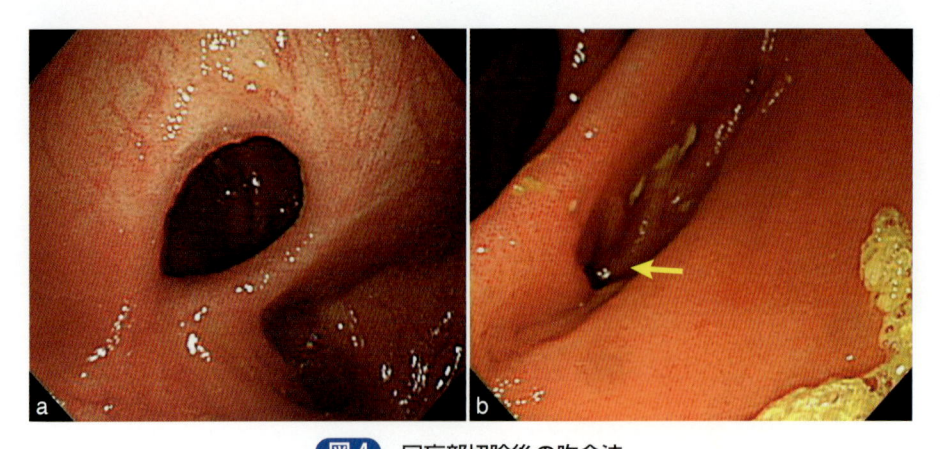

図4 回盲部切除後の吻合法

端々吻合（a）は容易に吻合部を通過可能であるが，機能的端々吻合では経路が急角度になり口側管腔への挿入が困難となる（b，矢印）．

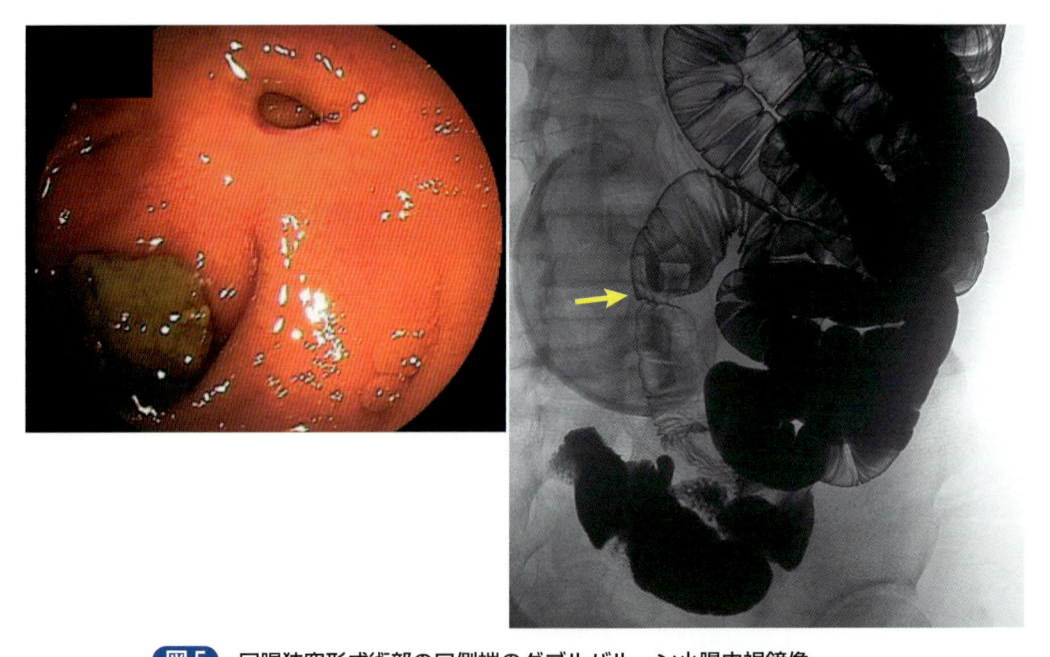

図5 回腸狭窄形成術部の口側端のダブルバルーン小腸内視鏡像

術後にインフリキシマブを投与し，狭窄形成術部の潰瘍が粘膜治癒する過程で形成されたと思われる狭窄（a）と同部の内視鏡下選択造影像（b，矢印）．狭窄口側に糞石を認める．

- 狭窄形成術が施行されるような部位は，粘膜面に炎症が残存していることが多い．そのことを前提にした術後の内科的治療と，その効果確認を目的とした内視鏡観察が必要である．狭窄形成術部の術後は，手術による口径不同なのか病変再発による口径不同なのかが内視鏡以外の画像診断では区別が困難な場合も多いので，注意を要する（図5）．

> **MEMO** 回盲部切除後吻合部の内視鏡所見

- 吻合部の吻合線上に生じたびらん，潰瘍はクローン病再発でなく吻合部虚血による変化と考えられている．一方，吻合部の口側に生じた病変はクローン病再発ととらえ，区別を要する（図6）．

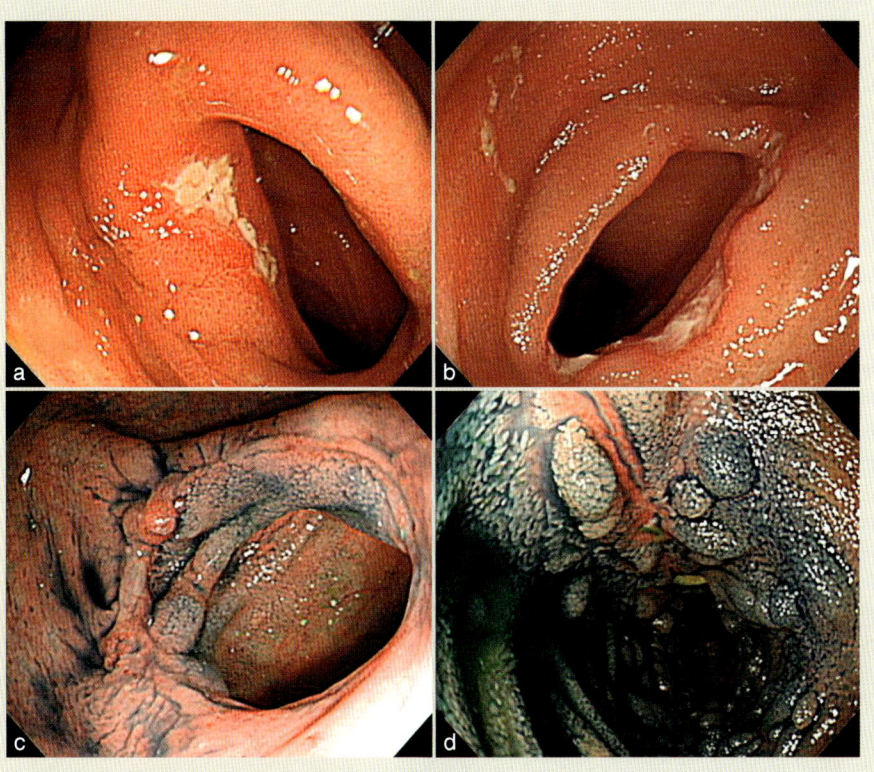

図6

回盲部切除後吻合部の虚血による浅い潰瘍（a）と，その口側の回腸に認めたクローン病再発による潰瘍（b）．一方，虚血による潰瘍性病変の所見を認めない回盲部切除後吻合部（c）と，その口側の回腸の縦走するほぼ瘢痕といえる像（d）．

ADVICE
- 吻合部狭窄が予想される場合は，入院のうえ，内視鏡的バルーン拡張術の同意も得て内視鏡検査を行うことになるが，バルーン拡張が成功した後，深部挿入にこだわりすぎて，拡張が成功した吻合部が穿孔をきたすことがないように注意する（図7）．

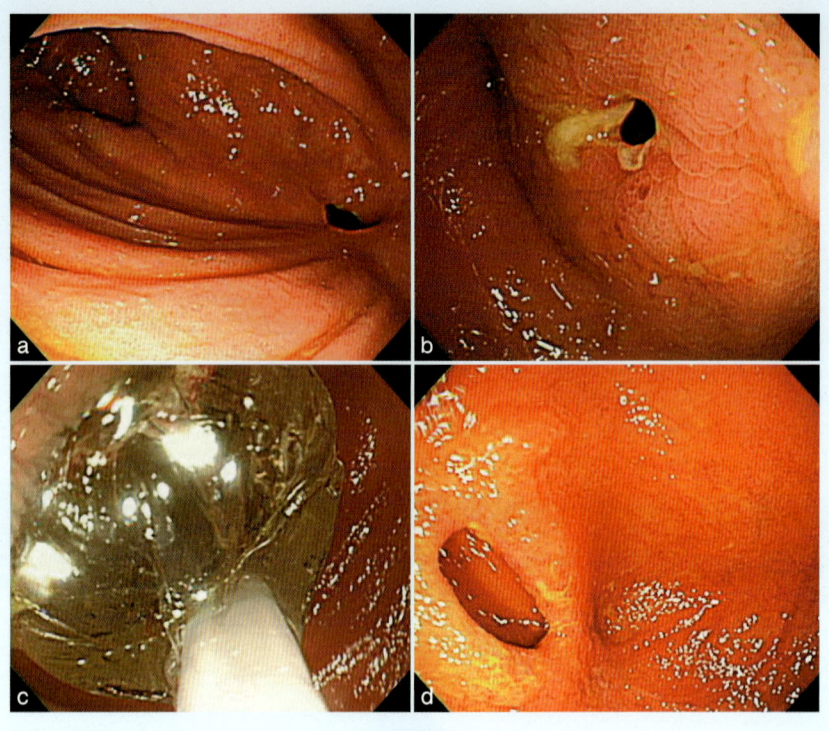

図7
回盲部切除後吻合部の狭窄（a）と，その狭窄を内視鏡的バルーン拡張し，さらに口側に挿入したときに回腸中部で認めた狭窄（b）．同部も内視鏡的バルーン拡張すると（c），さらに口側に別の狭窄を認めた（d）．

文献

1) Rutgeerts P, Geboes K, Vantrappen G, et al：Predictability of the postoperative course of Crohn's disease. Gastroenterology 1990；99：956-963
2) De Cruz P, Kamm MA, Hamilton AL, et al：Crohn's disease management after intestinal resection：a randomised trial. Lancet 2015；385：1406-1417
3) 渡辺憲治，森本謙一，野口篤志，他：クローン病に対するパテンシーカプセル．臨牀消化器内科 2013；28：1076-1081
4) Morimoto K, Watanabe K, Noguchi A, et al：Clinical impact of ultrathin colonoscopy for Crohn's disease patients with strictures. J Gastroenterol Hepatol 2015；30（Suppl 1）：66-70

〈渡辺憲治，末包剛久，佐野弘治〉

第5章 内視鏡によるIBDモニタリング

【各論】クローン病

❸ 臨床症状と内視鏡所見が一致しない症例
（治療強化をどうやって決めるか？）

I. クローン病に対する大腸内視鏡による活動性の評価

- クローン病と診断された患者に対するモニタリング（画像検査）に関して，ある程度，確立された方法が示されているのは，術後患者に対する大腸内視鏡検査のみである．
- クローン病において，臨床症状と実際の病気の活動性は相関しないことが知られている．
- モニタリングとして，どのような画像検査を行うかは病変部位の影響を受けると同時に，各施設での availability に依るところが大きい．
- もっとも正確に病気の活動性をモニタリングする方法として，内視鏡検査はゴールドスタンダードであり，とくに，大腸内視鏡検査はどの施設でも施行可能な検査である．
- 大腸内視鏡検査にて病気の活動性を評価して治療を行った比較的症状の乏しい症例を，反省を込めて提示する．

II. 症 例

- 症例　70歳代，女性．併存疾患なし．ADL も自立

　2005年2月に下痢，腹痛，微熱，口腔内びらんにて発症．同年5月に前医にて大腸内視鏡検査が施行され，「クローン病疑い」と診断．症状が軽微であったため，経過観察とされた．
　2006年5月，腹痛の出現にて当科紹介受診．同年7月に大腸内視鏡検査を施行（図1）．内視鏡所見からクローン病（小腸大腸型）と診断（生検組織に類上皮細胞肉芽腫を認めず）．経口抗菌薬（メトロニダゾールおよびレボフロキサシン）の内服にて症状は軽快．その後は下痢，腹痛出現時に短期間の抗菌薬で対処．
　2009年9月，臨床的には寛解であったが，大腸内視鏡検査を施行（図2）．とくに治療強化は行われなかった．
　2010年11月，腹痛，体重減少が出現（Hb 10.4 g/dl, CRP 12.16 mg/dl）．プレドニゾロン30 mg の内服を開始．症状は速やかに改善．プレドニゾロンは約10週間で漸減，中止とした．漸減中にアザチオプリンおよび6-メルカプトプリンを投与したが，いずれも嘔気などで不耐であった．
　2011年9月，腹痛が出現．抗菌薬投与にて軽快．
　2012年7月，腸閉塞にて入院．同年8月に結腸部分切除術を施行（上行結腸および横行結腸）．術後経過は良好にて退院．

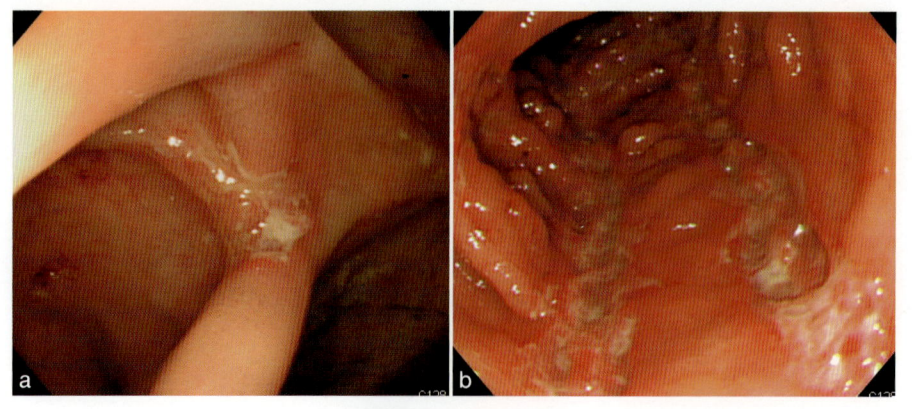

図1 2006年7月
a：回盲弁には浅い潰瘍，また，終末回腸には小びらんを数カ所認めるのみであった．
b：上行結腸から横行結腸にかけて敷石像を伴う縦走潰瘍を認めた．

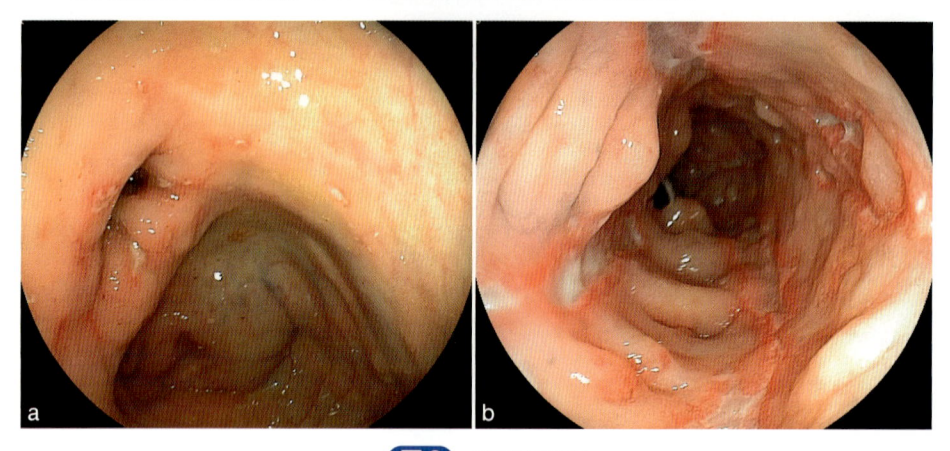

図2 2009年9月
a：回盲部には浅いびらんが散在．
b：結腸の縦走潰瘍は浅くなっている印象を受けた．

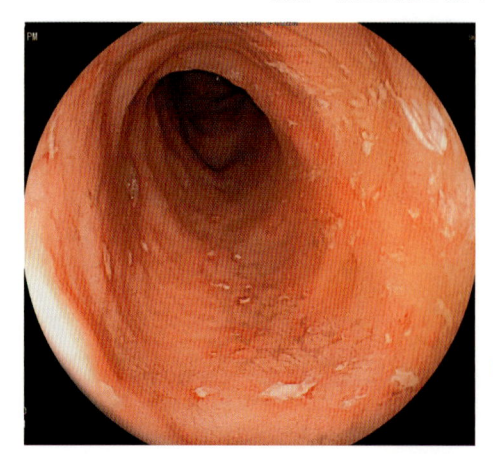

図3 2013年4月
終末回腸に小潰瘍を伴うびまん性の炎症を認める．狭窄は認めない．

　2013年4月，軟便，腹部不快感があり，大腸内視鏡検査を施行（図3）．メサラジン2gの内服を開始．症状の改善を認めた．
　2015年1月（発病10年），CRPは陽性だが，臨床的には寛解を維持している．

> **MEMO** クローン病は漫然と診ないことが重要
>
> クローン病は症状が安定していても進行性の病気であることを理解し，漫然と処方などを継続するのではなく，内視鏡検査などの客観的な方法で病変の進行を評価する必要がある．

III. 考 察

- 高齢発症のクローン病の患者である．
- 診断に関して，年齢からはむしろ結核などが懸念されたが，その後10年の経過もクローン病で矛盾はないものと思われる．
- 一般的には高齢発症のクローン病は比較的まれであり，大腸型が多く，手術を要する腸管合併症のリスクは高くないと報告されている[1]．
- 一方，ステロイド投与は予後不良因子の一つと考えられている．
- 本症例に関して，腸閉塞を合併する前に，内視鏡検査の所見から生物学的製剤の投与を考慮すべきであったと思われる（"Treat-to-target strategy"）[2]．
- 最後の内視鏡検査から2年が経過．臨床的には寛解だが，内視鏡またはMRIなどによる画像検査にて病変の評価を行い，狭窄など病変の進行が認められるのであれば，患者は70歳代ではあるが，生物学的製剤の投与を考慮すべきであると思われる．
- 治療変更後の粘膜治癒の評価としては，さまざまな臨床試験の結果からは半年程度が適切と思われる[2]．

> **MEMO** Treat-to-target strategy とは？
>
> "Treat-to-target strategy"とは粘膜治癒を治療目標として内科治療を変更し，予後の改善を期待する治療戦略であるが，その実行可能性および有用性には検討が必要である．

> **ADVICE** クローン病の治療方針決定に際して，1回の説明で終わらせず，治療のメリット・デメリットに関する患者の疑問に丁寧に答えてください．一般的には病状の進行は緩徐なため，患者と十分に話をする時間はあると思われます．

文 献

1) Charpentier C, Salleron J, Savoye G, et al：Natural history of elderly-onset inflammatory bowel disease：a population-based cohort study. Gut 2014；63：423-432
2) Bouguen G, Levesque BG, Pola S, et al：Endoscopic assessment and treating to target increase the likelihood of mucosal healing in patients with Crohn's disease. Clin Gastroenterol Hepatol 2014；12：978-985

（長堀正和）

【各論】クローン病

❹ 小腸病変のモニタリング
― 内視鏡か造影か CTE/MRE か？

I. 小腸病変のモニタリング方法

- クローン病の80％以上に小腸病変があり，小腸のモニタリングが必要である．
- 病状が変化したときに行うものと，定期的なものとがある．
- 術後も再燃がしばしばあるので，術後3〜6カ月で吻合部を中心に再評価を行う．
- 内視鏡的アプローチが容易ではないため多種のものがある[1]（**表1**）．
- カプセル内視鏡，バルーン内視鏡，CT enterography/enteroclysis（CTE），MR enterography/enteroclysis（MRE）は相補的なものである[2]．
- 病状の変化には膿瘍の形成や瘻孔などの腸管外病変が関係することも多く，画像診断は有用である．
- 費用対効果を含めたモニタリング方法の最適なストラテジーについてのデータはない．
- 病状と各施設の状況に応じ方法を選択する．

表1 種々の小腸検査法

検査方法	全小腸観察	管腔の観察	壁の評価	周囲組織評価	侵襲性	放射線使用	アクセス
腹部単純X線写真	+	−	−	−	−	+	+++
小腸造影	+++	+++	+++	−	++	+++	++
造影CT	+++	+	++	+++	+	+++	+++
腹部超音波検査	−	+	++	++	−	−	++
CT enterography	+++	++	++	+++	+	+++	++
MR enterography	+++	++	++	+++	+	−	+
バルーン内視鏡	++	+++	−	−	+++	+	+
カプセル内視鏡	++	+++	−	−	−	−	+

〔Van Weyenberg SJ, et al：Gastrointest Endosc Clin N Am 2009；19：389-407[1]より作表〕

II. 小腸造影（図1）

- 小腸造影法には造影剤を直接嚥下させる経口法と，経鼻管を挿入して行う経管法とがある．
- 造影剤としてバリウム，ガストログラフイン®がある．

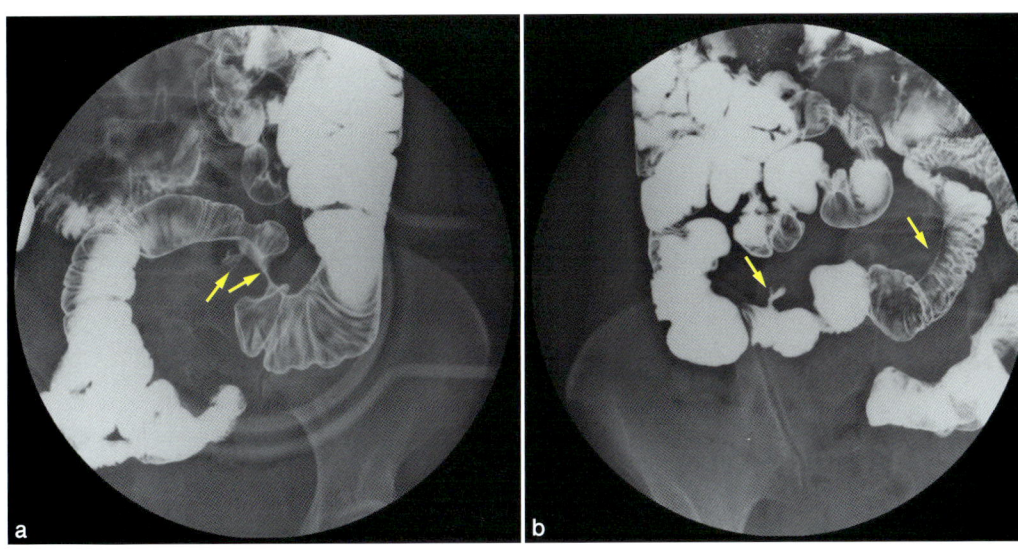

図1 小腸造影 経口法
a：上部回腸に口側拡張を伴う狭窄，瘻孔がみられる（矢印）．
b：中部回腸に弧状変形，瘻孔がみられる（矢印）．

- バリウムによる二重造影では，粘膜の精細な評価が可能である．
- 病変の範囲がわかり客観性が高い．
- バリウムは便秘に注意する．
- ガストログラフイン®は苦く飲みにくい．
- 経鼻管の挿入が必要であるといった侵襲性がある．
- 被曝の問題があり頻回の検査は躊躇される．
- 下部回腸の描出が困難なことがある．
- 経口法では70％バリウムに消泡剤を少量混ぜ，300 m*l*内服して撮像する．
- 圧迫して撮像していく．適宜，発泡剤も併用する．
- 経管法では，まず経鼻管を挿入し，先端をTreiz靱帯を越えた位置に置く．

III. 大腸内視鏡（図2）

- 大腸のみならず回腸終末部も観察する．
- 細径機種では下部回腸も観察できることがある．

IV. CTE

- multi-detector low CTでは横断面に加え，矢状断，冠状断などの像を得ることができる．
- CT endoscopyやair enema像も作成できるが，おもにMPR像が使用される．
- 拡張剤を経口投与するCT enterographyと経管的に投与するCT enteroclysisとがある．

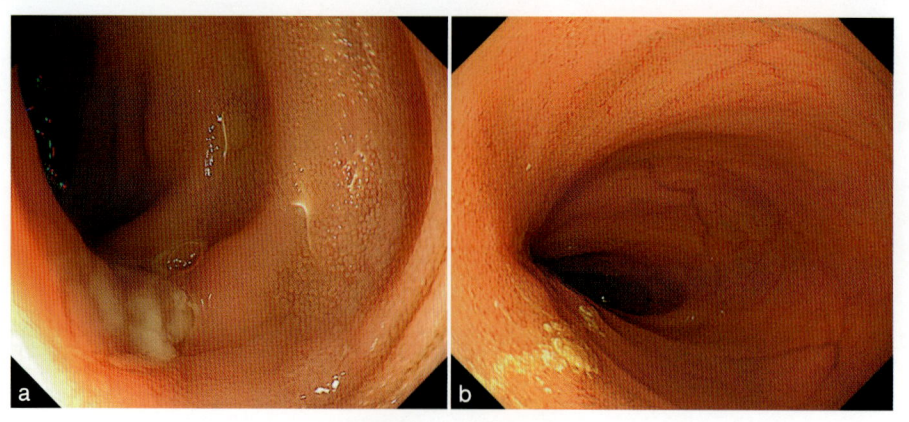

図2 大腸内視鏡
a：下部回腸に縦走傾向のある潰瘍が観察された.
b：アダリムマブを使用し，1年後には潰瘍は縮小し，瘢痕化している.

- 近位小腸は腸管を十分に拡張できず評価が困難なことがある.
- 広く普及しており，空間分解能が高く検査時間も短いといった利点がある.
- 定期検査に加え，緊急検査などでクローン病患者は生涯の検査回数が多く，被曝の問題がある[3].

V. MRE（図3, 4）

- 被曝がない.
- 腸管を液体で拡張させて撮像する.
- 拡張剤を経口投与する MR enterography と経管的に投与する MR enteroclysis とがある.
- 小腸に加え大腸も検査するものは，MR enterocolonography（MREC）という.
- 腸管の拡張度が検査の質に影響することや，多数のシークエンスを組み合わせて評価するため複雑であり，撮像時間がかかる（表2）.
- 空間分解能は CT に劣るが，組織分解能は高い.
- 炎症の評価には優れているが，炎症が消退した後の狭窄などの腸管損傷の検出には不十分である[4].
- スコアとして，Magnetic Resonance Index of Activity（MaRIA）が使用されることが多い[5]（表3）.

VI. カプセル内視鏡

- 飲み込むだけで小腸全体を観察でき，低侵襲性である.
- 駆動系をもたないため受動的な観察にとどまる.
- 狭窄があると滞留することがある.
- 狭窄が疑われる場合は，開通性を確認するパテンシーカプセル（PC）を使

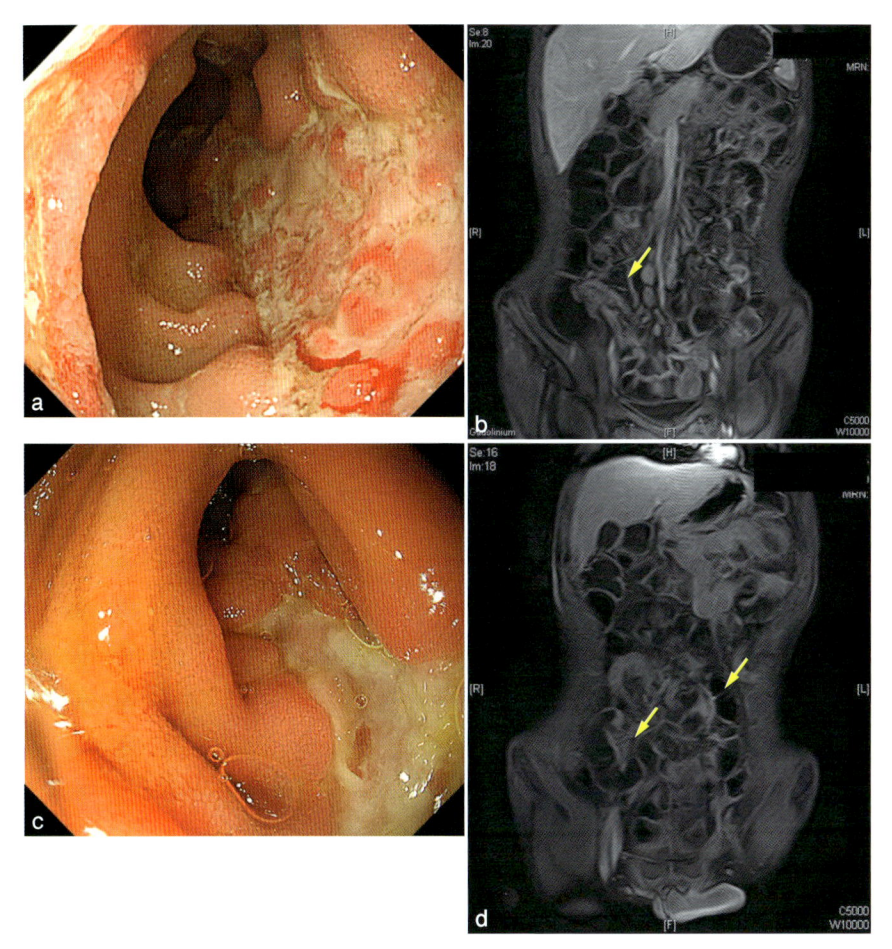

図3 再燃例
a：下部回腸に縦走潰瘍がみられる．
b：MREC では，下部回腸の壁肥厚，増強効果がみられる（矢印）．
c：アダリムマブを開始しいったん改善したが，10 カ月後に再燃した．
　縦走潰瘍がみられる．
d：MREC では，回腸に非連続性に壁肥厚，増強効果がみられる（矢印）．

用する[6]．
- 病状のスコアとして，Lewis スコア[7]，Capsule Endoscopy Crohn's Disease Activity Index（CECDAI）[8]がある．

VII. バルーン内視鏡（図3～5）

- 観察に加え，瘻孔造影や選択的造影，病理標本採取や内視鏡治療も可能である．
- 2種の機器がある．
  ・Double-balloon endoscopy（DBE）：内視鏡バルーンあり
  ・Single-balloon endoscopy（SBE）：内視鏡バルーンなし
- 経肛門検査は外来でも可能である．

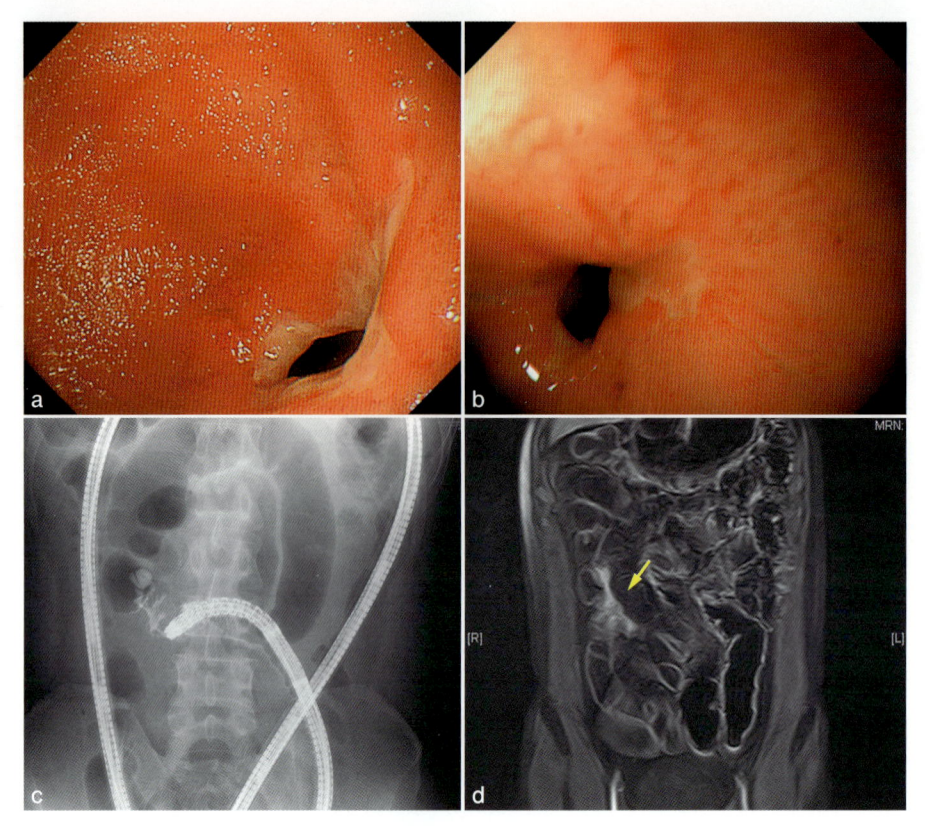

図4 狭窄例

a：上部回腸に潰瘍を伴う狭窄がみられる．
b：バルーン拡張施行1年後も潰瘍を伴う狭窄がみられる．
c：内視鏡時の造影で狭窄と口側拡張がみられる．
d：MRECでは，上部回腸に偏側性変形，壁肥厚，増強効果がみられる（矢印）．

表2 MRECシークエンス

① SSFP coronal → 拡張剤到達確認
② SSFP cine coronal
　ブスコパン注入
③ SSFP（6mm）coronal
④ FASE transverse
⑤ FASE（5mm）coronal
⑥ T1（5mm）coronal
⑦ T1 3D dynamic coronal
⑧ T1 3D transverse
⑨ T1 3D sagital
⑩ DWI transverse
⑪ T1 3D coronal（7mm）
⑫ FASE transverse

SSFP：steady state free precession
FASE：fast advanced spin echo
DWI：diffusion weighted imaging
3D：dimensional dynamic diagnostic scan

表3 Magnetic Resonance Index of Activity (MaRIA) スコア

MaRIA ＝ [1.5 × 壁厚（mm）]
　　　　＋[0.02 × relative contrast enhancement]
　　　　＋[5 × 浮腫]＋[10 × 潰瘍]

回腸，上行結腸，横行結腸，下行結腸，S状結腸，直腸の合計
　Mucosal healing ＜ 7
　Ulcer healing 　＜ 11

〔Rimola J, et al：Gut　2009；58：1113-1120[5]に基づく〕

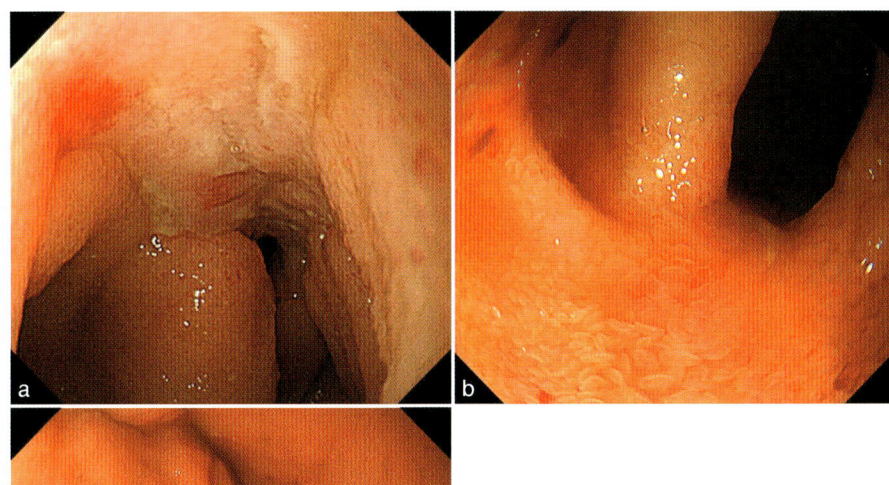

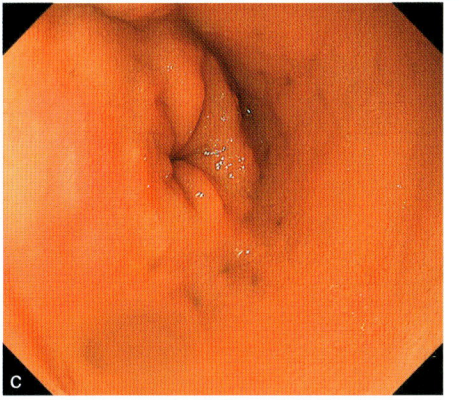

図5 改善例
a：下部回腸に幅の広い潰瘍がみられ，ここまでの観察とした．
b：免疫調整薬を開始し栄養療法を強化して，半年後には，潰瘍は縮小している．
c：内視鏡挿入性が改善し，全小腸観察が可能となった．

- 経口検査は深い鎮静が必要で，肺炎や膵炎の可能性もあるので入院検査が勧められる．
- 癒着があると局所に強い力が加わりやすく穿孔の可能性がある．
- しばしば挿入困難例があり，とくに瘻孔や深い潰瘍がある場合は深部挿入できないため，クローン病での全小腸観察は難しい．
- 微小病変も指摘できるが，小病変が予後へ影響するのか，その意義は明らかではない．
- 内視鏡的評価法としていくつか提案されている．Rutgeertsのものは簡便であるが，原法は術後評価に用いられた[9]．CDEIS[10]やSES-CD[11]は大腸を主体としており，小腸の重みは小さく全体像の評価には不十分である．

> **MEMO** 小腸内視鏡の挿入・観察のコツ
> - 小腸内視鏡は軟らかいスコープであり，複雑なループを作りやすい．挿入途上で適宜透視を併用して，いわゆる同心円になっているかを確認する．ループ解除を試みてもよいが，癒着がある場合は無理な操作はしない．
> - 基本的に抜去時に観察するが，スコープやオーバーチューブによるアーチファクトができることも少なくない．挿入時にも病変の有無に注意しておく．小病変は挿入時にクリスタルバイオレットなどでマーキングしておくと抜去時に認識しやすい．

5 内視鏡によるIBDモニタリング

④ 小腸病変のモニタリング — 内視鏡か造影かCTE/MREか？

> **ADVICE**
> - 現行の小腸内視鏡は拡大機能がないが解像度は高く，浸水下で観察すると絨毛も詳細に観察できる．ジメチコン水で腸内容を洗浄した後に透明な水で管腔を満たして観察する．貯水が困難な場合には，体位変換やバルーンを使用する．
> - 軽度の狭窄であれば，内視鏡的拡張術を施行して深部観察が可能である．しかし，スコープは通過してもオーバーチューブの通過は困難なことも少なくなく，抵抗を感じた場合は無理に押し込まないほうがよい．

文献

1) Van Weyenberg SJ, Van Waesberghe JH, Ell C, Pohl J：Enteroscopy and its relationship to radiological small bowel imaging. Gastrointest Endosc Clin N Am 2009；19：389-407
2) Pennazio M, Spada C, Eliakim R, et al：Small-bowel capsule endoscopy and device-assisted enteroscopy for diagnosis and treatment of small-bowel disorders：European Society of Gastrointestinal Endoscopy (ESGE) Clinical Guideline. Endoscopy 2015；47：352-386
3) Kerner C, Carey K, Mills AM, et al：Use of abdominopelvic computed tomography in emergency departments and rates of urgent diagnoses in Crohn's disease. Clin Gastroenterol Hepatol 2012；10：52-57
4) Takenaka K, Ohtsuka K, Kitazume Y, et al：Comparison of magnetic resonance and balloon enteroscopic examination of the small intestine in patients with Crohn's disease. Gastroenterology 2014；147：334-342
5) Rimola J, Rodriguez S, García-Bosch O, et al：Magnetic resonance for assessment of disease activity and severity in ileocolonic Crohn's disease. Gut 2009；58：1113-1120
6) Nakamura M, Hirooka Y, Yamamura T, et al：Clinical usefulness of novel tag-less Agile patency capsule prior to capsule endoscopy for patients with suspected small bowel stenosis. Dig Endosc 2015；27：61-66
7) Gralnek IM, de Franchis R, Seidman E, et al：Development of a capsule endoscopy scoring index for small bowel mucosal inflammatory change. Aliment Pharmacol Ther 2008；27：146-154
8) Gal E, Geller A, Fraser G, et al：Assessment and validation of the new capsule endoscopy Crohn's disease activity index (CECDAI). Dig Dis Sci 2008；53：1933-1937
9) Rutgeerts P, Diamond RH, Bala M, et al：Scheduled maintenance treatment with infliximab is superior to episodic treatment for the healing of mucosal ulceration associated with Crohn's disease. Gastrointest Endosc 2006；63：433-442
10) Mary JY, Modigliani R：Development and validation of an endoscopic index of the severity for Crohn's disease：a prospective multicenter study. Groupe d'Etudes Therapeutiques des Affections Inflammatoires du Tube Digestif (GETAID). Gut 1989；30：983-989
11) Daperno M, D'Haens G, Van Assche G, et al：Development and validation of a new, simplified endoscopic activity score for Crohn's disease：the SESCD. Gastrointest Endosc 2004；60：505-512

（大塚和朗，竹中健人，渡辺　守）

第6章

IBD治療中の特殊ケース

1 難治性潰瘍性大腸炎におけるCMV感染合併
― どこまで内視鏡でわかるか？

　難治性潰瘍性大腸炎にサイトメガロウイルス（以下；CMV）感染が合併した場合の内視鏡像の特徴は，多彩な潰瘍が多発することである．発赤，びらん，アフタ様潰瘍，不整形潰瘍，円形潰瘍，地図状潰瘍，打ち抜き様潰瘍などの報告がなされている．しかしながら，CMV感染の診断の決定打となる内視鏡所見は明らかとなっていない．組織中の核封入体の検出は細胞に感染しているCMVの証明となり，感染症と診断できるが，検出率は必ずしも高くない．患者背景，PCR（polymerase chain reaction）法による組織中CMV-DNAの検出ならびに内視鏡所見の組み合わせが，CMV感染合併潰瘍性大腸炎治療の確立に有用であるかもしれない．

I. human cytomegalovirus とは

- human cytomegalovirus（HCMV）は β-ヘルペスウイルス亜科に属する一つであり，動物ウイルスで最大の235 kbpのゲノムをもつ．HCMVは種特異性が強く，ヒトのみで増殖する．生体内では，線維芽細胞，上皮細胞，マクロファージ，平滑筋および内皮など多くの臓器，組織細胞で増殖する汎臓器向性を示すことが証明されている．
- 初感染後，骨髄や末梢血単核球と顆粒球-マクロファージ前駆細胞において，終生潜伏感染するとされている．HCMVは，骨髄ではCD34$^+$/33$^+$前駆細胞に潜伏感染し，末梢血では分化したCD14$^+$ monocyte系細胞に潜伏感染していることが明らかとなってきた[1]．これらの細胞が，組織に入り，マクロファージや樹状細胞に分化するとHCMVが再活性化する．とくにTNF-α（tumor necrosis factor-α），GM-CSF（granulocyte macrophage-colony stimulating factor）をはじめとする炎症性サイトカインの刺激によりCMVの再活性化が誘導される．通常，再活性化が生じても，局所ではCD8陽性T細胞やB細胞から分泌されるHCMV特異的抗体により感染制御がなされており，感染拡大することがない．

II. HCMV 診断方法

1. HCMV 免疫学的検査

- 血清学的な観点から述べると，約60〜70％の正常健人がHCMVのcarrier

である（最近はやや低下ぎみのような印象も受ける）．
- HCMV-IgM は初期感染後，2～6 週間後に上昇してくる．正常健人では IgM 抗体は通常 2～3 カ月で低下する．しばしば，1 年からまれに 2 年間持続することがあり，再感染でもまれに出現する（0.1～2％）．
- また，HCMV-IgG 抗体の 4 倍以上の上昇が，HCMV 感染の一つの診断基準とされている．抗体測定は HCMV 未感染患者のスクリーニングには有用であるが，HCMV carrier からの再活性化の評価には有用ではない．

2. HCMV 抗原検出

- HCMV の分離を行うことなく，あるいはそれに先行して，検体中より直接 HCMV の抗原を検出する方法である．一般的には HCMV の前初期（immediat-early；IE）抗原や HCMV pp65 抗原に対する抗体を用いる酵素抗体法により，感染細胞の検出が行われている（HCMV antigenemia 法）．この方法は末梢血や髄液を用いても行える．
- 抗原陽性細胞の検出は，HCMV の活動的感染を示しているとされている．その一方で，感染性のない HCMV の流産感染であっても，IE 遺伝子や初期遺伝子から発現した抗原は検出されうるので，この点には注意を払う必要がある．また HCMV 感染細胞でなくても，単に抗原を取り込んだ細胞も抗原陽性細胞として検出されうる[2]．もっとも重要な点は，末梢血の再活性化＝消化管臓器での HCMV の活性化を反映しているわけではないということである．

3. CMV の組織診断

- 各臓器 HCMV 感染診断の golden standard は，組織学的に inclusion body が存在するかどうかである（典型的な HCMV 感染細胞は巨大化し広い halo をもつ cytomegalic inclusion body を呈する＝HCMV の増殖が盛んであることを反映している）．
- 潰瘍底からの生検での陽性率が高い．われわれの施設で，潰瘍底と潰瘍辺縁の組織における CMV-DNA copy 数の違いを，mucosal PCR 法により比較検討した．その結果，CMV-DNA 陽性例においては，潰瘍底組織における CMV-DNA copy 数は潰瘍辺縁組織と比べ，有意に高いことが示されている．このことは，潰瘍底において CMV の増殖が盛んに行われていることを反映している．生検組織における CMV の検出率を向上させるためには，潰瘍底からの生検が推奨されている．しかしながら，潰瘍底からの生検は穿孔を伴う危険があり，慎重に行うべきであろう．
- 近年では，HE 染色のみならず，CMV 特異的な抗体や *in-situ* DNA probe を用いることにより生検組織における CMV 検出感度は向上している（図1）．CMV は核内で inclusion body を作るだけではなく，細胞質内でも同様の封

a：HE染色像　　　　　　　b：CMV抗原免疫染色像

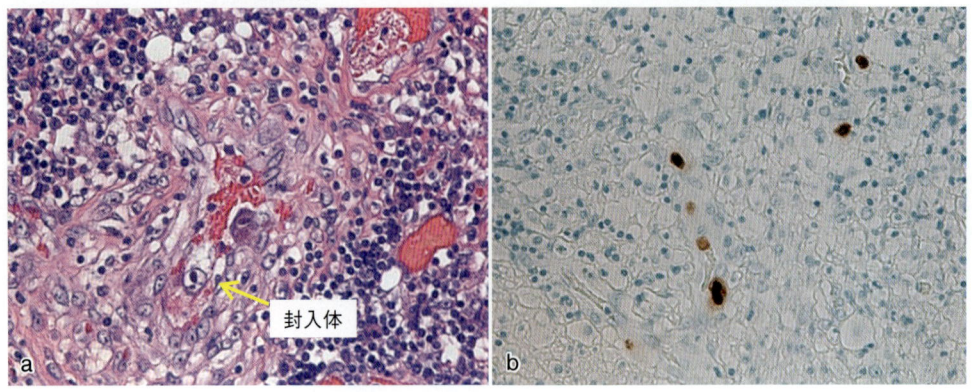

封入体

図1　大腸病理組織所見（×400）

入体（cytoplasmic inclusion body）を伴う．この細胞質内封入体はHE染色のみでは判別困難である．

4. HCMVの核酸診断

- 一般的にPCRに代表されるプライマーを用いる核酸増幅法が行われることが多い．この方法は血中のみならず，他臓器におけるCMV感染症を診断する場合においても有用である．ただし，組織CMV-DNAの検出のみでは抗ウイルス薬投与の決めてとならず，臨床症状や他の検査結果を加味して判断すべきである．

> **MEMO**
> - 炎症性サイトカインの刺激によりCMVの局所での再活性化が誘導される．
> - antigenemiaが陽性でも，消化管臓器におけるHCMVの活性化を反映しているわけではない．
> - 生検組織におけるCMVの検出率を向上させるためには，潰瘍底からの生検が推奨されているが，慎重に行うべきである．
> - 大腸組織中CMV-DNA陽性のみでは，抗ウイルス薬投与の決定要因とはならない．

III. CMV感染合併の臨床像とは

- 一般に，CMV腸炎の臨床症状は下痢，下血・血便，腹痛，発熱，体重減少などであるが，下血・血便と下痢がもっとも多い．しかしながら，これらの症状は潰瘍性大腸炎増悪時にはすでに認められており，症状だけでは潰瘍性大腸炎患者におけるCMV感染合併を鑑別することは困難である．
- 病変部位は多くは区域性であるが，全大腸の場合もある．区域性の場合，右側に多いとする報告がみられる[3]．小腸での好発部位は終末回腸であり，内

視鏡検査の際には終末回腸の観察が必要であるが，潰瘍性大腸炎増悪時には全大腸を観察することは必ずしも容易ではない．重症潰瘍性大腸炎患者に内視鏡を行う場合，多くの場合は sigmoidscopy で終わることも多く，sigmoidscopy での生検組織診断のみでは CMV 感染診断率の低下につながるかもしれない．

IV. CMV 感染による内視鏡所見

- 青柳らにより CMV 感染例では打ち抜き潰瘍，地図状潰瘍，縦走潰瘍，びらんを高率に認めたとの報告があり[4]，また和田らによると，CMV 感染例では地図状潰瘍と縦走潰瘍が多い傾向にあるとの報告がなされている[5]．このように，内視鏡像の特徴は多彩な潰瘍が多発することであり，アフタ様潰瘍，不整形潰瘍，円形潰瘍，打ち抜き様潰瘍，帯状潰瘍，巨大潰瘍，縦走潰瘍，横走潰瘍，粘膜脱落，偽膜様病変などが報告されている．
- CMV 腸炎の潰瘍形成機序は，一般的に血管内皮細胞で CMV が活性化増殖し，炎症細胞と血管内皮の巨細胞化により血管内腔が狭小化し，粘膜に虚血性変化が生じるためであるとされている．CMV 腸炎には偽膜を伴う場合もあり，小隆起の多発した像ではなく，大きな潰瘍に偽膜を伴う像であることが特徴である[3]．
- われわれは，治療抵抗性の潰瘍性大腸炎患者に内視鏡検査を行い，客観的なスコアリングを行ってみた．しかしながら，CMV 陽性と陰性患者群との間でスコアリングに差は認められなかった[6]．海外の報告でも特徴的な内視鏡所見を指摘する報告はなく，CMV 感染合併例では潰瘍性病変を伴うことが多いと記述されているだけである[7]．

〈腸管局所 CMV 再活性化と内視鏡所見・治療内容の関連〉

今回われわれは，腸管局所の CMV-DNA 再活性化と内視鏡所見との関連について検討を行った．

- 対　象：腸管粘膜からの生検組織を用いて遺伝子学的検査（mucosal PCR）にて CMV 再活性化を検索しえた中等症〜重症の潰瘍性大腸炎患者 82 例である．患者背景は，年齢 40.8 ± 17.8，性別（男／女）47/34，Lichtiger index 9.5 ± 2.7，罹患範囲は全大腸炎型 54 例，左側大腸炎型 20 例，直腸炎型 8 例であった．
- 方　法：生検組織を用いて，大腸粘膜内の CMV-DNA を検出し，≧ 10 copies/mg DNA を陽性と判定した．以下の二つの項目について検討した：① 腸管局所 CMV 再活性化と内視鏡所見の関連性，② 腸管局所 CMV 再活性化と治療内容の関連性についてである．
- 結果①：潰瘍性病変の分類を深掘れ，地図状，縦走，散在性に分けて検討した結果（図 2），形態と CMV-DNA 陽性率との関連性はなく，関連が認められたのは潰瘍性病変の有無であった（表 1）．さらに，潰瘍性病変のない粘膜性状を検討した結果，発赤と浮腫が CMV-DNA 陽性と関連していること

が示唆された（図3，表2）．加えて，びらん，発赤，浮腫を伴う粘膜病変ではCMV-DNA copy数が上昇していることが認められた（表3）．
- 結果②：次に，治療薬剤との関連を検討した結果，ステロイド剤と免疫抑制剤を併用した症例でCMV-DNA陽性率が高い傾向を示した（表4）．

深掘れ　　　　　　　　　地図状

縦走　　　　　　　　　　散在性

図2 潰瘍性病変の分類

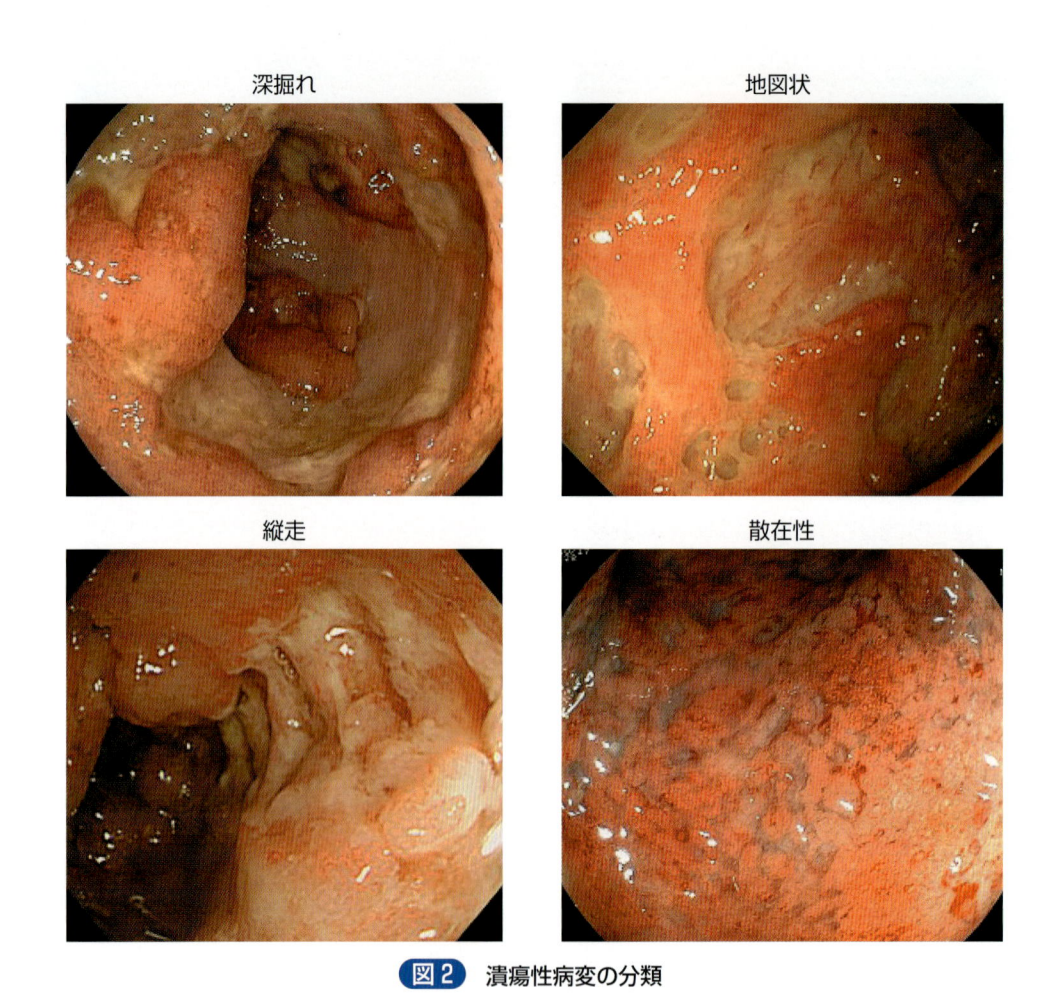

表1 腸管局所CMV再活性化と潰瘍性病変との相関

潰瘍性病変		CMV-DNA 陰性 (n = 42)	CMV-DNA 陽性 (n = 40)	p-value
有無	なし	22 (52.4%)	12 (30.0%)	0.047
	あり	20 (47.6%)	28 (70.0%)	
形態	深掘れ	3 (7.1%)	4 (10.0%)	0.709
	地図状	9 (21.4%)	12 (30.0%)	0.452
	縦走	5 (11.9%)	9 (22.5%)	0.248
	散在性	18 (42.9%)	25 (62.5%)	0.124

表2 腸管局所CMV再活性化と粘膜所見の相関

粘膜所見	CMV-DNA 陰性 (n = 42)	CMV-DNA 陽性 (n = 40)	p-value
びらん	40 (95.2%)	40 (100%)	0.494
発赤	7 (16.7%)	27 (67.5%)	< 0.001
浮腫	11 (26.2%)	24 (60.0%)	0.004
粘液付着	13 (31.0%)	18 (45.0%)	0.255

びらん　　　　　　　　　発赤

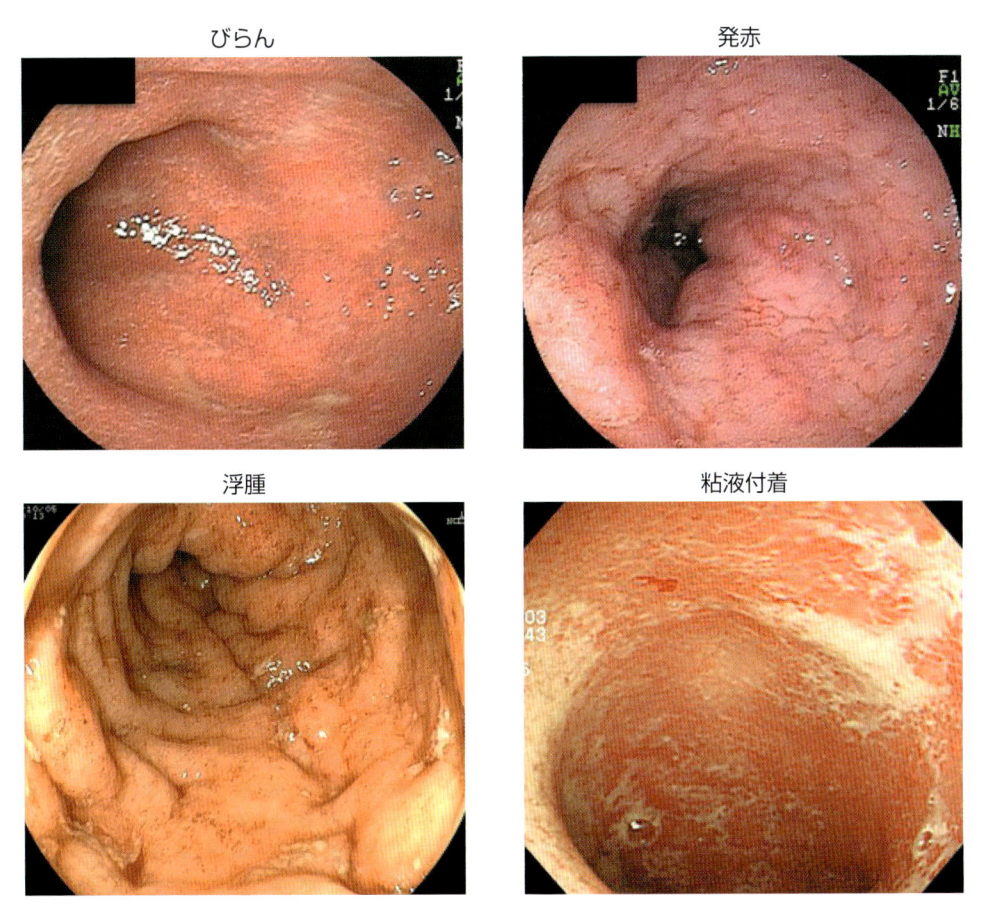

浮腫　　　　　　　　　粘液付着

図3 潰瘍性病変以外の粘膜所見の分類

表3 CMV-DNA copy数と内視鏡所見の相関

内視鏡所見	CMV-DNA (copies/μg DNA)		
	Negative (< 10, n = 42)	Low copies (10～100, n = 10)	High copies (100 ≦, n = 30)
潰瘍	20 (47.6%)	7 (70.0%)	21 (70.0%)
びらん	40 (95.2%)	10 (100%)	30 (100%)
発赤	7 (16.7%)	7 (70.0%)[1]	20 (66.7%)[1]
浮腫	11 (26.2%)	6 (60.0%)	18 (60.0%)[1]
粘液付着	13 (31.0%)	5 (50.0%)	13 (43.3%)

[1]: $p < 0.05$ compared to CMV-DNA negative group

- 考　察：今回のわれわれの検討結果より，ステロイドを含む免疫抑制効果のある薬剤を2剤以上投与されている患者で，潰瘍性病変を伴い，介在粘膜の発赤，浮腫が強い内視鏡所見を呈する場合はCMV感染を合併していると考えられる．また抗ウイルス薬の投与の適応に関しては，CMV-DNA copy数が指標となるかもしれない（図4）．

表4 CMV-DNA copy 数と治療薬剤との相関

治療内容	CMV-DNA (copies/μg DNA)		
	Negative (<10, n=42)	Low copies (10〜100, n=10)	High copies (100≦, n=30)
ステロイド	21 (50.0%)	8 (80.0%)	17 (56.7%)
免疫調節剤	14 (33.3%)	2 (20.0%)	20 (66.7%)[1,2]
Tacrolimus	7 (16.7%)	1 (10.0%)	8 (26.7%)
AZA/6MP	7 (16.7%)	1 (10.0%)	13 (43.3%)
ステロイド＋免疫調節剤併用	4 (9.5%)	1 (10.0%)	11 (36.7%)[1]

[1]: $p < 0.01$ compared to CMV-DNA negative group
[2]: $p < 0.05$ compared to Low copies number group

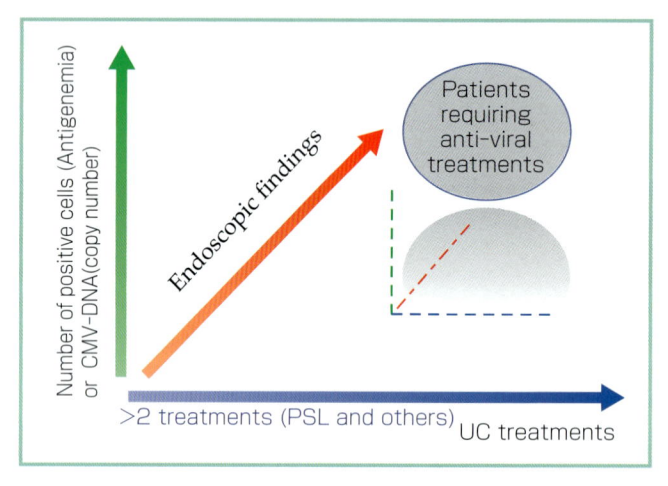

図4 抗ウイルス治療を決める三つの要因

> **MEMO**
> - CMV 感染例内視鏡像の特徴は多彩な潰瘍の多発である．
> - CMV 腸炎には偽膜を伴う場合がある．
> - 潰瘍性病変の介在粘膜に浮腫あるいは発赤が強い場合，CMV 感染合併を疑う．

おわりに

　潰瘍性大腸炎患者における CMV 感染診断の意義はどこにあるのかはまだ議論の最中である．それは，どの時点で抗ウイルス薬の介入が必要となるかが，未だ明らかとなっていないからである．潰瘍性大腸炎患者の大腸粘膜局所における CMV 再活性化は，炎症が鍵である．したがって，CMV 感染合併潰瘍性大腸炎患者に対しては，適切な抗炎症治療が first line であることに間違いはない．一方で，抗ウイルス療法が必要となる潰瘍性大腸炎患者の同定を行うこ

とが今後の課題である．潰瘍性大腸炎治療において，内視鏡は治療法を決定する modality の一つであり，CMV 感染合併の診断においてもそれは重要な役割を果たすものである．

> **ADVICE**　CMV 再活性化機序から考えて，CMV 感染合併潰瘍性大腸炎患者に対しては，まず適切な抗炎症治療を行うことである．また，抗ウイルス薬の投与の適応に関しては，患者背景，内視鏡所見，および大腸局所粘膜における CMV-DNA copy 数，組織中の CMV 陽性細胞数などの組み合わせにより総合的に判断すべきである．

文　献

1) Khaiboullina SF, Maciejewski JP, Crapnell K, et al：Human cytomegalovirus persists in myeloid progenitors and is passed to the myeloid progeny in a latent form. Br J Haematol　2004；126：410-417
2) 峰松俊夫：ヘルペスウイルス学．日本臨牀（増刊号）　2006；64：460-465
3) 大川清孝，上田　渉，佐野弘治，他：慢性感染性腸炎の内視鏡診断．Gastroenterol Endosc　2010；52：221-230
4) Aoyagi H, Chikamori F, Takase Y, et al：Infectious complications in patients with ulcerative colitis. Nippon Rinsho　1999；57：2580-2583(Review)
5) 和田陽子，松井敏幸，吉澤直之，他：難治性潰瘍性大腸炎におけるサイトメガロウイルス感染症―その診断，治療と経過．胃と腸　2005；40：1371-1382
6) Yoshino T, Nakase H, Ueno S, et al：Usefullness of quantitative real-time PCR Assay for early detection of cytomegalovirus infection in patients with ulcerative colitis refractory to immunosuppressive therapies. Inflamm Bowel Dis　2007；13：1516-1521
7) McCurdy JD, Jones A, Enders FT, et al：A model for identifying cytomegalovirus in patients with inflammatory bowel disease. Clin Gastroenterol Hepatol　2015；13：131-137

〈仲瀬裕志，本澤有介，松浦　稔〉

2 IBD における *Clostridium difficile* 感染合併例 ― 偽膜形成例と非形成例

I. *Clostridium difficile* 感染症（CDI）

1. 疫　学

- *Clostridium difficile*（*C. difficile*）は，芽胞形成性偏性嫌気性グラム陽性桿菌である．
- *C. difficile* は院内で発症する下痢症のおもな原因であり，抗菌薬関連下痢症の 20 〜 30％，抗菌薬関連腸炎の 50 〜 75％，さらに偽膜性腸炎の 90％は本菌によるとされる[1]．
- *C. difficile* の感染が引き起こす病態は，2010 年以降 *Clostridium difficile* infection（CDI）と記載されることが多い．
- *C. difficile* は外因性に病院内で獲得されることがもっとも多く，保菌率は 4 週間の入院で 50％とされる[2]．一方，健康成人では 1 〜 3％，健康新生児では 50％以上の保菌率とされる．
- 2000 年以降，欧米の病院では CDI の患者が急増し，入院期間の延長，入院費用の増加，死亡率の増加などが大きな社会問題となっている[3]．
- 近年，米国，カナダなどの北米諸国では「NAP1/BI/027」という重症で再発率の高い強毒株がアウトブレイクした[4]．

2. 病態生理

- おもに抗菌薬投与による腸内細菌叢の攪乱が *C. difficile* の異常増殖を引き起こし，CDI 発症の原因となる．
- *C. difficile* のうち約 30％が毒素産生株で，CDI の原因となる[5]．
- CDI における腸管障害は，本菌から産生される外毒素である toxin A（enterotoxin）と toxin B（cytotoxin）によって惹起される．これらの毒素は種々のサイトカイン発現を促すことで腸粘膜のバリア機能を障害し，上皮細胞のアポトーシスを誘導する．
- 近年，第三のトキシンである binary toxin も報告されたが，その病原性（pathogenicity）はまだ判明していない．前述の強毒株である「NAP1/BI/027」は，この binary toxin を産生する[4]．

3. リスク因子

- CDI 発症のリスク因子として，**表1**のような病態がある[6]．

表1 CDI 発症の高リスク患者

1. 以下の薬剤を投与された患者
    - 抗菌薬
    - プロトンポンプインヒビター
    - バラシクロビル
2. 以下の特徴を有する患者
    - 炎症性腸疾患
    - 重篤な基礎疾患
    - 消化管手術後
    - 高齢
    - 免疫低下状態（移植後）
    - 周産期の婦人
3. 環境因子
    - 長期入院
4. 検査所見
    - 低アルブミン血症
    - 抗トキシン B 抗体価の低値

〔Hookman P, et al：World J Gastroenterol 2009；15：1554-1580[6] より改変引用〕

4. 臨床像

- CDI の症状は，患者の免疫状態や基礎疾患により，数回の水様下痢を認めるのみの軽症例から，巨大結腸症を発症し致死的になる劇症例まで多様である．
- 偽膜性大腸炎は CDI の重症型ととらえられる．
- Tonna ら[7]による CDI の病型分類を**表2**に示す．単純性抗菌薬関連下痢症，非偽膜形成性下痢症が非偽膜性 *C. difficile* 腸炎に相当する．
- 非偽膜性 *C. difficile* 腸炎の内視鏡像は，斑状の発赤やアフタ様病変が認められるが非特異的であり，この所見のみでCDIと診断することは困難である．

表2 CDI の病型分類

病　型
1. 無症候性保菌者
2. 単純性抗菌薬関連下痢症 ⎫ 非偽膜性 *C. difficile* 腸炎
3. 非偽膜形成性下痢症 ⎭
4. 偽膜性大腸炎
5. 劇症型偽膜性大腸炎

〔Tonna I, et al：Postgrad Med J 2005；81：367-369[7] に基づく〕

5. 診断法

- CDIの診断は総合的になされる．つまり，①下痢（1日3回以上の形のない便），②便から毒素もしくは毒素産生性の *C. difficile* が検出されること，あるいは内視鏡検査で偽膜を証明すること，などを総合して診断する[8]．
- CDIの各種診断法には，表3に示す方法がある．
- 酵素免疫法（enzyme immunoassay；EIA）によるtoxinの証明は安価，迅速ではあるが，感度が低い（60〜75％）のが難点である．したがって，検査結果が陰性であってもCDIの可能性が否定できない場合には，より感度の高い検査を併用することが望ましい．
- GDH（glutamate dehydrogenase）は *C. difficile* が産生する抗原であるが，このGDHをEIA法で検出する方法は感度・特異度ともに高く，結果も迅速に得られることから，スクリーニング検査として広く用いられている[9]．
- 欧米のガイドラインでは，CDIの診断法として，①PCR（polymerase chain reaction）法による1段階方式，あるいは，②EIA法によるGDH，toxinのスクリーニング検査後に，PCR法により確定診断をつける2段階方式を推奨している[8,10,11]．
- 2011年4月，本邦においてGDH抗原とtoxin A/Bを同時に検出可能な迅速キットである，*C. DIFF* QUIK CHEK COMPLETE（以下，QUIK CHEK）がアリーメディカル株式会社より発売となり，実臨床で広く用いられるようになった[12]．

表3 CDI診断法の種類と特徴

方法	検出対象	利点	短所
培養法	菌体	感度が高い	嫌気培養が必須，煩雑，判定までに数日要する，毒素産生株と非産生株の区別がつかない
酵素免疫法（EIA法）	glutamate dehydrogenase（GDH）	迅速，簡便，感度・特異度が高い	毒素産生株と非産生株の区別がつかない
酵素免疫法（EIA法）	toxin A, toxin A/B	迅速，簡便，特異度が高い	感度が低い
細胞障害毒素試験	toxin B	感度・特異度が高い	煩雑，判定まで数日要する
PCR法	toxin遺伝子	迅速，感度・特異度が高い	無症候性の患者からもtoxinが証明される

6. 治療法

- まず，使用中の抗菌薬で中止可能なものがあれば中止する．
- 抗菌薬治療は重症度による．
    軽症～中等症：メトロニダゾールの経口投与が第一選択．フラジール®内服錠1回500 mg，1日3回，10～14日間
    重症例：バンコマイシン（VCM）の経口投与が第一選択．バンコマイシン散1回125～500 mg，1日4回，10～14日間
- 再発性CDIでは，VCMの漸減療法が推奨される．
- 新規治療法として，欧米では，再発性CDIに対するフィダキソマイシン（fidaxomicin）の有用性が報告されている[13]．
- 国外において，再発性CDIに対するFMT（fecal microbiota transplantation）の有用性が報告されている[14]．施行回数や投与経路の確立はこれからの課題である．

II. IBDに合併するCDI（表4, 5）[15]

1. 疫学

- CDIの有病率は対照患者では約1%であるのに対して，炎症性腸疾患（IBD）患者では2.3～8.2%と高い[16]～[19]．また重症例や再燃例ではさらに高いとされる．
- IBD患者のCDI有病率は，潰瘍性大腸炎，クローン病（大腸型＞小腸型）の順に高い[18]．
- IBD患者におけるCDIの有病率は近年急激に増加している[18]．

2. リスク因子

- IBDに罹患していること自体がCDI発症のリスク因子である．大腸病変を有するIBD（潰瘍性大腸炎，大腸型クローン病）はよりリスクが高いとされる[15]．
- 一般的なCDIに比して，IBD患者に合併したCDIでは市中感染例が多く（76%），抗菌薬投与後の発症例が少ない（約60%）とされる[20]．
- IBDの各種免疫抑制薬のなかで，ステロイド治療がCDI発症のリスクを約3倍に上げるとされる[21]．

3. 臨床的特徴

- IBDの再燃症状とCDIの症状は類似している（下痢，腹痛，発熱，白血球上昇）ため，臨床症状のみから両者を鑑別するのは困難である[17], [18]．

表4 IBD 患者に合併した CDI の特徴

リスク因子
・大腸病変の存在（潰瘍性大腸炎，大腸型クローン病）
・免疫抑制薬の使用
・非 IBD 患者に比して若年で，市中感染例が多く，抗菌薬の先行投与例が少ない

臨床的特徴
・下痢（血便），IBD の再燃と鑑別は困難
・（回腸ストーマの患者）急性小腸炎の原因となる
・（回腸嚢造設術後の患者）回腸嚢炎の原因となる
・内視鏡所見で，偽膜形成がみられないことが多い

予後と合併症
・中毒性巨大結腸症，穿孔のリスクが高い
・入院期間を延長し，手術率，死亡率を増加させる

〔Nitzan O, et al：World J Gastroenterol 2013；19：7577-7585[15] より改変引用〕

表5 IBD 患者に合併した CDI の診断と治療

診　断
・再燃で入院した IBD 患者全例に CDI の検査を施行する
・一般的な CDI の診断と同様に，1 段階方式（PCR 法）もしくは 2 段階方式（GDH + PCR 法）にて toxin の証明を行う

治　療
・CDI に罹患中，できるだけ免疫抑制療法の強化は避ける
・抗菌薬治療は，非 IBD 患者と同様
　　軽症〜中等症：経口メトロニダゾール
　　重症：経口バンコマイシン（＋メトロニダゾール静注）
　　※経口フィダキソマイシンは再発率が低い（IBD 患者でのデータはない）
・糞便移植
　　IBD 患者にも有効と思われるが，データが少ない

〔Nitzan O, et al：World J Gastroenterol 2013；19：7577-7585[15] より改変引用〕

- 一般的な CDI では約 60％ の症例で偽膜を形成するが，IBD に合併する CDI においては，典型的な偽膜形成を認める例が少ない（0〜13％）[22]．

4. 予　後

- IBD 患者における CDI の併発は増悪因子のみではなく予後不良因子でもある．入院率の増加，合併症（中毒性巨大結腸症，穿孔）の増加，入院期間の延長，手術率・死亡率の増加が報告されている[16),18)]．

5. 診　断

- IBD 患者における CDI の併発は，上記のごとく予後不良な因子である．したがって，IBD の急性増悪時に CDI 併発の有無を診断することはきわめて重要である．

- 欧米のガイドラインでは，重症例や治療抵抗性の IBD 患者において全例 CDI の検査を行うように推奨している[15]．
- 一般的な CDI の診断と同様に，1段階方式（PCR法）もしくは2段階方式（GDH + PCR法）にて糞便から toxin を証明する．

6. 治　療

- 可能なかぎり CDI 治療を優先する（CDI 治療のみで症状が改善し，IBD 治療強化を必要としない症例もある）．
- 治療は一般の CDI と同様に重症度に応じてメトロニダゾールあるいはバンコマイシンを選択する．
- フィダキソマイシン，FMT の有用性についてはデータが少ない．

7. 症例呈示

●症例1　偽膜非形成例

20歳代，男性．全大腸炎型潰瘍性大腸炎

2012年10月発症．発症時中等症で，前医にて 5-ASA 製剤が開始されるも治療抵抗性であり，同年11月に当科紹介となった．当科外来にて経口ステロイド 30 mg を開始し，臨床的寛解となったため，ステロイドを漸減していった．2013年4月にステロイドから離脱し，以後，5-ASA 製剤のみで寛解維持を行っていたが，同年5月下旬に再燃．臨床的活動性は重症に近い中等症であり入院となった．

入院時の大腸内視鏡検査（sigmoidoscopy）にて，直腸から S 状結腸にかけて連続性，びまん性に粘膜面は発赤・粗糙で，S 状結腸には不整形の潰瘍が散在していた（図1）．ステロイド静注による治療を開始したが，入院時に施行した CDI 検査（QUIK CHEK）の結果，CD 抗原，CD toxin ともに陽性であることが判明した．内視鏡上は明らかな偽膜の形成は認めなかったが，toxin 陽性であり CDI と確定診断．フラジールの内服を開始したが，臨床症状の改善を認めず入院第6病日よりタクロリムスを開始した．その後，臨床症状は速やかに改善し寛解導入に成功した．

●症例2　偽膜形成例

60歳代，男性．初発の全大腸炎型潰瘍性大腸炎

発症時重症に近い中等症であり，入院のうえ，ステロイド大量静注療法を行った．ステロイド抵抗性であり，白血球除去療法（LCAP）を導入するも効果不十分であったため，インフリキシマブ（IFX）を導入した．IFX 導入後，腹部症状は劇的に軽快したが，IFX 導入3週目に 38℃台の発熱，炎症反応の上昇，排便回数の増加を認めた．大腸内視鏡検査（sigmoidoscopy）を施行したところ，S 状結腸に偽膜を示唆する白色調の隆起が散在していた（図2）．同時期に施行した CDI 検査（QUIK CHEK）の結果，CD 抗原陽性，CD toxin 陰性であった．toxin 陰性ではあったが，内視鏡所見から CDI の併発が示唆されたため，フラジールの経口投与を開始したところ，速やかに発熱，排便回数の改善が得られた．

直腸　　　　　　　　　　　　　　S状結腸

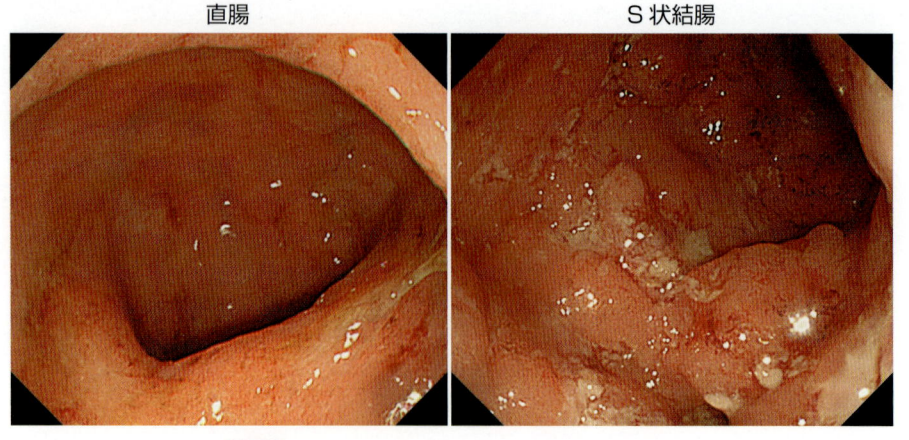

図1 IBDに合併したCDI（偽膜非形成例）

直腸からS状結腸にかけて連続性，びまん性に粘膜面は粗糙で，S状結腸には不整形の潰瘍が散在していた．偽膜の形成は認めなかった．

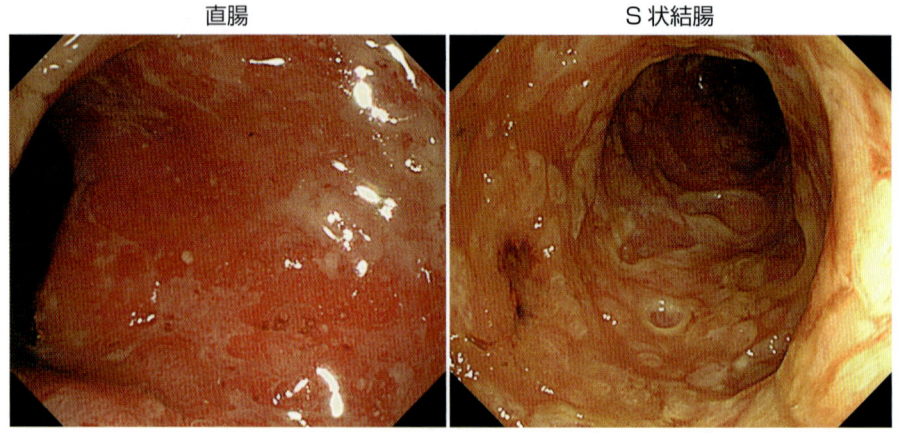

直腸　　　　　　　　　　　　　　S状結腸

図2 IBDに合併したCDI（偽膜形成例）

直腸からS状結腸にかけて連続性，びまん性に粘膜面は粗糙で，直腸にはびらん，浅い潰瘍を認めた．S状結腸には膿性粘液の付着，不整形の潰瘍を認め，偽膜を示唆する白色調の隆起が散在していた．

> **MEMO　IBDに合併したCDIでは偽膜形成がまれである！**
> - IBDに合併したCDIにおいては，一般的なCDIに比して，内視鏡上，典型的な偽膜形成を認める例が少ない．
> - したがって，CDIの確定診断にはtoxinの証明が肝要である．

> **ADVICE**　*C. difficile* の院内感染対策
> - *C. difficile* の芽胞は，アルコールに抵抗性を有しているため，手指は水道水（流水）で十分に洗い，環境は次亜塩素酸等を用いて消毒する．
> - 医療従事者の手を介し病院内伝播が起こることもあるため，医療従事者は手洗いやガウンテクニック等の標準予防策をしっかりと行う必要がある．

文献

1) Hurley BW, Nguyen CC：The spectrum of pseudomembranous enterocolitis and antibiotic-associated diarrhea. Arch Intern Med 2002；162：2177-2184
2) Johnson S, Gerding DN：*Clostridium difficile*-associated diarrhea. Clin Infect Dis 1998；26：1027-1036
3) Ricciardi R, Rothenberger DA, Madoff RD, et al：Increasing prevalence and severity of *Clostridium difficile* colitis in hospitalized patients in the United States. Arch Surg 2007；142：624-631
4) Warny M, Pepin J, Fang A, et al：Toxin production by an emerging strain of *Clostridium difficile* associated with outbreaks of severe disease in North America and Europe. Lancet 2005；366：1079-1084
5) 大川清孝：非偽膜性 *Clostridium difficile* 腸炎．大川清孝，清水誠治 編：感染性腸炎 A to Z（第2版）．2012，96-103，医学書院，東京
6) Hookman P, Barkin JS：*Clostridium difficile* associated infection, diarrhea and colitis. World J Gastroenterol 2009；15：1554-1580
7) Tonna I, Welsby PD：Pathogenesis and treatment of *Clostridium difficile* infection. Postgrad Med J 2005；81：367-369
8) Cohen SH, Gerding DN, Johnson S, et al：Clinical practice guidelines for *Clostridium difficile* infection in adults：2010 update by the society for healthcare epidemiology of America（SHEA）and the infectious diseases society of America（IDSA）．Infect Control Hosp Epidemiol 2010；31：431-455
9) Berg AM, Kelly CP, Farraye FA：*Clostridium difficile* infection in the inflammatory bowel disease patient. Inflamm Bowel Dis 2013；19：194-204
10) Kufelnicka AM, Kirn TJ：Effective utilization of evolving methods for the laboratory diagnosis of *Clostridium difficile* infection. Clin Infect Dis 2011；52：1451-1457
11) Bagdasarian N, Rao K, Malani PN：Diagnosis and treatment of *Clostridium difficile* in adults：a systematic review. JAMA 2015；313：398-408
12) 澤辺悦子，北村優佳，古畑紀子，他：*Clostridium difficile* 感染症の迅速診断における糞便中 *C. difficile* 抗原およびトキシン A/B 同時検出キット：C. DIFF QUIK CHEK COMPLETE の有用性に関する検討．日本臨床微生物学雑誌 2011；21：253-259
13) Cornely OA, Crook DW, Esposito R, et al：Fidaxomicin versus vancomycin for infection with *Clostridium difficile* in Europe, Canada, and the USA：a double-blind, non-inferiority, randomised controlled trial. Lancet Infect Dis 2012；12：281-289
14) van Nood E, Vrieze A, Nieuwdorp M, et al：Duodenal infusion of donor feces for recurrent *Clostridium difficile*. N Engl J Med 2013；368：407-415
15) Nitzan O, Elias M, Chazan B, et al：*Clostridium difficile* and inflammatory bowel disease：role in pathogenesis and implications in treatment. World J Gastroenterol 2013；19：7577-7585
16) Ananthakrishnan AN, McGinley EL, Binion DG：Excess hospitalisation burden associated with *Clostridium difficile* in patients with inflammatory bowel disease. Gut 2008；57：205-210
17) Rodemann JF, Dubberke ER, Reske KA, et al：Incidence of *Clostridium difficile* infection in inflammatory bowel disease. Clin Gastroenterol Hepatol 2007；5：339-344
18) Issa M, Vijayapal A, Graham MB, et al：Impact of *Clostridium difficile* on inflammatory bowel disease. Clin Gastroenterol Hepatol 2007；5：345-351
19) Clayton EM, Rea MC, Shanahan F, et al：The vexed relationship between *Clostridium difficile* and inflammatory bowel disease：an assessment of carriage in an outpatient setting among patients in remission. Am J Gastroenterol 2009；104：1162-1169
20) Issa M, Ananthakrishnan AN, Binion DG：*Clostridium difficile* and inflammatory bowel disease. Inflamm Bowel Dis 2008；14：1432-1442
21) Schneeweiss S, Korzenik J, Solomon DH, et al：Infliximab and other immunomodulating drugs in patients with inflammatory bowel disease and the risk of serious bacterial infections. Aliment Pharmacol Ther 2009；30：253-264
22) Ben-Horin S, Margalit M, Bossuyt P, et al：Prevalence and clinical impact of endoscopic pseudomembranes in patients with inflammatory bowel disease and *Clostridium difficile* infection. J Crohns Colitis 2010；4：194-198

（髙津典孝，松井敏幸）

3 5-ASA アレルギー
── 特徴的内視鏡所見は存在するのか？

I. 5-アミノサリチル酸（aminosalicylic acid；ASA）製剤について

- 5-ASA 製剤は潰瘍性大腸炎の基本治療薬である．本邦ではサラゾスルファピリジン（サラゾピリン®），およびメサラミン製剤としてペンタサ®・アサコール® が使用可能である．
- 軽症〜中等症の潰瘍性大腸炎に対して用いられ，有効率は 50 〜 60 % である．
- 5-ASA 製剤は大腸粘膜に直接作用して，抗炎症作用を発揮する．
- 5-ASA 製剤は安全性の高い薬剤であり，副作用の発現頻度は高くはない．
- おもな副作用としては，下痢，血便，腹痛，吐き気などがあるが，いずれも頻度は 3 % 以下である．

II. 5-ASA アレルギー

- 5-ASA 製剤を開始 1 〜 4 週間後より，発熱・下痢・腹痛・血便などの症状が増悪することがある．CRP の上昇を伴うこともあり，潰瘍性大腸炎の悪化と間違われることがある．これらの病態は，5-ASA アレルギーと呼ばれている．
- 5-ASA アレルギーの機序は不明である．
- 5-ASA アレルギーの頻度は，2 % 程度と推定されている．
- DLST（drug-induced lymphocyte stimulation test）は，5-ASA アレルギー診断の一助になることもあるが，必ずしも陽性になるとはかぎらない．また，好酸球増多も伴わないことが多い．

III. 5-ASA アレルギーを発症した症例における内視鏡像

• 症例 1　40 歳代，男性

　経　過：20XX 年 9 月中旬頃より粘血便，下腹部痛が出現した．下痢回数が 1 日 10 回以上となったため，同月末に近医を受診した．下部消化管内視鏡検査を含む精査の結果，潰瘍性大腸炎・全大腸炎型と診断された（図 1）．同医で 5-ASA 経口製剤 2.4 g/day および 5-ASA 注腸製剤 1 g/day が開始された．治療開始後に症状は改善したが，2 週間ほどしてから再び血便・腹痛が増悪，発熱も認めるようになってきたため，加療目的にて紹介受診し，緊急入院となった．

盲腸　　　　　　　　　　　　　　S状結腸

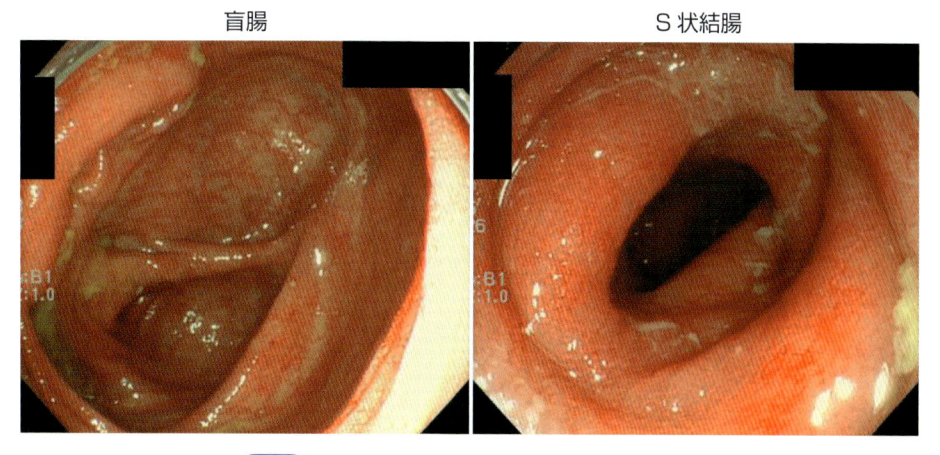

図1 前医で診断時の下部消化管内視鏡所見

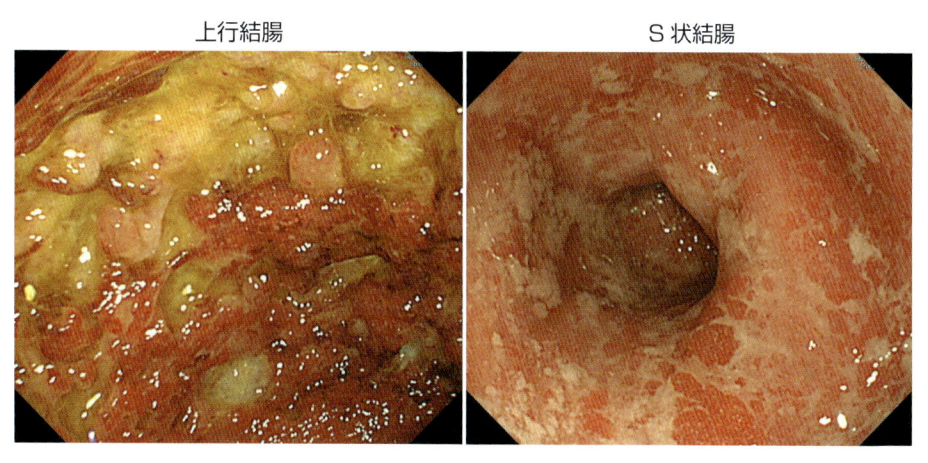

上行結腸　　　　　　　　　　　　S状結腸

図2 入院時の下部消化管内視鏡所見

　アレルギー歴：なし
　身体所見：体温37.2℃，脈拍82/min，右側腹部を中心に圧痛あり，反跳痛・筋性防御なし．
　血液検査所見：WBC 9,600/μl（好中球 74.0％，リンパ球 14.0％，単球 12.0％，好酸球 0.0％），Hb 15.0 g/dl，ESR 46 mm（1時間），TP 6.5 g/dl，Alb 3.1 g/dl，CRP 18.61 mg/dl
　下部消化管内視鏡所見（図2）：全大腸にわたってびまん性・連続性に血管透見像が消失していた．とくに上行結腸に深掘れの潰瘍が多発していた．
　入院後経過：5-ASAアレルギーの可能性も考慮して5-ASA製剤を中止するとともにステロイド静注療法を開始したところ，第14病日には臨床的寛解になった．同日施行した下部消化管内視鏡検査では，肝彎曲より遠位側は血管透見像が出現していたが，盲腸から上行結腸にかけては深掘れ潰瘍が多発していた（図3）．第18病日に，5-ASA製剤の使用可否の判断のために，患者同意のもと5-ASA製剤を再開したところ，同日夜より突然の下痢，下血，発熱，下腹部痛が出現した．翌日朝から同剤を中止したところ，同日午後からは症状は速やかに改善した．その後，免疫調節薬で寛解維持を行っていたが，3年後に再燃した．その際の下部消化管内視鏡検査では，典型的な左側大腸炎の所見であった（図4）．

3 5-ASA アレルギー ─ 特徴的内視鏡所見は存在するのか？　｜　*179*

　　　　　　　上行結腸　　　　　　　　　　　　　S状結腸

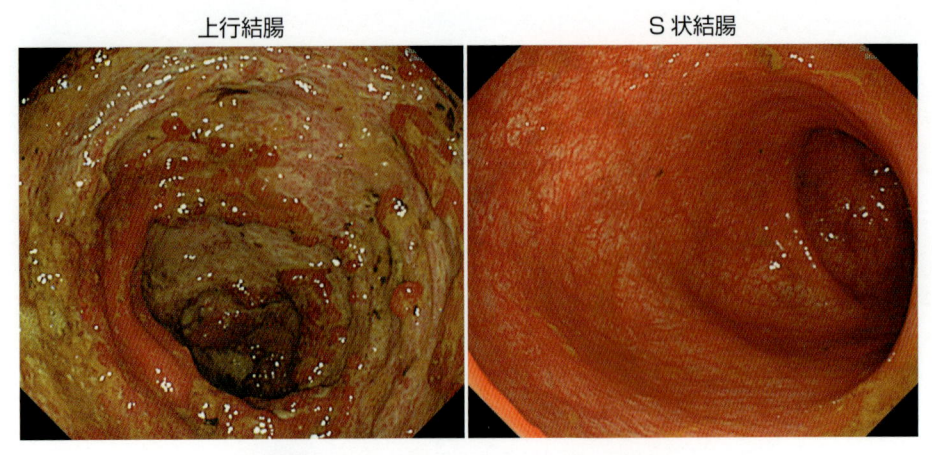

図3　第14病日の下部消化管内視鏡所見

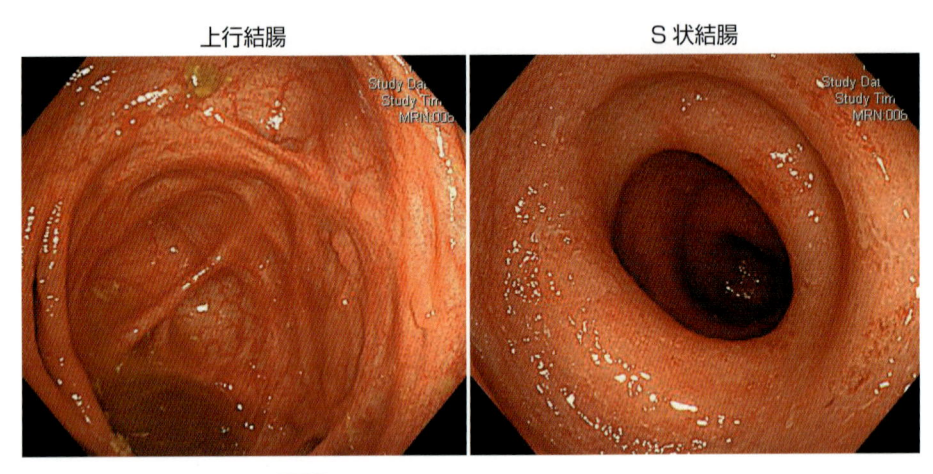

　　　　　　　上行結腸　　　　　　　　　　　　　S状結腸

図4　3年後の下部消化管内視鏡所見

- **症例2　40歳代，女性**

　経　過：20XX年1月より水様性下痢が出現した．2月中旬より血便と腹痛も認めるようになったため，同月下旬に前医に入院した．当初は感染性腸炎が疑われ，抗生剤などで加療されていた．しかし症状が持続するため，下部消化管内視鏡検査が行われた．S状結腸までの観察であったが，直腸から連続性・びまん性に易出血性を伴う炎症を認め，潰瘍性大腸炎と診断された（図5）．3月中旬より5-ASA製剤4g/dayおよびプレドニゾロン40mg/dayの経口投与が開始されたが症状は改善せず，治療開始2週間後には発熱・腹痛・血便が増悪した．禁食に伴い5-ASA製剤が中止となり，ステロイド静注療法が開始され，翌日に転院となった．

　　アレルギー歴：なし

　　身体所見：体温37.2℃，脈拍88/min，左上腹部を中心に圧痛あり，筋性防御なし，反跳痛あり

　　血液検査所見：WBC 7,000/μl（好中球 71.0％，リンパ球 18.0％，単球 10.0％，好酸球

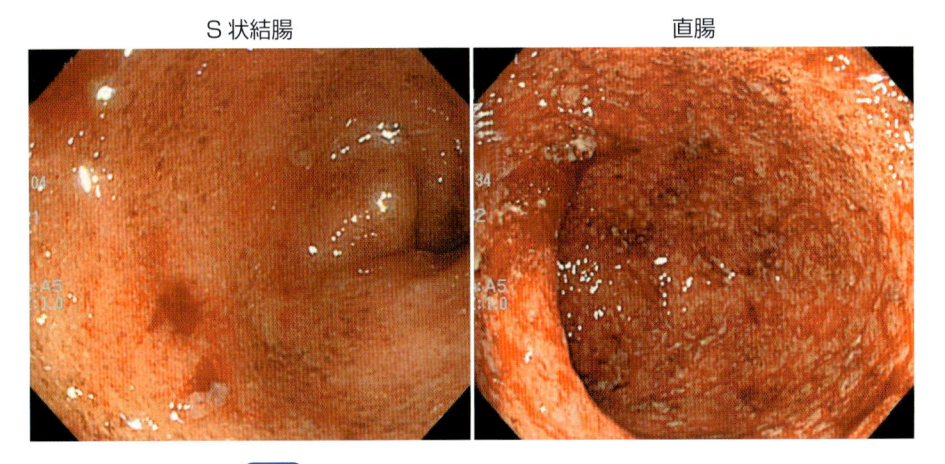

図5 前医で診断時の下部消化管内視鏡所見

図6 入院時腹部単純X線写真

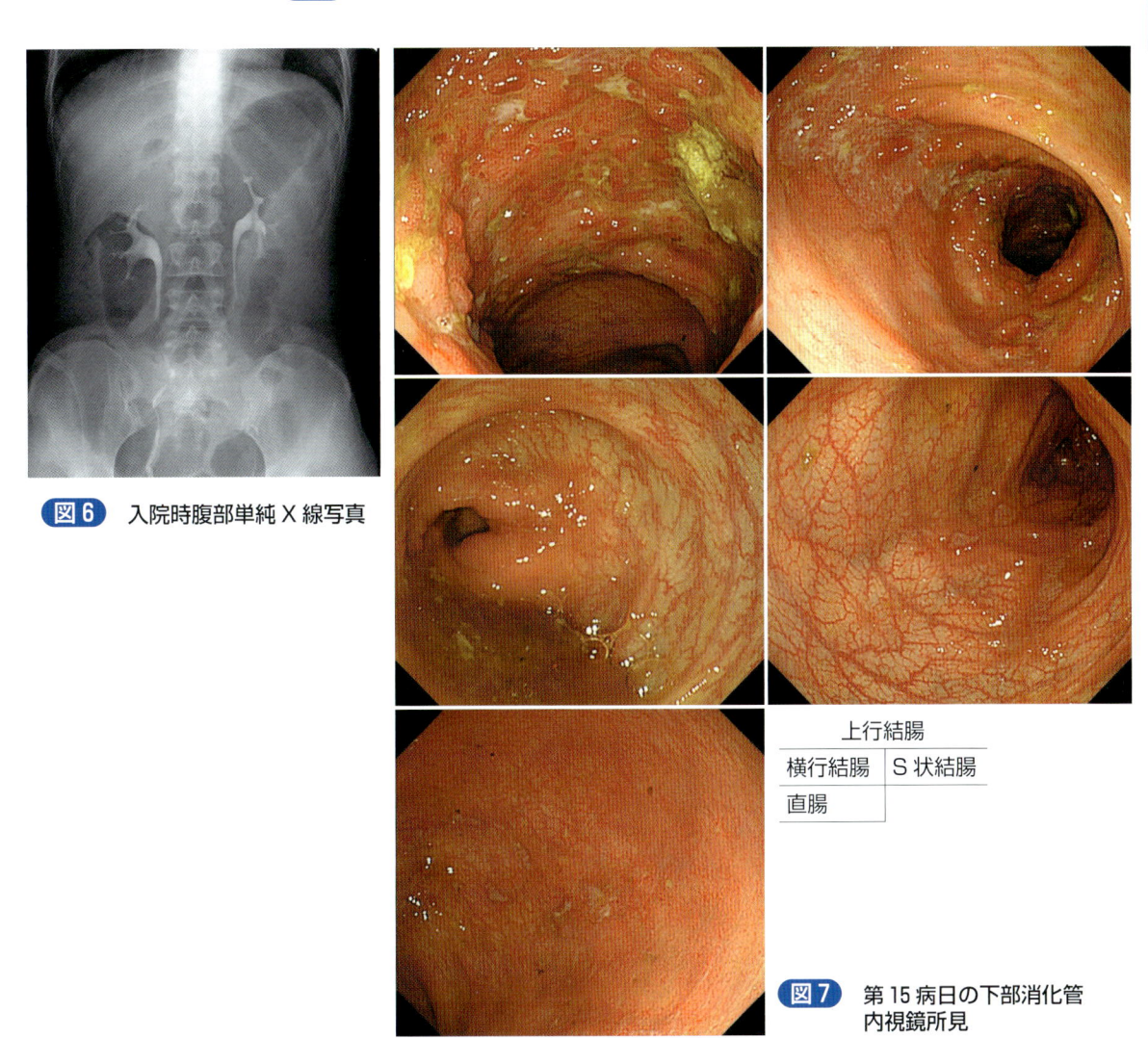

	上行結腸	
横行結腸	S状結腸	
直腸		

図7 第15病日の下部消化管内視鏡所見

③ 5-ASA アレルギー ― 特徴的内視鏡所見は存在するのか？

0.0 %)，Hb 8.9 g/d*l*，TP 5.1 g/d*l*，Alb 2.0 g/d*l*，CRP 12.51 mg/d*l*

　入院後経過：入院時の腹部単純 X 線写真にて横行結腸径の拡大を認め（図 6），中毒性巨大結腸症と診断した．外科と連携のうえ，シクロスポリン持続静注による治療を開始したところ，翌日より症状の改善を認めた．第 15 病日に下部消化管内視鏡検査を施行した（図 7）．上行結腸に縦走潰瘍を含む潰瘍の多発を認めた一方で，それより遠位には血管透見像を認めた．同日夕方より 5-ASA 製剤を再開したところ，翌日より 40℃近い発熱および腹痛・血便が出現した．5-ASA アレルギーと考え，内服を中止したところ，速やかに症状は改善した．

IV. 5-ASA アレルギーに特徴的な内視鏡像はあるのか？

- 5-ASA アレルギーに特徴的な内視鏡所見は，現時点では報告されていない．
- 5-ASA アレルギーを発症した症例の内視鏡像の報告例は少ないが，5-ASA 注腸で腸管に炎症が引き起こされたという報告[1),2)]がある一方で，5-ASA アレルギー発症前後で内視鏡所見は変化しなかったという報告[3)]もある．
- 提示した 2 例とも 5-ASA 製剤の再投与で発熱・腹部症状の増悪を認めており，5-ASA アレルギーの診断は確実である．そして，両症例ともに深部結腸に他の部位と比較して強い炎症を認めていた．上行結腸は順行性のみならず逆行性蠕動運動もあり，腸管内容物が長時間にわたって滞留する．そのため，5-ASA も上行結腸に長時間滞留すると考えられ，それが上行結腸に強い粘膜障害を認めた原因かもしれない．
- さらに，最初の症例では再燃時は典型的な左側大腸炎の所見を呈しており，入院時の内視鏡像とは異なっていた．
- 以上より，提示した 2 症例の深部結腸の炎症は 5-ASA 製剤による粘膜障害で引き起こされていた可能性があると考えた．
- 深部結腸に他の部位と比較して強い炎症を認める場合には，5-ASA 製剤によるアレルギーの可能性がある．

> **MEMO　5-ASA アレルギーはまず臨床的に疑うこと**
> - 5-ASA 製剤の内服を開始した数週後に，発熱・下血・下痢・腹痛などの症状が出現することがある．潰瘍性大腸炎の症状に似ているため，潰瘍性大腸炎の悪化との鑑別が問題となる．このような場合，まずは 5-ASA 製剤を中止する．5-ASA アレルギーであれば，2〜3 日で症状は速やかに改善する．

> **ADVICE　5-ASA アレルギーの症例への対処は？**
> - 5-ASA アレルギーと診断した場合は，5-ASA 製剤を少量から開始する脱感作が有効なこともある．また，5-ASA アレルギーは 5-ASA そのものに対する反応であることが多いが，なかには基剤に対する反応であることもある．そのため，製剤変更が有効であることもある．

- 5-ASA アレルギーを発症した症例は臨床的には重症と判断されることが多く，内視鏡観察もS状結腸までにとどまるため，深部結腸の評価がされていない可能性もある．
- 今後，症例が集積してくれば5-ASA アレルギーに特徴的な内視鏡所見が見出されるかもしれない．
- しかしもっとも大事なことは，5-ASA アレルギーは内視鏡で診断するというより，臨床的に疑うことである．

文 献

1) Kapur KC, Williams GT, Allison MC：Mesalazine induced exacerbation of ulcerative colitis. Gut 1995；37：838-839
2) Sturgeon JB, Bhatia P, Hermens D, et al：Exacerbation of chronic ulcerative colitis with mesalamine. Gastroenterology 1995；108：1889-1893
3) Shimodate Y, Takanashi K, Waga E, et al：Exacerbation of bloody diarrhea as a side effect of mesalamine treatment of active ulcerative colitis. Case Rep Gastroenterol 2011；5：159-165

〈松岡克善，渡辺　守〉

第7章

IBD 内視鏡治療

1 内視鏡的バルーン拡張術の適応
―どのような症例に積極的に行うか？

I. 内視鏡的バルーン拡張術（EBD）の適応・除外基準

- クローン病では腸管合併症として狭窄があり，イレウスなどの狭窄症状を呈することがある．
- 大腸，小腸のいずれにも狭窄をきたすが，管腔が細い小腸は狭窄となりやすく，頻度も高い．
- 狭窄に対する外科的腸管切除は吻合部に再狭窄をきたすことが多く，クローン病の治癒に結びつかないことから可能なかぎり避けるべきである．また，頻回の腸管切除は短腸症候群をきたしうる．
- そこで，手術を回避するために内視鏡的バルーン拡張術（endoscopic balloon dilation；EBD）が行われる．
- EBDの適応基準，除外基準を表1に示す．

表1 内視鏡的バルーン拡張術の適応・除外基準

適応基準	除外基準
① 内科的治療に反応しない狭窄症状（腹痛，腹鳴，嘔吐など）を伴うもの ② 画像検査（造影検査，US，CT，MRI）で口側腸管の拡張がみられるもの ③ 内視鏡が通過できないもの	① 狭窄長 50 mm 以上 ② 高度の屈曲を伴うもの ③ 深い潰瘍を伴うもの ④ 内瘻・裂溝を伴うもの ⑤ 膿瘍を伴うもの ⑥ 悪性狭窄

II. EBDの適応判断

- EBDの適応を判断する大まかな流れを図1に示す．
- 狭窄の有無についてはイレウス症状がある場合には診断は容易である．
- 経過中に狭窄が出現することもあれば，初回診断時にすでに狭窄をきたしている症例もある．
- イレウスをきたさない程度の狭窄でも適応基準を満たすことがある．とくに成分栄養療法を行っている場合には狭窄症状が乏しい．
- 狭窄の存在診断と質的評価には内視鏡が有用であり，診断と同時にEBDを行うことができる．
- 小腸狭窄を認めた場合のおもな対応パターンを表2に示す．

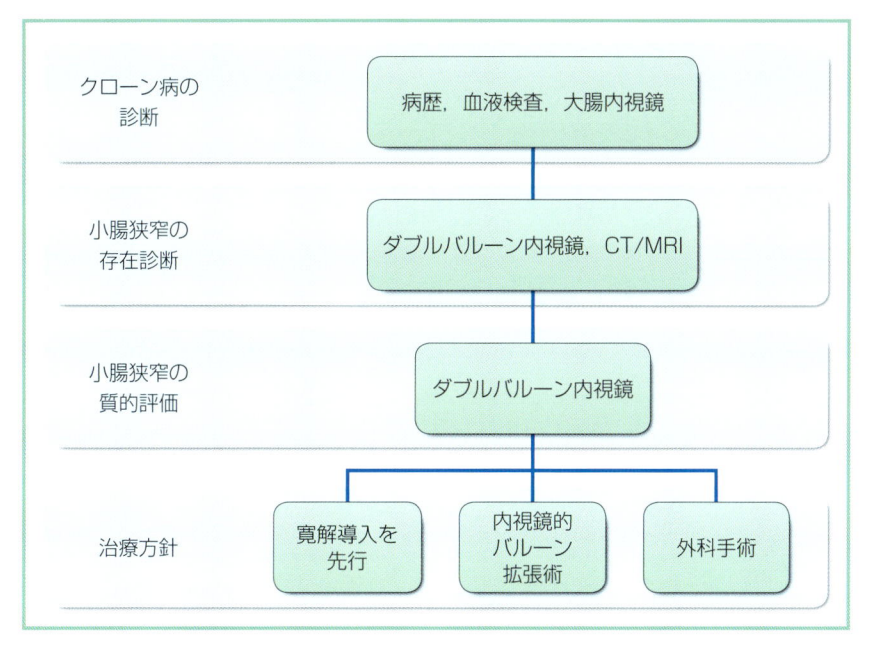

図1 内視鏡的バルーン拡張術の適応判断の流れ

表2 小腸狭窄を認めた場合のおもな対応パターン

内視鏡的バルーン拡張術の良い適応症例	・寛解状態で，比較的短い狭窄が複数存在する症例 ・罹患範囲が広い症例（手術では広範囲の切除が必要になるため）
寛解導入後に適応を判断する症例	・臨床的活動性が高い症例 ・深い縦走潰瘍を有する症例 ・膿瘍などの感染を伴う症例（感染症の治療を先行する）
初めから外科手術を考慮すべき症例	・狭窄（線維性狭窄）が 5 cm 以上と長い症例 ・瘻孔（内瘻・外瘻）や癒着が高度で複雑な形態となっている症例

III. EBDの適応症例

●症例1 53歳，男性．多発小腸狭窄（図2）

　小腸型．罹病期間 4 年．血便に対しカプセル内視鏡を行い，滞留を契機に診断され，ダブルバルーン内視鏡（DBE）で多発小腸狭窄を認めた．アザチオプリンと栄養療法で臨床寛解が得られている．定期評価のために経肛門 DBE を施行した．

　回盲弁から 100 cm より軽度の狭窄が多発し，120 cm の部位に内視鏡通過が困難な狭窄を認めた．内径 7 mm で，粘膜傷害は認めず，狭窄長は短かったことから，EBD の適応と判断した．

• **症例2　39歳，男性．多発小腸狭窄（図3）**

　小腸型．罹病期間2年．1年前に小腸多発狭窄を認めインフリキシマブを導入された．経過観察目的に経肛門DBEを施行した．
　回盲弁から40 cmから狭窄が多発し，内視鏡的な寛解状態だったが，それぞれ内視鏡の通過は困難であった．EBDを繰り返して深部挿入できた．

• **症例3　27歳，男性．小腸狭窄（図4）**

　小腸型．罹病期間1年．ステロイドによる寛解導入後に経口DBEを施行した．
　幽門から400 cmに内径3 mmの狭窄を認めた．半周性の浅い潰瘍があり，狭窄長は短かった．高度狭窄であることからEBDの適応と考えられるが，潰瘍が存在するため慎重に行うべきである．
　本症例は実際にEBDを行ったところ，9 mmまで拡張したところで疼痛があり，筋層が露出したため終了とした．その後も半年ごとにEBDを必要としている．

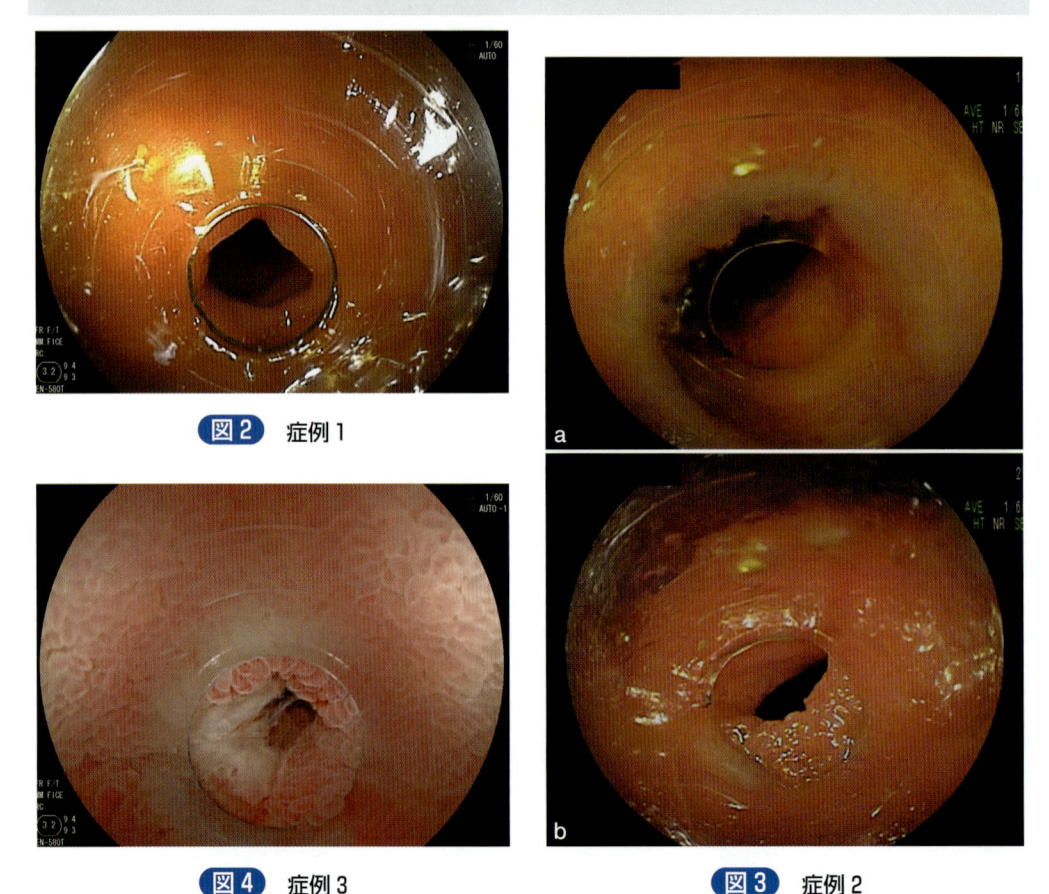

図2　症例1

図4　症例3

図3　症例2　a, b

ADVICE
- 潰瘍の程度の評価は難しい場合がある．治療歴などを参考にして，前回よりも改善傾向であったり，易出血性や周囲の発赤がなければ，慎重にEBDを行う場合が多い．
- しかし，縦走潰瘍など深い潰瘍がある場合には治療強化を優先するべきである．

●症例4　74歳，女性．小腸吻合部狭窄（図5）

　小腸大腸型．罹病期間6年．5年前に小腸穿孔・腹膜炎に対し小腸部分切除・S状結腸回腸瘻切除術を施行された．今回イレウスを発症し，CTで回腸末端の吻合部狭窄が疑われ経肛門DBEを施行した．

　回盲弁から5 cmに内径11 mmの吻合部狭窄を認めた．絨毛欠損や浮腫などの術後変化を伴っていた．屈曲が高度であることも通過障害の原因と推測された．有症状例でありEBDの適応と判断した．

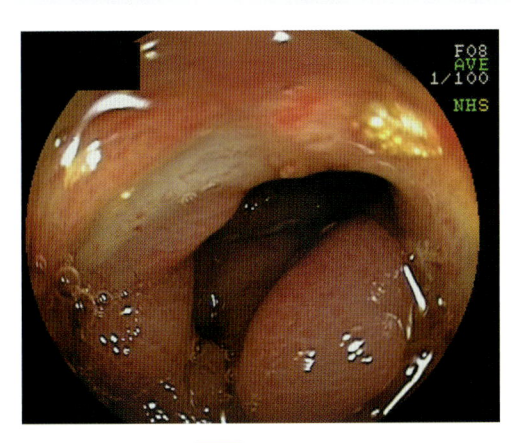

図5　症例4

●症例5　32歳，女性．回盲弁狭窄，小腸吻合部狭窄（図6）

　小腸大腸型．罹病期間7年．2年前に回腸穿孔に伴う膿瘍を認め，回腸部分切除術を施行した．半年前に再燃したためインフリキシマブを導入している．活動性評価のために経肛門DBEを施行した．

　回盲弁狭窄を認め，内視鏡通過困難であった．EBDを行い深部挿入できた．

　回盲弁より25 cmに内径5 mmの吻合部狭窄を認めた．潰瘍は認めず，EBDの適応と判断した．

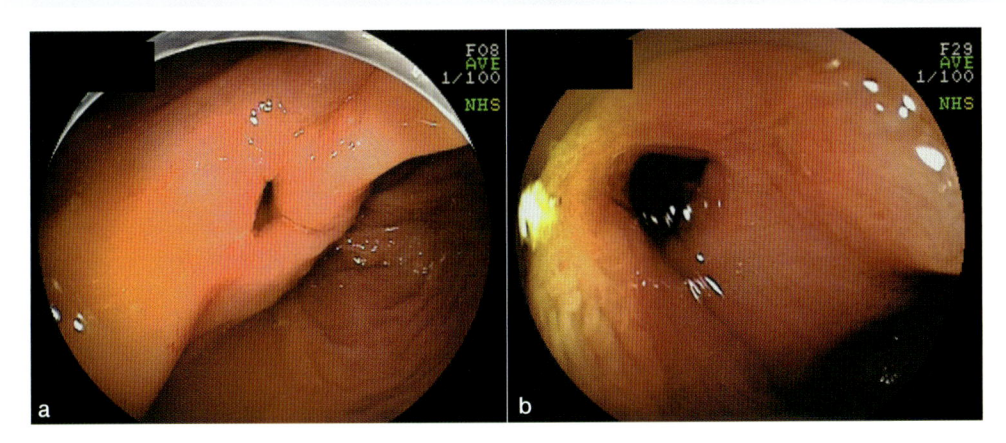

図6　症例5

- 症例6　48歳，女性．小腸多発狭窄（カプセル内視鏡滞留）（図7）

　小腸型．罹病期間3年．6カ月前に近医にて慢性貧血に対しカプセル内視鏡を施行したところ小腸に滞留したことから，当科紹介となり経肛門DBEを施行した．
　回盲弁から55 cmに第1狭窄を認めた．3/4周性の浅い輪状潰瘍を伴い，内径8 mmであった．
　EBDを行って通過した．
　さらに1 cm口側に内径7 mmの第2狭窄を認めた．EBDを行いその口側にカプセル内視鏡の滞留を確認した（操作性不良のため回収はできなかった）．

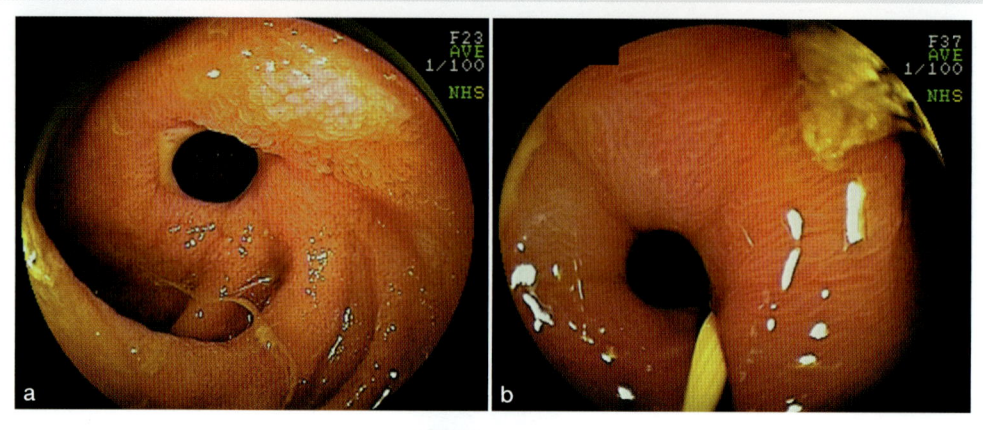

図7　症例6

ADVICE
- 滞留したカプセル内視鏡の回収では，多くの場合クローン病の診断・治療がなされていないため活動性がある．そのため，EBDは慎重に行う必要がある．

IV. EBDの除外症例

- 症例7　24歳，男性．小腸狭窄（縦走潰瘍，炎症性狭窄）（図8）

　小腸大腸型．2カ月前に他院で診断され，CTで回腸病変を疑われ当科紹介となり，経肛門DBEを施行した．
　回盲弁から20 cmに縦走潰瘍を伴う狭窄を認め内視鏡通過は困難であった．選択的造影では同部位は5 cm長の狭窄であった．炎症性狭窄が主体と考えられ，EBDは適応外であり，寛解導入療法後に再検する必要がある．

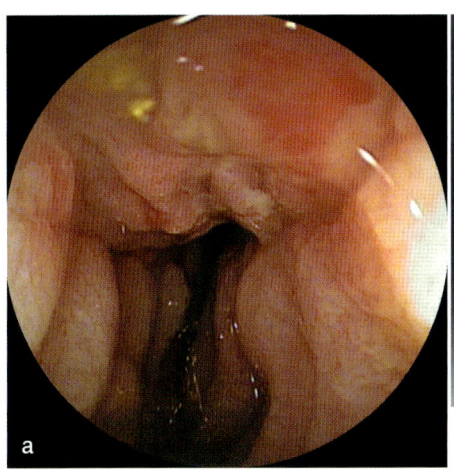

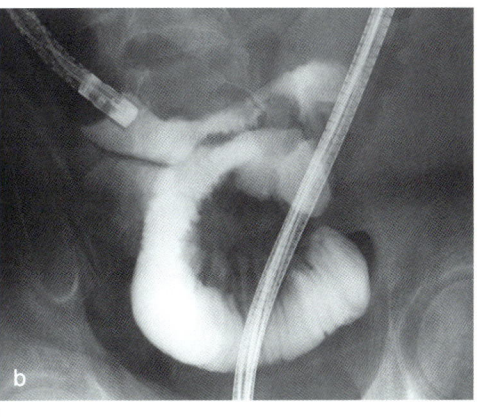

図8 症例7

> **MEMO** 初回診断時は薬物療法による寛解導入を検討する
> ・クローン病の初回診断時は活動性が高いことが多く，狭窄を認めた場合であってもすぐにEBDを行えるわけではない．ステロイドや生物学的製剤による寛解導入を行ってから，再度狭窄を評価する必要がある．

● 症例8　31歳，男性．小腸狭窄（縦走潰瘍，易出血性）（図9）

　小腸型．罹病期間10年．アザチオプリンと栄養療法で臨床寛解が得られていた．狭窄症状が出現したため小腸精査目的に経肛門DBEを施行した．

　回盲弁より50cmに縦走潰瘍を伴う狭窄を認めた．屈曲癒着のため正面視が困難であった．同潰瘍は易出血性であった．選択的造影で深部にも3～5cm長の狭窄を少なくとも2カ所認めたため，EBDではなく外科切除の適応と判断した．

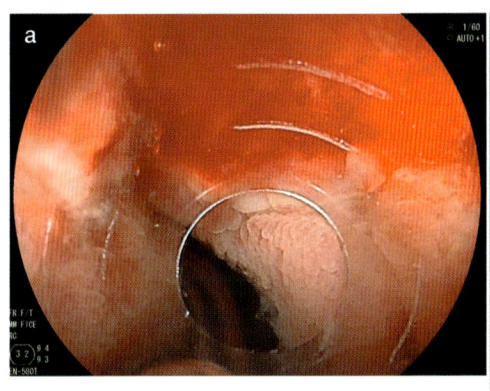

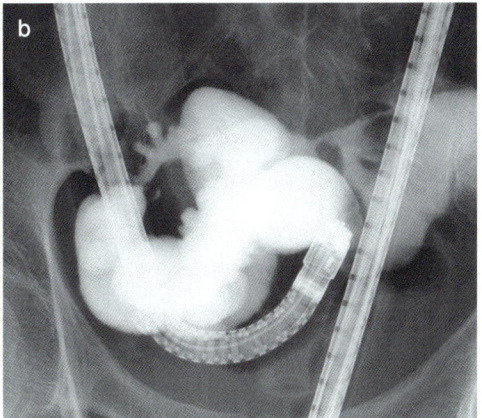

図9 症例8

1 内視鏡的バルーン拡張術の適応 ― どのような症例に積極的に行うか？

- **症例9 20歳，男性．小腸狭窄（縦走潰瘍）（図10）**

　小腸型．罹病期間1年．活動性が強く，アダリムマブの寛解導入後の評価目的に経口DBEを施行した．

　幽門より165 cmの中部空腸に潰瘍を伴う狭窄を認めた．深い縦走潰瘍であったためEBD困難と判断した．選択的造影では，さらに深部に造影剤で描出できないほどの高度な狭窄が存在した．

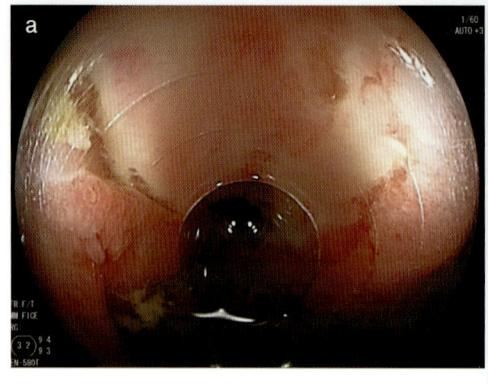

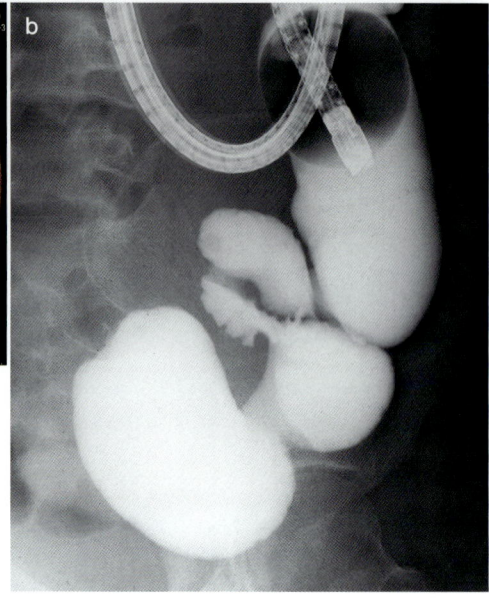

図10　症例9

> **ADVICE**
> - 深い潰瘍のときには前述のように治療強化を行うが，同部位を切除してから生物学的製剤を使用する"Re-set療法"を行うこともある．とくに高度狭窄が多発していて，比較的短い範囲に限局している場合には選択肢の一つとなる．

おわりに

- クローン病の腸管狭窄はイレウスなどの狭窄症状や，CTなどの画像検査を契機にして発見されることが多い．
- 小腸型や小腸大腸型では経過中に小腸狭窄をきたす．そのため早期に狭窄の検索を行い，軽度のうちからEBDを行うことが望ましい．

（永山　学，矢野智則，山本博徳）

2 内視鏡的バルーン拡張術の実際
― 偶発症, ピットフォールも含めて

I. 狭窄例における前処置

- 経肛門挿入だけでなく, 経口挿入でも狭窄部の口側に食残渣が残る場合があり, 前日もしくは前々日から, 経口摂取は流動食や成分栄養剤のみに制限し, 徐放性の5-ASA製剤も休薬しておく.
- 経肛門挿入の前処置として, 腸管洗浄剤を通常の大腸内視鏡と同じ方法で内服すると, 残渣が残りやすく, 狭窄症状の出現も危惧される. 腸管洗浄剤は前日夕に1 l, 当日朝に1 l 内服し, 適宜追加内服する. ただし, 完璧な腸準備までは望めない.

II. 機器選択

- DBE or SBE：ダブルバルーン内視鏡（DBE）であれば, 狭窄部の選択的造影において, スコープ先端バルーンで造影剤の逆流を抑制できる.
- スコープ：内視鏡的バルーン拡張術（EBD）に用いる拡張用バルーンを通せる鉗子口径2.8 mm以上のスコープを選択する.
- フード：困難例や多発狭窄では先端細径のキャストフード®（トップ製）（図1）が有用である（後述）.
- 送気：CO_2 送気が必須だが, 無送気が理想である（後述）.
- 鉗子栓：BioShield® irrigator（US Endoscopy 製）（図2）を用いることで拡張用バルーンやガイドワイヤを挿入したまま造影剤を注入できる.
- 拡張用バルーン：バルーン両端が俵型のCRE™バルーン（Boston Scientific製）を用いている.
- ガイドワイヤ：拡張用バルーンに付属するガイドワイヤは小腸には硬すぎるため, 5,500 mm長のRevowave® RWSA-3555I（Piolax製）を用いる.

III. EBDの手順

① 内視鏡で狭窄部に到達
② 狭窄部の評価（内視鏡観察と選択的造影）
③ ガイドワイヤと拡張用バルーンを挿入・拡張
④ 内視鏡で狭窄部を通過

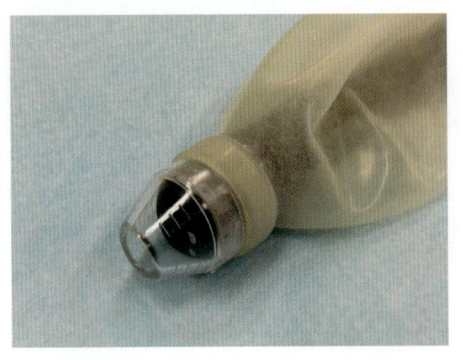

図1 キャストフード®（トップ製）

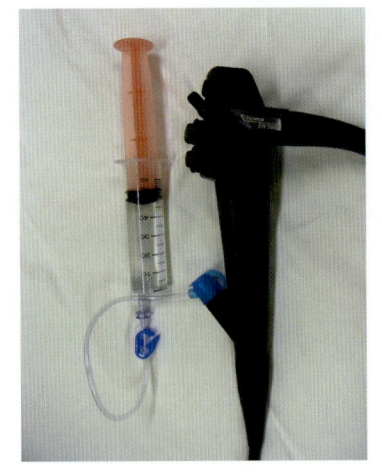

図2 BioShield® irrigator（US Endoscopy 製）

1. 内視鏡で狭窄部に到達するまで

- 送気すると腸管内ガスが短縮操作の妨げになるため，無送気での挿入とし，視野確保には送水機能を用いる．
- 残存ガスは吸引して水に置換していく water exchange method を用いる．水中では泡立つことなく，屈折率が変わって近接観察が可能になり，キャストフードの透見性も高まる．（**図3a**）
- 選択的造影においても，残存ガスがないほうが良好な透視画像が得られる．
- クローン病では腸管変形により挿入困難な場合が多く，無理をすると穿孔するため注意が必要である．
- push 操作は最小限にし，アングルの微調整とスコープの捻り操作を中心にして挿入する．
- 短縮操作の最後で視野に管腔を維持しつつアングルをまっすぐにできる状況をつくるのがコツである．

2. 狭窄部の内視鏡観察と選択的造影

- 潰瘍・炎症の有無：深い潰瘍や強い炎症があれば EBD を行わない．
- 狭窄径：一見狭いようでもスコープを押し当てれば通過できる場合もあり，客観的評価が難しい．キャストフードを用いれば，狭窄部に押し当てて白色輪が出現する位置の目盛で計測できる．（**図3b**）
- 狭窄長と口側拡張：狭窄部の短軸方向から透視する必要がある．

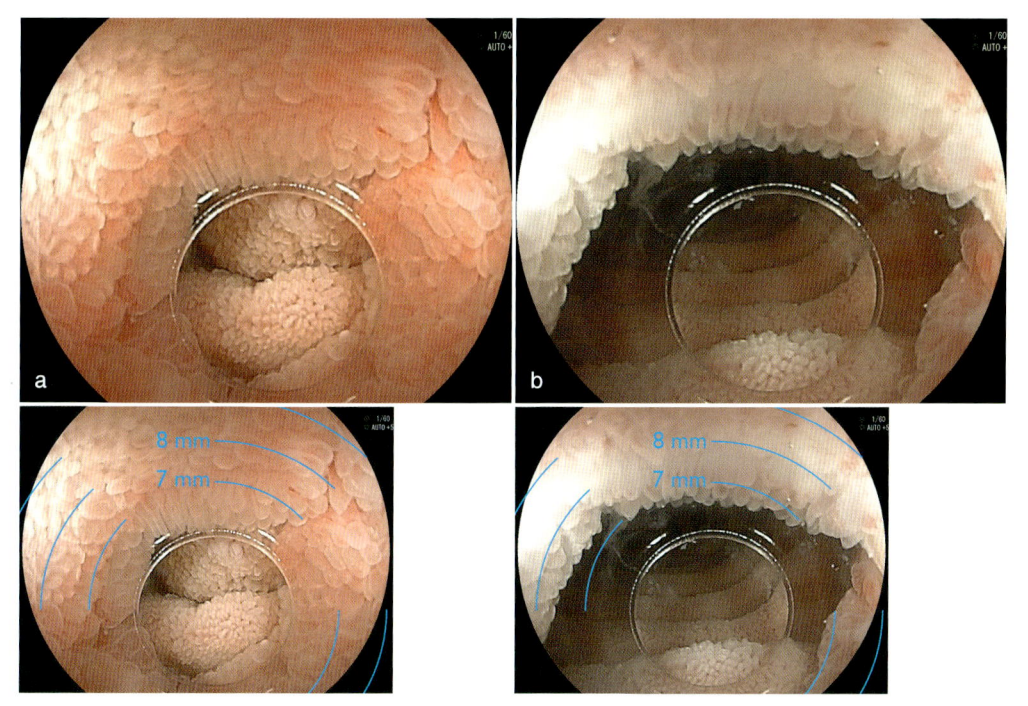

図3 キャストフードによる狭窄部の観察
a：キャストフードを通して見た回腸の狭窄部
b：キャストフードを狭窄部に押し当て，白色輪が出た目盛を読んで，狭窄径8 mmと計測できた．

3. 目標拡張径

- 目標拡張径は，狭窄径・狭窄長・潰瘍の有無や，前回EBD時の最大拡張径，狭窄数などから総合的に判断する．
- 初回治療では，多くの症例で症状改善が期待できる12 mmを目標拡張径とする．ただし，12 mmまでEBDを行うと穿孔リスクのある高度狭窄では，8～10 mmまでとする．
- 症状にもよるが最終的な目標拡張径は15～18 mmとする．

4. ガイドワイヤと拡張用バルーンを挿入・拡張（図4）

- 拡張用バルーンを鉗子口に通す際の抵抗が強い場合には，オリーブ油を1 mlのみ直前に注入する．
- あらかじめ拡張用バルーンの先端までガイドワイヤを通しておく．
- 追加造影：ガイドワイヤや拡張用バルーンを鉗子口に入れてから狭窄部の位置を確認したい場合，BioShield irrigatorから造影剤を注入する．
- 腸管形状の調整：拡張用バルーンは5 cm長の棒状に拡張するため，屈曲部では前後の腸管壁に当たって穿孔を生じる可能性があり，腸管形状を整えておく．DBEの内視鏡先端バルーンで腸管を把持して内視鏡を動かせば，腸

図4 拡張用バルーンによる EBD の実際
a：狭窄部に到達
b：狭窄部に拡張用バルーンを通して拡張
c：バルーン拡張後の狭窄部

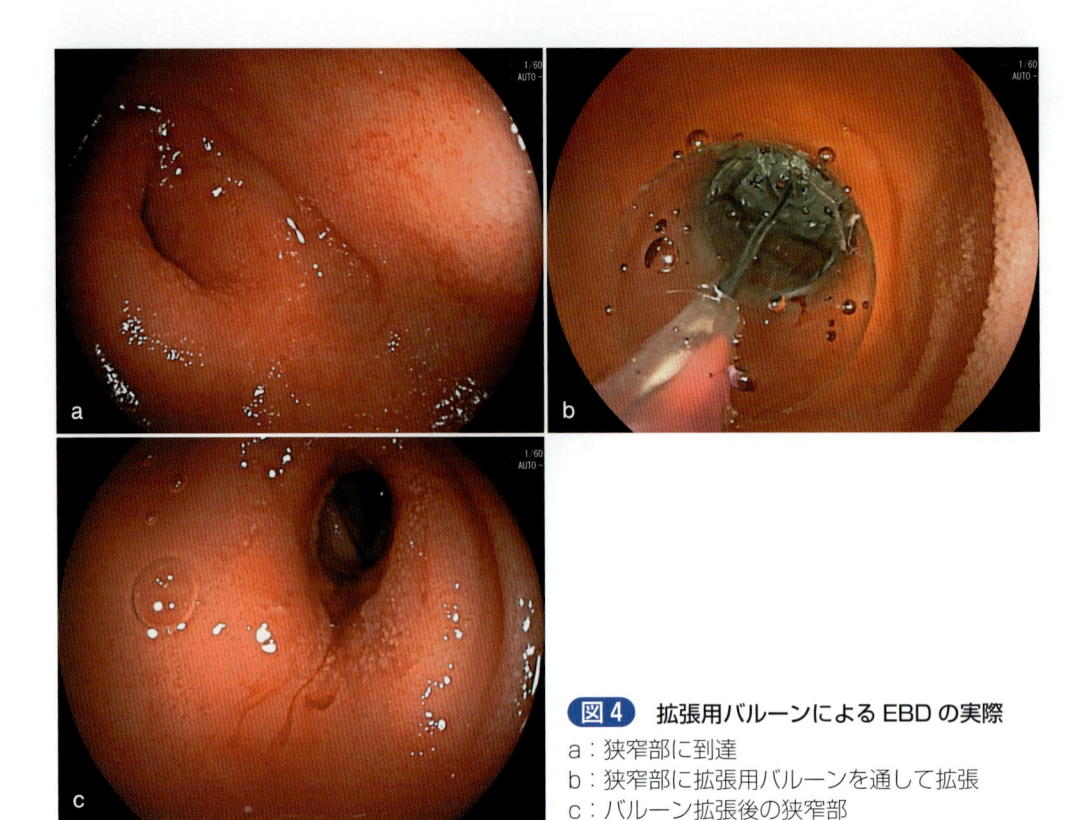

管形状を整えやすい．
- バルーン拡張：選択した拡張用バルーンの最小径から段階的に拡張していく．当施設では各段階で1分間のバルーン拡張の後に，狭窄部の状態や出血，疼痛の程度を参考に，次の径まで拡張するかどうかを判断する．腸管穿孔しては元も子もないので無理はしない．

5. バルーン拡張後のスコープ通過

- 12 mm まで拡張できればスコープ通過，13.5 mm まで拡張できればオーバーチューブ通過が可能になるが，角度によっては通過しにくい．
- 粘膜が大きく裂けた場合は無理に通過させない．とくにオーバーチューブ通過はブラインド操作のため慎重に行う．
- 通過させることのリスクと，その必要性とを考える．

IV. 複数狭窄例に対する EBD

- 複数狭窄例では，到達・評価・拡張・通過の手順を繰り返す．
- 12 mm までの拡張では，条件によっては通常フードでの通過が難しい場合があるが，キャストフードであれば容易に通過できる．

- ただし，スコープは通過できてもオーバーチューブが通過できない狭窄が手前にあることが原因で挿入困難になり，目的の狭窄部に到達できなくなる場合があるため，オーバーチューブ通過が困難と予想されるような狭窄については，挿入時に少なくとも13.5 mm，可能なら15 mm以上に拡張しておく．
- 狭窄多発例で拡張用バルーンを毎回完全に抜去・再挿入すると大変な労力を要する．
- 鉗子口径が3.2 mmあるスコープでBioShield irrigatorを用いれば，鉗子口内に拡張用バルーンを留めたままでも，吸引・注水・造影が可能なため，一カ所の狭窄を拡張した後，拡張用バルーンをスコープ内に引き戻すだけで完全には抜去せず，狭窄部を通過して次の狭窄に到達し，造影も含めた評価，拡張と，治療手順を繰り返すことができる．
- 狭窄があまりに多い場合は，1回の入院ですべての狭窄をバルーン拡張することにこだわらず，数回に分けることも検討する．

V. 透視ガイド下でのEBD

- スコープで到達できない狭窄を造影で認めた場合，近ければ透視下にガイドワイヤを進めてバルーン拡張することもできる．
- 内視鏡観察による狭窄部の評価ができないため，拡張径はより慎重に決定する．

VI. 経口挿入の併用

- クローン病の狭窄は下部回腸に多く，バルーン拡張術も経肛門挿入で行われる場合が多い．しかし，腸管変形や吻合形式，癒着などにより，経肛門挿入ではすべての狭窄部に到達できない場合がある．
- 経口挿入であれば，距離的には遠くなるが変形が少ないため容易に目的の狭窄部まで到達できる場合がある．
- 経口挿入で治療する場合，手技時間が長くなると膵炎の発症リスクが高まるため，2時間を超えないように注意する．

VII. マーキング（点墨とクリップ）

- 別ルートからの挿入や，次回の検査・治療，手術のために点墨もしくはクリップでマーキングする．
- 点墨はほぼ一生涯残るため，その使用は手術前の切除範囲決定時などに限る．
- 点墨では，墨汁を粘膜下に局注するが，小腸壁は非常に薄いため，容易に穿通してしまう．
- 小腸点墨用の局注針（トップ製）を用い，生理食塩水を針先から垂らしながら接線方向で穿刺し，膨隆ができたのを確認後に墨汁に切り替えて注入する．

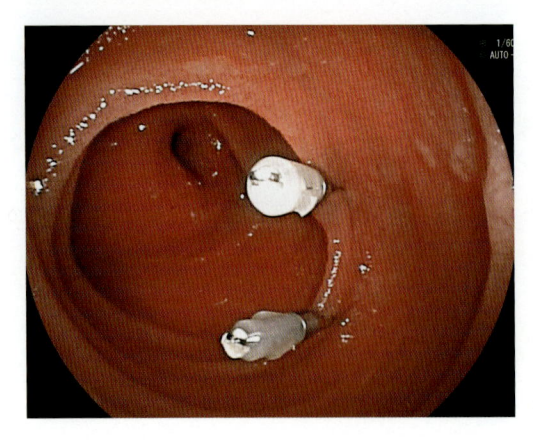

図5　2本のクリップを用いてマーキング

- 膨隆ができる前に一度でも穿通してしまうと，針先を粘膜下に引き戻して膨隆ができたとしても墨汁が腹腔内に漏れてしまうため，穿刺部位を変える．
- クリップは，一時的なマーキングだが，X線透視やCTでも確認可能である．
- クリップを1本だけ留置したのでは，X線透視やCTで確認する際に，脱落して流れたものか，マーキングした部位に残存しているものかを判断しにくい．
- クリップ2本を並べて留置（図5）しておけば，2本まとまって見えれば残存，2本がばらばらに見えれば少なくとも1本は脱落したと判断できる．
- Quick Clip Pro™（オリンパス製）であれば，MRIも撮影可能である．

VIII. 戻りでのEBD

- 内視鏡挿入時には送気・送水を最小限にしているため，前回の内視鏡や他の検査で指摘されている狭窄に気づかず，通過してしまう場合がある．とくにキャストフードのような先端細径フードを用いていると，ブジー効果もあり，軽度の狭窄は通過できてしまう．
- このような場合，最深部から戻る際にガイドワイヤを長めに出した拡張用バルーンを15 mm（目標としている拡張径）まで拡張した状態でスコープの先から出しておき，少しずつスコープを抜いてくる．拡張用バルーンが引っかかる狭窄があれば，そこで拡張用バルーンを収縮させ，位置調整したうえでEBDを行う．

> **MEMO　オーバーチューブ内への残渣侵入への対策**
> - バルーン内視鏡のオーバーチューブ内に残渣が侵入すると内視鏡との摩擦が大きくなり操作に支障をきたす．潤滑用ゼリーを水で2倍希釈したもので，オーバーチューブ内を満たしておけば，その粘性によって予防できる．
> - 検査途中でも，オーバーチューブ手前側をスコープ操作部の膨大部でブロックしつつ注入すれば，侵入した残渣を粘性によって押し流すこともできる．

IX. 治療後の管理・投薬

- 翌朝の腹部症状がないことを確認後に，成分栄養剤もしくは流動食から経口摂取を再開する．
- 一時的な粘膜バリアの破綻に伴う bacterial translocation に対し，ニューキノロン系の経口抗菌薬（レボフロキサシン等）を治療日より 5 日間使用する．
- EBD 後の浮腫と線維化を抑制するため，プレドニゾロンを経口で 30 mg，20 mg，10 mg を 2 日間ずつ，合計 6 日間使用している．

X. 偶発症

- バルーン拡張に伴う穿孔：当施設では 1.2 ％（7 件／608 件）．
- バルーン拡張に伴う出血：当施設では 0.3 ％（2 件／608 件）．

XI. ピットフォール

- 深い潰瘍が存在した部位は，表面上は治癒していても，腸管壁の強度が不十分な場合がある．また，同部の腸間膜は短縮しており，内視鏡操作の力が集中するため，内視鏡挿入に伴う穿孔を起こしやすい．

（矢野智則）

3 内視鏡的バルーン拡張術後の戦略

I. 内視鏡的バルーン拡張術（EBD）のポイント

- EBDにより，クローン病の小腸狭窄に対しての開腹手術を減らせるようになってきた[1]．
- 数回のEBDのみで治療を完了するケースは少ない[2]．
- EBDを繰り返して狭窄症状をコントロールし，開腹手術を避けることが理想的．

II. EBD後の治療方針

- EBDのあと，再狭窄させないことが重要．
- クローン病の腸管狭窄は活動性炎症の遷延によって生じるので，その活動性炎症を内科的治療でコントロールできれば，再狭窄予防につながる．
- クローン病の活動性炎症のコントロールのため，メサラジンや栄養療法，免疫調整薬，生物学的製剤が必要（生物学的製剤の使用については，狭窄をかえって助長するという意見もある）．
- 内科的維持療法にもかかわらず，線維化主体の再狭窄に至った場合は，再度EBDが必要になる．

> **MEMO**
> - 開腹手術にて小腸部分切除したクローン病患者においても同様で，活動性炎症を遷延させると，吻合部狭窄や瘻孔形成に至り再手術となる．

III. EBD後のサーベイランス方針

- EBD後の再狭窄はまれではない．
- 狭窄径が小さくなるほどEBDの危険性（穿孔や出血）が高まるので，大きな拡張径までEBDしにくい．
- 定期的に内視鏡フォローアップを行い，狭窄症状出現前の軽度狭窄の段階で維持療法としてのEBDを加える．
- 複数箇所の狭窄の場合は，計画的に複数回の治療セッションに分けて行うこともある（図1）．

- われわれの成績では，小腸狭窄に対する EBD による手術回避率は 1 年 87.3％，3 年 78.1％，5 年 74.1％であった[3]．

> **MEMO**
> - 現実的には EBD を要したクローン病患者はすでに腸管切除歴を有している場合が多いので，腸管切除をそれ以上に繰り返すことによる短腸症候群を回避することが重要．

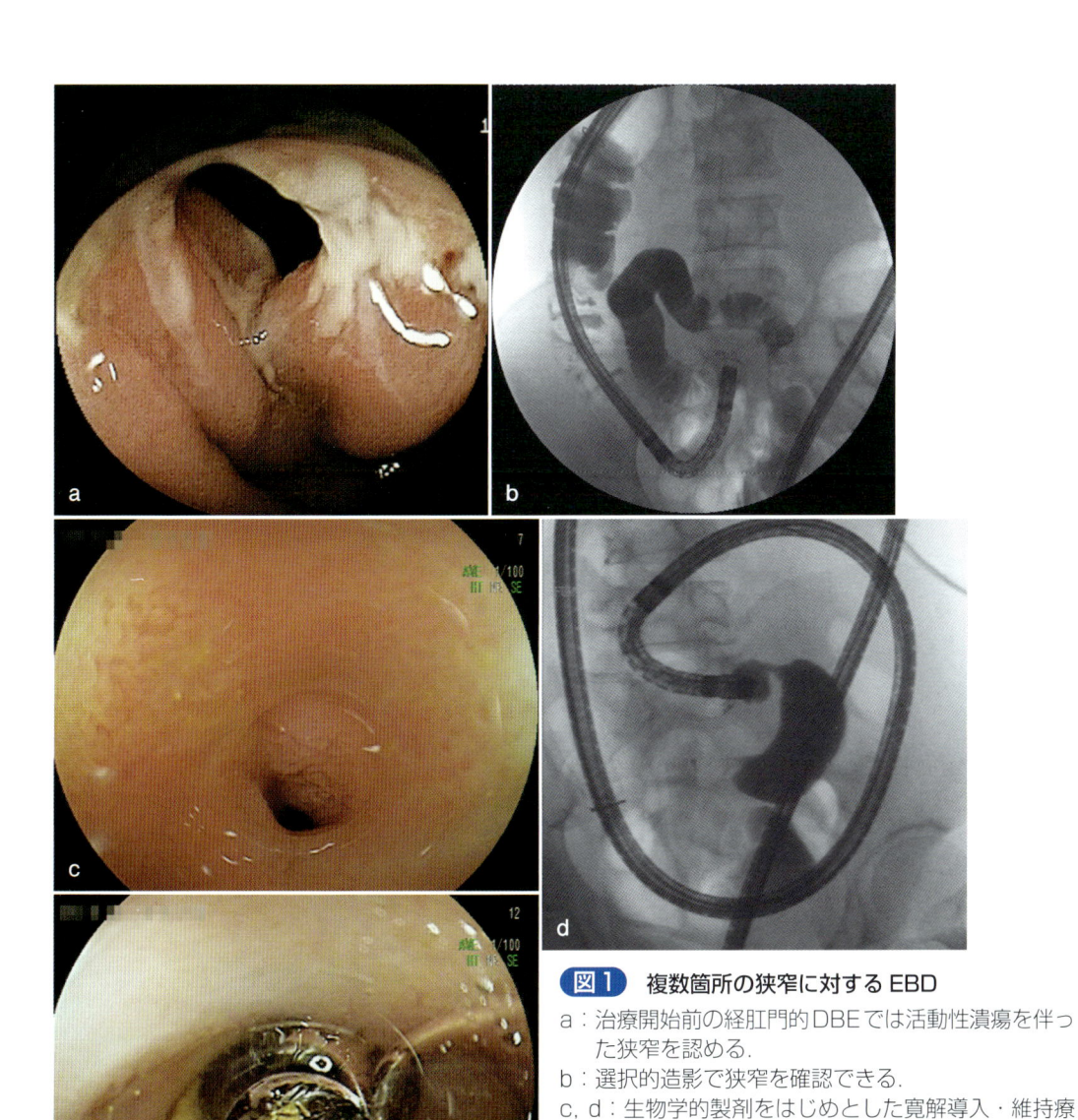

図1 複数箇所の狭窄に対する EBD

a：治療開始前の経肛門的DBEでは活動性潰瘍を伴った狭窄を認める．
b：選択的造影で狭窄を確認できる．
c，d：生物学的製剤をはじめとした寛解導入・維持療法後，DBEで狭窄部の活動性潰瘍の改善を認めた．
e：EBD を施行した．

6年の間に内科的維持療法を継続しながら，経口・経肛門含め計 17 回の DBE を行った．その間，再拡張含め計 40 回の EBD を行い，腸管切除を行うことなく，小腸の通過性を維持している．

IV. 再バルーン拡張術の実際

- 寛解状態が持続し，狭窄症状がなくても，6〜12カ月ごとに内視鏡検査で狭窄部分を直接DBEで観察している．
- 目盛り付き先端細径透明フード（calibrated, small-caliber tip, transparent hood；CAST hood，キャストフード®，トップ製，図2）で，狭窄径を評価し再EBDのバルーンサイズを決める．
- キャストフード（外径10.4 mm）付き内視鏡が狭窄部分を容易に通過でき，狭窄症状なしであっても内径維持のため，径13.5〜15 mm程度までEBDを加える．
- 狭窄症状ありや，ピンホール状狭窄も径10〜15 mmを目標にEBDを行う．

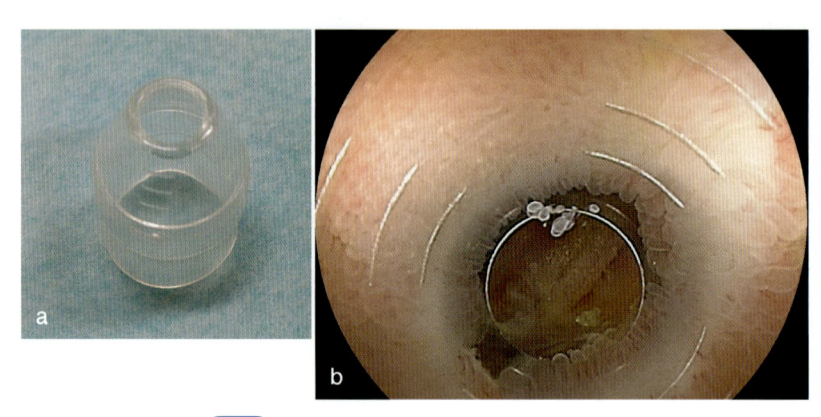

図2 狭窄評価におけるキャストフード
a：キャストフード
b：キャストフードで観察した小腸狭窄．wedgeすることで内径7 mmと測定できる．

> **ADVICE**
> - 狭窄が複数箇所ある場合，手前の狭窄を径13.5 mmまで広げられれば，バルーン内視鏡のスコープのみならずオーバーチューブの通過も可能になり，さらに奥の狭窄治療が連続的に可能になる．

V. 再バルーン拡張術を断念するときのポイント

- 経過観察の過程で狭窄部分に深い潰瘍や瘻孔，膿瘍の随伴を認めた場合は，EBDは行わず，まず内科的治療を強化する．
- 難治性狭窄や瘻孔合併などの場合は手術を考慮することになる．
- 手術タイミングの遅れは炎症を遷延させ，切除腸管を長くしてしまうこともある（狭窄に対する手術は相対適応であり，患者と十分相談の後に決定すべき）．
- われわれの施設において，EBDによるコントロールを断念した22件の手術

理由は，難治性狭窄 6，瘻孔合併 7，膿瘍合併 3，自然穿孔 2，内視鏡による穿孔 4 であった．
- 悪性腫瘍による狭窄の場合は，手術や化学療法等の治療が必要になる．

文 献

1) de'Angelis N, Carra MC, Borrelli O, et al：Short- and long-term efficacy of endoscopic balloon dilation in Crohn's disease strictures. World J Gastroenterol 2013；19：2660-2667
2) Hirai F, Beppu T, Takatsu N, et al：Long-term outcome of endoscopic balloon dilation for small bowel strictures in patients with Crohn's disease. Dig Endosc 2014；26：545-551
3) 永山　学，砂田圭二郎，菅野健太郎：クローン病の小腸狭窄に対するダブルバルーン内視鏡を用いたバルーン拡張術は有用である．Gastroenterol Endosc 2014；56(Suppl 1)：1012

（林　芳和，永山　学，矢野智則）

第 8 章

IBD カプセル内視鏡

1 IBD患者におけるカプセル内視鏡の適応

　小腸用カプセル内視鏡（small bowel capsule endoscopy；SBCE）の登場により[1]，小腸疾患の診療において大きな変革がもたらされた．本邦ではSBCEの臨床試験時にクローン病症例で高率に腸管滞留が発生し，当初クローン病に対するSBCEは禁忌であった．2012年7月パテンシーカプセルの登場に伴い適応疾患が拡大され，クローン病に対してSBCEが施行可能となった．

　また，2014年1月には大腸カプセル内視鏡（colon capsule endoscopy；CCE）が保険認可され，今後，潰瘍性大腸炎においてCCEが使用される機会が増えていくものと考えられる．

　本稿では，IBD患者におけるカプセル内視鏡の有用性について述べる．

I. IBDに使用できるカプセル内視鏡機器

　カプセル内視鏡機器は，カプセル内視鏡，レコーダ，ワークステーションで構成される（図）．

1. 小腸用カプセル内視鏡（SBCE）

- 本邦でIBD患者に使用できるSBCEは，Covidien社のPillCam®SB2 plusとPillCam®SB3がある．いずれも大きさ約11×26 mm，重さ約3 g，視野角156°である．
- PillCam®SB3では，Adaptive Frame rateにより2枚/秒か6枚/秒で撮影する．

> **MEMO　Adaptive Frame rate**
> カプセル内視鏡の撮影画像からレコーダが速度を判断して撮影速度を変化させる機能．カプセル内視鏡が速く進むところでフレームレートを増やし，撮影による見落としを減らす．

2. 大腸用カプセル内視鏡（CCE）

- CCEは，Covidien社のPillCam®COLON2が本邦で使用可能である．
- 大きさ約11×31 mm，重さ約2.9 g，視野角172°で，前後に二つのレンズを有する．

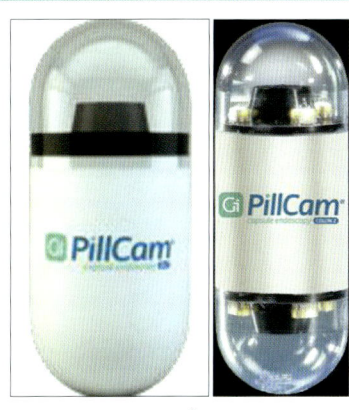

左：PillCam®SB3
右：PillCam®COLON2

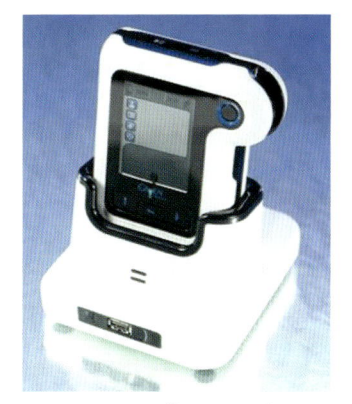

PillCam® レコーダ

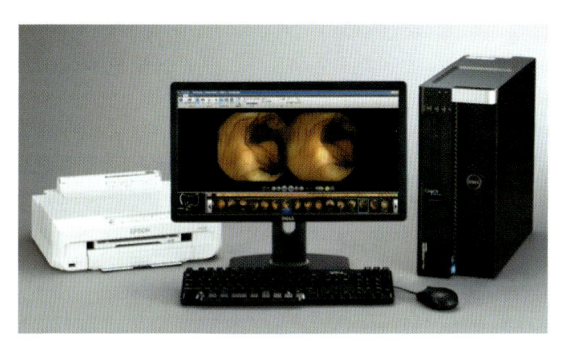

RAPID® ワークステーション

図 カプセル内視鏡機器

- Adaptive Frame rate により前後合わせて 4 枚/秒か 35 枚/秒で撮影する．
- 現在，CCE はクローン病患者には禁忌である．

II. クローン病における SBCE

1. クローン病における SBCE の意義

- クローン病では大部分の症例で小腸に病変を有し，また，クローン病の小腸病変は，自覚症状に乏しく，血液検査で CRP などの炎症反応に反映されにくい特徴がある[2]．そのため，臨床的寛解期であっても，あるいは，CRP が陰性であっても小腸に活動性の病変を有することが多い[3]．
- 病初期には典型的な所見を示さないこともあり，上部・下部消化管内視鏡検査や小腸造影検査などで確定診断が困難なときがしばしばある．
- 以上のことから，クローン病において，早期の診断，病型を含む罹患範囲の診断，治療効果判定を含む病勢の把握を行うためには，正確な小腸病変の評価が重要である．とくに粘膜治癒を治療目標とするためには小腸内視鏡の果

表 クローン病小腸病変に対するSBCEの利点と欠点（他の検査法と比較）

利点	・低侵襲 ・全小腸の観察が可能（不可能な例もある） ・他検査に比し，感度が高く，小病変の描出に優れる ・病変の概ねの存在部位が把握可能 ・検査技術の差が少ない ・放射線の被曝がない（開通性評価時は除く）
欠点	・狭窄を有する症例には使用できない（滞留のリスク） ・腸間膜付着側の判断が困難 ・病変の長さが評価できない（縦走潰瘍の診断が不可） ・消化管の変形や管外の評価はできない ・生検やバルーン拡張術などの処置ができない

たす役割は大きく，SBCEはその一助をなすモダリティと考えられる．
- クローン病小腸病変に対するSBCEの利点と欠点を示す（**表**）．これらのSBCEの特性を理解したうえで，ケースに応じて他のモダリティと使い分ける，あるいは，相補的に用いることが重要である．
- SBCEの最大の利点は，低侵襲に，高率に全小腸の観察を可能にすることである．クローン病患者は診断以後から長期にわたり繰り返し検査を受ける必要があるため，SBCEの低侵襲性がもたらす恩恵は大きいと考えられる．
- 滞留には注意を要する．SBCEの回収のためバルーン内視鏡が行われ，また，手術に至る可能性もあり，患者に対する不利益ははかりしれない．本邦での多施設共同研究における滞留率は，クローン病の疑診例が6.0%，確診例では7.4%と，高い滞留率であった[4]．そのため，パテンシーカプセルによる適切な開通性の評価が行えた症例にSBCEを使用することが肝要である．

2. クローン病におけるSBCEの診断能

- Dionisio ら：クローン病疑診例の小腸病変の検査法についてメタ解析を行い，小腸X線造影やCT enterographyに比べて，SBCEが小腸病変の描出能について有意に優れていた[5]．
- Triester ら：クローン病小腸病変の検査法についてメタ解析を行い，クローン病確診例において，小腸X線造影，ileocolonoscopy，CT enterography，push式小腸内視鏡に比べてSBCEの病変の指摘率は有意に優れていた[6]．
- Jensen ら：疑診および新たに診断されたクローン病における終末回腸の病変において，ileocolonoscopyおよび外科手術の結果に対して，SBCE，CT enterography，MR enterographyの診断能について前向きに比較検討を行い，終末回腸部の病変の感度がSBCEでもっとも高く，さらに口側腸管の病変の描出についてもSBCEが有意に優れていた[7]．
- Solem ら：小腸X線造影，下部消化管内視鏡検査，CT enterography，

SBCEでクローン病の診断能について比較したところ，SBCEの感度がもっとも高く，特異度はもっとも低かった[8]．
- Pashaら：小腸疾患においてバルーン内視鏡とSBCEの診断能についてメタ解析を行い，潰瘍やびらんなどの炎症所見の描出に差はなかったとしている[9]．

以上の報告から，SBCEは他の検査に比してクローン病小腸病変の描出能，範囲診断において優れた検査法と考えられる．とくに小病変の描出に長けている点が特徴だが，特異度が低い点に留意する必要がある．

> **MEMO　SBCEのピットフォール**
> 小病変の取り扱いについては，健常人においてもびらんを有する可能性があることや，NSAIDsの使用の有無についても注意が必要である．NSAIDs使用歴がある場合はSBCEの少なくとも1カ月前からの中止が薦められている[10]．

3. クローン病疑診例におけるSBCE

- クローン病疑診例においては，ileocolonoscopyや小腸造影などの他の検査法で病変を認めないときにSBCEは有用と考えられる．
- ESGE（European Society of Gastrointestinal Endoscopy）のガイドラインでは，クローン病疑診例において，ileocolonoscopyにて病変を認めず，腸管の閉塞症状がない，あるいは，既知の狭窄がない場合に，SBCEが推奨されている[10]．
- 前述のように他の検査に比べてSBCEの診断能は高く，SBCEが高い感度に加えて高いnegative predictive value（NPV）を有するところが大きいと考えられる．SBCEで病変を認めない場合は，クローン病の可能性は低いと考えられる．
- しかし，SBCEは病変の検出感度は高いものの[5]，クローン病診断において特異的な所見がなく[11]，腸間膜付着側の判断も困難なため，SBCEのみで確定診断に至るケースは少ない．たとえば，小腸造影では潰瘍の長さを客観的に評価できるが，SBCEではできない．そのため，クローン病の診断に有用な所見について検討が必要である．
- バルーン内視鏡による精査が考慮されるケースでは，クローン病の小腸病変が空腸のみに存在する場合も少なからずあり[12]，SBCEの結果はバルーン内視鏡の挿入ルートの決定に有用である．

4. クローン病確診例におけるSBCE

- クローン病確診例におけるSBCE有用性の一つは，小腸病変の病勢のモニタリングである．粘膜治癒の定義や治療を介入する基準については確立されていないが，SBCEが粘膜治癒の評価に有効であった報告[13]や，他の検査で

異常を認めなかったが，SBCE の結果から生物学的製剤などの治療の強化が可能であった報告[14]がみられる．自覚症状や CRP に反映されにくい小腸病変の活動性を低侵襲に内視鏡的な評価ができる SBCE の果たす役割は大きい．
- Bourreille らは，回盲部切除 3〜6 カ月後に ileocolonoscopy と SBCE を行ったところ，吻合部再発の評価は ileocolonoscopy が優れていたが，ileocolonoscopy にて観察しえない口側の小腸において再発の評価に SBCE は有用であったと報告している[15]．SBCE は，術後再発の評価についても有用である．

以上，クローン病における SBCE の有用性について述べた．SBCE は，高い感度と NPV を有することから，クローン病の疑診例，確診例いずれにおいても有用である．しかし，欠点も有しており，その特性をしっかりと理解したうえで，他の検査と相補的に用いてよりよい診断を行うことが重要である．

III. 潰瘍性大腸炎における CCE

- CCE は新しい検査法であり，今後潰瘍性大腸炎の診療に恩恵をもたらすことが期待されるが，その有用性についてはまだまだ不明である．
- 潰瘍性大腸炎の病変の重症度の判定や範囲診断において colonoscopy と比較して CCE は良好な成績であったとする報告がある一方で[16]，潰瘍性大腸炎の炎症の評価には CCE より colonoscopy を推奨する報告もある[17]．潰瘍性大腸炎に対する CCE の有用性について一定の見解を得られていないのが現状である．
- CCE は前処置に加えてブースタが必要で多量の腸管洗腸液の内服を必要とする．この点について，Hosoe らは，colonoscopy と同様の 2 l の腸管洗腸液の内服で十分な炎症の評価が可能であったと報告している[18]．前処置は，潰瘍性大腸炎では病勢の増悪の一因になる可能性があるため，重要な課題である．
- CCE は，検査時間内の排出率が 100% でないため全大腸の観察ができない可能性がある点や生検できない点などの欠点も抱えている．
- 一方で若年者の多い潰瘍性大腸炎にとって CCE は colonoscopy に比べて受容性が高かったとする報告もある[19]．より細やかな治療を行うためには，内視鏡的な病勢の評価は必要不可欠だが，CCE はその一助をなすモダリティとして期待される．
- 潰瘍性大腸炎における CCE の位置づけについては，今後さらなる検討を重ねていく必要がある．

文献
1) Iddan G, Meron G, Glukhovsky A, et al：Wireless capsule endoscopy. Nature　2000；405：417
2) 飯田三雄，富永雅也，八尾恒良：クローン病の臨床像症状：一般検査からみた病像. Pharma Medica　1992；10：31-36
3) 能田貞治，井上拓也，樋口和秀，他：カプセル内視鏡が診断に有用な疾患—小腸潰瘍：炎症性腸疾患を中心に．

胃と腸　2013；48；449-456
4) Esaki M, Matsumoto T, Watanabe K, et al：Use of capsule endoscopy in patients with Crohn's disease in Japan：a multicenter survey. J Gastroenterol Hepatol　2014；29：96-101
5) Dionisio PM, Gurudu SR, Leighton JA, et al：Capsule endoscopy has a significantly higher diagnostic yield in patients with suspected and established small-bowel Crohn's disease：a meta-analysis. Am J Gastroenterol 2010；105：1240-1248
6) Triester SL, Leighton JA, Leontiadis GI, et al：A meta-analysis of the yield of capsule endoscopy compared to other diagnostic modalities in patients with non-stricturing small bowel Crohn's disease. Am J Gastroenterol　2006；101：954-964
7) Jensen MD, Nathan T, Rafaelsen SR, et al：Diagnostic accuracy of capsule endoscopy for small bowel Crohn's disease is superior to that of MR enterography or CT enterography. Clin Gastroenterol Hepatol　2011；9：124-129
8) Solem CA, Loftus EV Jr, Fletcher JG, et al：Small-bowel imaging in Crohn's disease：a prospective, blinded, 4-way comparison trial. Gastrointest Endosc　2008；68：255-266
9) Pasha SF, Leighton JA, Das A, et al：Double-balloon enteroscopy and capsule endoscopy have comparable diagnostic yield in small-bowel disease：a meta-analysis. Clin Gastroenterol Hepatol　2008；6：671-676
10) Pennazio M, Spada C, Eliakim R, et al：Small-bowel capsule endoscopy and device-assisted enteroscopy for diagnosis and treatment of small-bowel disorders：European Society of Gastrointestinal Endoscopy (ESGE) Clinical Guideline. Endoscopy　2015；47：352-376
11) Bourreille A, Ignjatovic A, Aabakken L, et al：Role of small-bowel endoscopy in the management of patients with inflammatory bowel disease：an international OMED-ECCO consensus. Endoscopy　2009；41：618-637
12) Flamant M, Trang C, Maillard O, et al：The prevalence and outcome of jejunal lesions visualized by small bowel capsule endoscopy in Crohn's disease. Inflamm Bowel Dis　2013；19：1390-1396
13) Hall B, Holleran G, Chin JL, et al：A prospective 52 week mucosal healing assessment of small bowel Crohn's disease as detected by capsule endoscopy. J Crohns Colitis　2014；8：1601-1609
14) Cotter J, Dias de Castro F, Moreira MJ, et al：Tailoring Crohn's disease treatment：the impact of small bowel capsule endoscopy. J Crohns Colitis　2014；8：1610-1615
15) Bourreille A, Jarry M, D'Halluin PN, et al：Wireless capsule endoscopy versus ileocolonoscopy for the diagnosis of postoperative recurrence of Crohn's disease：a prospective study. Gut　2006；55：978-983
16) Ye CA, Gao YJ, Ge ZZ, et al：PillCam colon capsule endoscopy versus conventional colonoscopy for the detection of severity and extent of ulcerative colitis. J Dig Dis　2013；14：117-124
17) Meister T, Heinzow HS, Domagk D, et al：Colon capsule endoscopy versus standard colonoscopy in assessing disease activity of ulcerative colitis：a prospective trial. Tech Coloproctol　2013；17：641-646
18) Hosoe N, Matsuoka K, Naganuma M, et al：Applicability of second-generation colon capsule endoscope to ulcerative colitis：a clinical feasibility study. J Gastroenterol Hepatol　2013；28：1174-1179
19) Oliva S, Di Nardo G, Hassan C, et al：Second-generation colon capsule endoscopy vs. colonoscopy in pediatric ulcerative colitis：a pilot study. Endoscopy　2014；46：485-492

（能田貞治，井上拓也，樋口和秀）

2 カプセル内視鏡前の消化管開通性評価

I. カプセル内視鏡（CE）の有用性と問題点

- CEは1回の検査で非侵襲的に全小腸を観察できる．
- 偶発症としてCE滞留と誤嚥がある．
- CEの滞留率は原因不明の消化管出血では1％前後であるが，クローン病では5〜13％と報告されている．

II. カプセル内視鏡滞留の回避 ― パテンシーカプセル（PC）

- PCはCEと同型で10％バリウム含有乳糖からなる（図1）．中心がボディであり，両端に腸液が流入する穴をもつタイマープラグがある（図1）．
- PC内服後33時間を超えると腸管内で崩壊し始める．
- 海外で先行発売されたPCは内部に金属製の電波識別タグが入っており，それ自体が滞留を引き起こす危険性があったが，日本に導入されたPCにはそのタグが含まれておらず滞留の危険はきわめて少ない．
- クローン病など小腸狭窄を有する患者に対し，PCをCEに先行して内服して原型で時間内に体外排出されるか（図2），大腸内で原型を保っていれば引き続きCEが安全にできる．

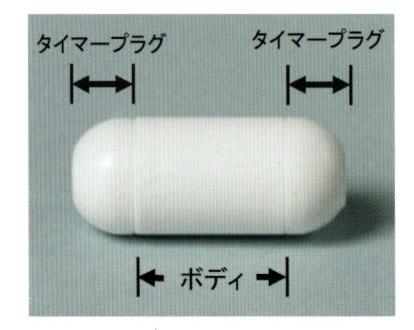

図1 パテンシーカプセル本体
時間経過により崩壊していく．

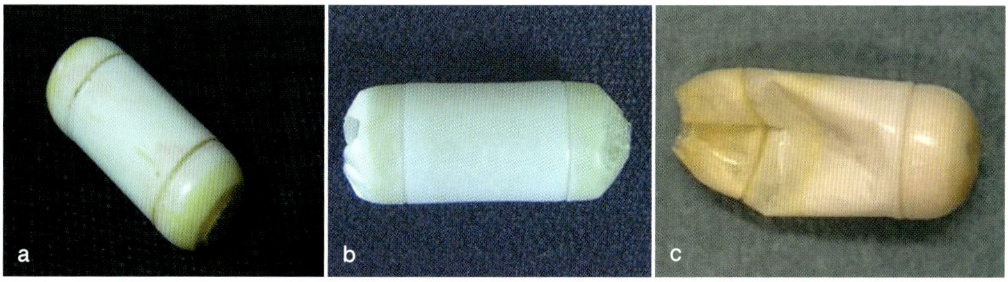

図2　体外排出されたパテンシーカプセル
a：原型にて体外排出された PC．
b：タイマープラグは溶け始めているが，ボディは触ると固いため開通性ありと判断した．
c：ボディが崩れており，開通性なしと判断した．

1. パテンシーカプセルの施行目的

- 小腸狭窄による CE 滞留が起こらないかを事前に評価する．
- 消化管運動低下による CE 排出遅延が起こらないかを事前に評価する．

2. パテンシーカプセルの施行適応症例

① 他の画像診断で小腸狭窄を認める
② NSAIDs を 6 カ月以上内服（膜様狭窄の有無）
③ クローン病確診例，疑診例
④ 若年男性の消化管出血（クローン病初回診断が多い）
⑤ 小腸疾患治療，手術後のフォローアップ
⑥ 放射線性小腸炎疑い
⑦ バルーン内視鏡挿入困難例

3. パテンシーカプセルの慎重使用，禁忌

- 慎重使用：クローン病の長い狭窄，狭窄形成術後，内視鏡的バルーン拡張後，小腸狭窄を示唆する腹部症状を有する場合．他の画像診断で小腸狭窄がある場合は PC かバルーン内視鏡かどちらが効率良く診断が進むか検討する．
- 禁忌：腸閉塞状態，腸閉塞の既往，バリウムアレルギー，乳糖アレルギー．

4. パテンシーカプセル → カプセル内視鏡の施行方法

- PC は原則 CE と同様の方法で行う．
- 消化管開通性の判定を PC 内服 30 〜 33 時間に行う．
- PC で消化管開通性が確認できたら，速やかに CE を施行する．

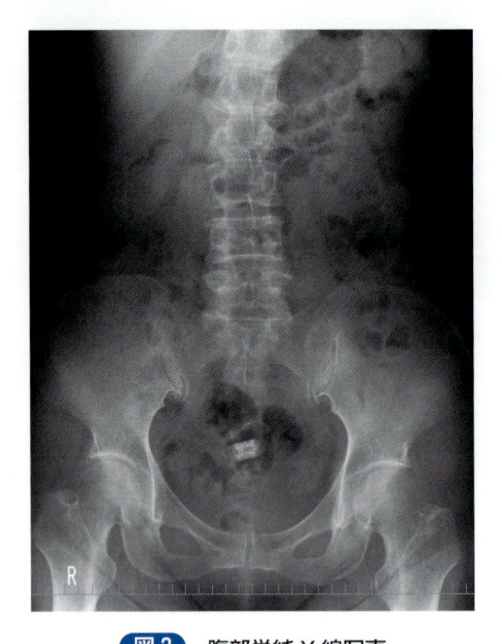

図3 腹部単純X線写真
PCを骨盤内に認めるが小腸か大腸か判断できない．

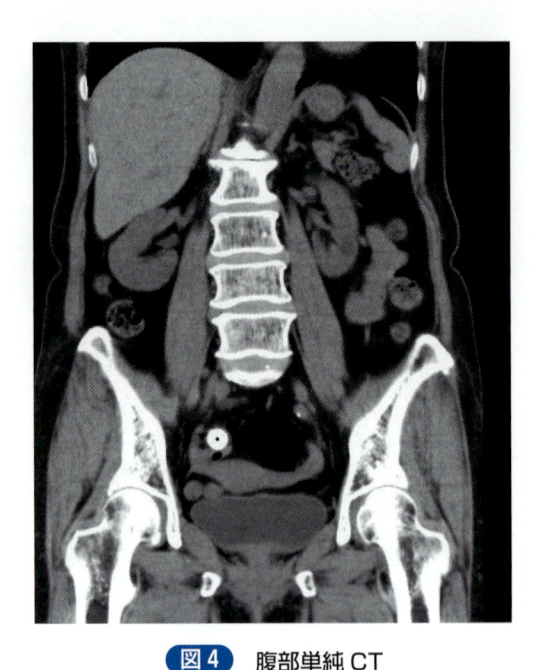

図4 腹部単純CT
図3のX線写真に引き続き腹部単純CTを撮影すると，PCがS状結腸にあることがわかった．続いて行ったCEにおいて滞留は認めなかった．

5. パテンシーカプセルの開通性確認方法

- 便座に回収シートを張り，その上に排便した後PCを回収する．回収したPCを触り，ボディが崩れていなければ消化管開通性ありとする．PC施行100例中開通性が得られたのは87例で時間内に原型排出されたのは50例（50％）であったとの報告がある．
- 回収できなければKUB（腎・尿管・膀胱部単純X線：横隔膜上縁もしくは第11胸椎〜恥骨結合下縁まで入れる）を撮影し（図3），PCが体内にあるかどうかを確認する．X線写真にPCが写っていない場合は，患者がPCを回収し損ねて，そのことに気づかないで来院した可能性があり，ボディが崩れないまま原型排出されたかどうか確認できないため，開通性判定は慎重に行うべきである．X線写真にPCが写っている場合，PCが小腸にあるか大腸にあるかをKUBだけで判定することは不確実であり，可能なかぎり他のモダリティも併用してPCの存在部位を確認する．
- PCの存在部位確認検査はCT（できれば低線量）（図4），体外式超音波検査，空気注腸，トモシンセシスなどが挙げられる．自施設で施行可能な検査で厳重に確認する．

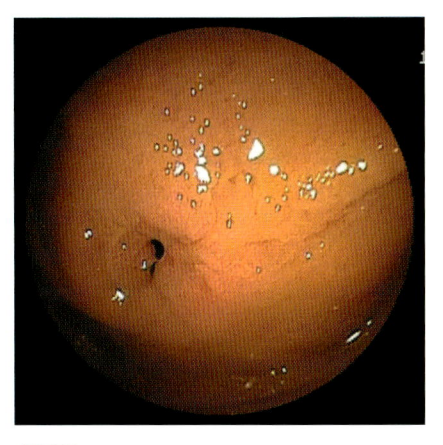

図5 パテンシーカプセルで開通性が得られなかった症例

腹部症状がありダブルバルーン内視鏡を施行したところ，空腸に強い狭窄を認めた．

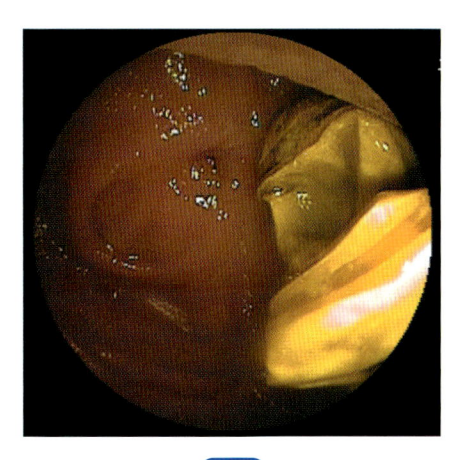

図6

狭窄の手前に PC の不溶性コーティング膜を認めたため，内視鏡で回収された．

III. 消化管開通性が得られなければ

PC で消化管開通性が確認できなければ CE はできない．その場合，小腸に強い狭窄があること，もしくは顕著な消化管運動障害があることを考えバルーン内視鏡での精査が検討される（図5, 6）．一方で胃や十二指腸，大腸での PC 通過が著しく妨げられた場合も消化管開通性がないと判断されるので，事前に上下部消化管内視鏡の結果は確認しておく．

ADVICE　パテンシーカプセル使用上のアドバイス
- 原則医療従事者のもとで PC を内服するが，患者のみで内服する場合は確実に内服したかを必ず確認する．故意に飲まずにおいて開通性を確認しようとする患者に注意する．
- PC を噛まずに飲むよう説明する．
- 内服後 30 時間未満でもまれに PC が崩壊する場合があることを念頭におく．
- PC でたとえ消化管開通性が得られても，その後クローン病などの炎症が悪化し，開通性がなくなる場合があるので，PC での開通性確認後は速やかに CE を行う．

（中村正直，大宮直木，後藤秀実）

3 IBD 患者のカプセル内視鏡所見

　本邦においては，小腸，大腸用カプセル内視鏡が保険適用となっており，小腸用カプセル内視鏡においては，Covidien 社（旧ギブンイメージング社）とオリンパスメディカルシステムズ社，大腸用カプセル内視鏡においては，Covidien 社のカプセル内視鏡が使用可能である．本稿では，小腸，大腸に分けてIBD 患者のカプセル内視鏡所見を解説する．

I. IBD 患者の小腸カプセル内視鏡

- 小腸における内視鏡検査はバルーン内視鏡とカプセル内視鏡がある．
- カプセル内視鏡の利点は，カプセルを嚥下するだけで，患者にとって簡便であることと，小腸全体の炎症の範囲，程度を大まかに把握しやすいことが挙げられる．
- まずカプセル内視鏡で病変の程度，範囲を把握し，その所見から，バルーン内視鏡の挿入ルート（経口，経肛門）を選択，バルーン内視鏡を目的部位まで挿入するという検査の流れになる．

1. クローン病疑い，診断未確定の小腸炎

- クローン病を疑う小腸炎，診断未確定の小腸炎に対してまず行う検査は，通常大腸内視鏡による回腸末端，回腸下部の観察（ileocolonoscopy）である[1]．そのほか，小腸造影なども行って小腸の炎症の全体像を把握すべきであるが，回腸下部，末端に病変がない場合や，他の検査で説明のつかない炎症所見などがあった場合，炎症の全体像を確認できるカプセル内視鏡は，よい適応となる．
- 問診を十分に行い消化管狭窄症状（食後 1 ～ 2 時間後の腹痛）の有無を確認し，狭窄が疑わしい場合は開通性を確認するパテンシーカプセルを行った後に検査を行う．
- クローン病疑い症例のカプセル内視鏡像を図 1 に示す．貧血にてカプセル内視鏡を施行，瘢痕所見（図 1a）と縦走傾向のあるノッチ（図 1b）が，全小腸にわたって認められた．本症例は，症状が軽微であったため経過観察としたが，症状が増悪し，再度カプセル内視鏡を施行した．図 2 に示す潰瘍所見を小腸下部に認めた．小腸造影でも縦走潰瘍を認め，クローン病と診断し，現在加療を行っている．

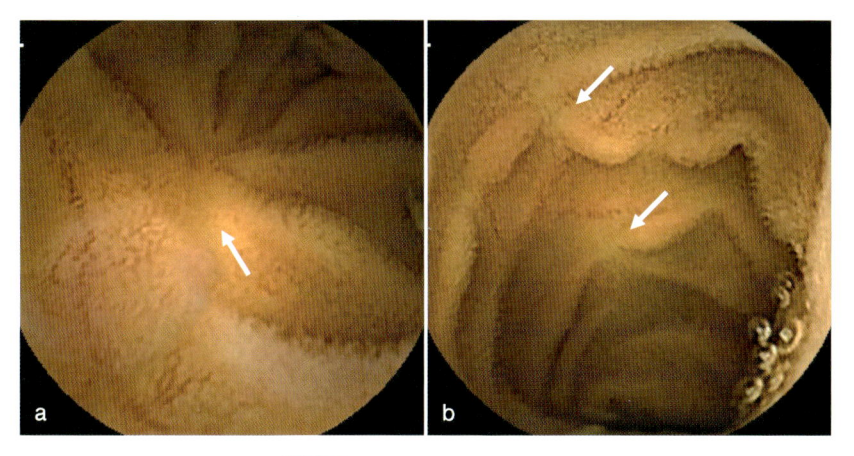

図1 クローン病疑い症例
a：カプセル内視鏡所見（瘢痕，矢印）
b：カプセル内視鏡所見（縦走傾向のあるノッチ，矢印）

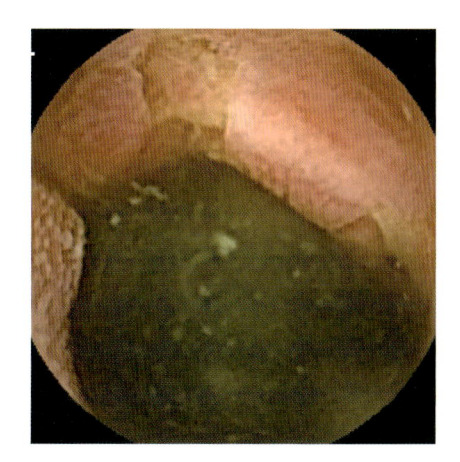

図2 クローン病疑い症例のカプセル内視鏡所見

- 本症例のように疑い症例であっても時間をおいてカプセル内視鏡を再検することによって診断可能な場合もある．

2. クローン病

- 診断確定済みクローン病患者にカプセル内視鏡を行う場合，クローン病疑い例よりも滞留のリスクが高く[2]，慎重な問診とパテンシーカプセルによる開通性の評価を行ったほうがよい．図3a に敷石像，図3b に潰瘍像を示す．潰瘍に関しては，腸間膜付着側との関係は評価できず縦走傾向が捉えにくい場合もあり，小腸造影，バルーン内視鏡を併用する．

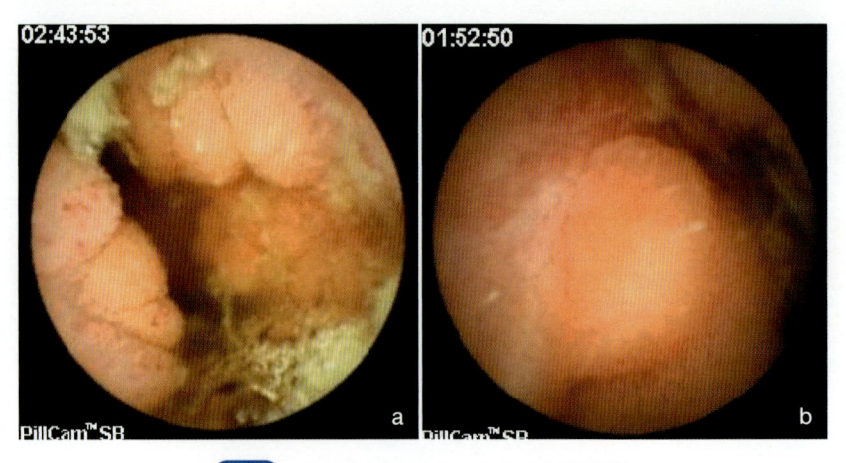

図3 クローン病のカプセル内視鏡所見
a：敷石状所見
b：潰瘍所見

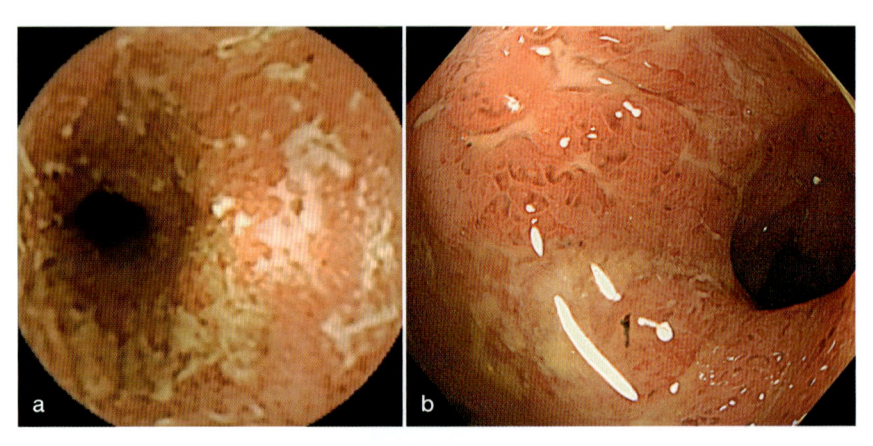

図4 潰瘍性大腸炎
a：小腸カプセル内視鏡所見（back wash ileitis）
b：下部消化管内視鏡所見（back wash ileitis）

3. 潰瘍性大腸炎

- 大腸カプセル内視鏡で撮像された潰瘍性大腸炎患者の回腸末端部の小腸炎所見（back wash ileitis）を図4に示す．粘液の付着した浅いびらんが回腸末端に認められる（図4a）．同一症例の対応する通常内視鏡像を図4bに示すが，カプセル内視鏡とほぼ同様の所見が観察できる．

II. IBD 患者の大腸カプセル内視鏡

- 大腸カプセル内視鏡はおもに，大腸ポリープ検出のために使用されているが，われわれは，潰瘍性大腸炎患者に対する大腸カプセル内視鏡の有用性を報告してきた[3]．大腸カプセル内視鏡で撮像した潰瘍性大腸炎の炎症像を図

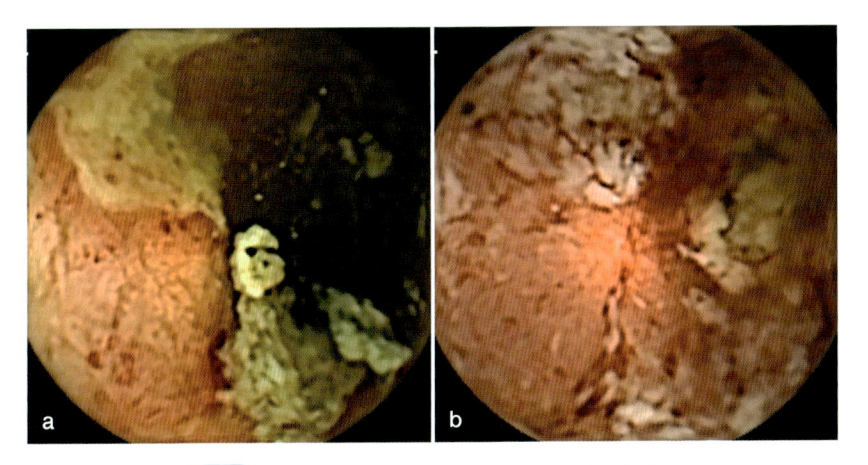

図5 潰瘍性大腸炎の大腸カプセル内視鏡所見
a：地図状潰瘍
b：自然出血

5に示す．地図状潰瘍を図5aに，粘液の付着したびらんと自然出血を図5bに示す．カプセル内視鏡の位置情報から肝彎曲部，脾彎曲部が推定でき，その情報をもとに炎症の範囲を診断していく．

> **ADVICE**
> ・潰瘍性大腸炎のback wash ileitis をカプセル内視鏡で観察した場合，小腸の絨毛構造と大腸の炎症を伴った粗糙な粘膜の判別がつきにくい．その場合は回盲弁を判別し，炎症が小腸にあるかどうかを判別する．

文献

1) Pennazio M, Spada C, Eliakim R, et al：Small-bowel capsule endoscopy and device-assisted enteroscopy for diagnosis and treatment of small-bowel disorders: European Society of Gastrointestinal Endoscopy (ESGE) Clinical Guideline. Endoscopy 2015；47（4）：352-386
2) Liao Z, Gao R, Xu C, et al：Indications and detection, completion, and retention rates of small-bowel capsule endoscopy : a systematic review. Gastrointest Endosc 2010；71（2）：280-286
3) Hosoe N, Matsuoka K, Naganuma M, et al：Applicability of second-generation colon capsule endoscope to ulcerative colitis : A clinical feasibility study. J Gastroenterol Hepatol 2013；28（7）：1174-1179

〈細江直樹〉

第 9 章

IBD サーベイランス内視鏡

1 潰瘍性大腸炎患者におけるサーベイランス内視鏡

I. 潰瘍性大腸炎と発癌

- 潰瘍性大腸炎は若年に発症し再燃と寛解を繰り返す疾患であり，慢性に炎症が持続することにより発癌のリスクが高まる．
- 頻度は罹病期間や罹患範囲によって異なるとされている．Ekbom らの報告によれば潰瘍性大腸炎を有さない一般集団に比べ直腸炎型，左側結腸炎型ではリスク比はそれぞれ，1.7 倍，2.8 倍であるが，全大腸炎型では 14.8 倍となる[1]．罹病期間についても Velayos らの報告では 10 年で 2%，20 年で 8%，30 年で 18% であるとされており[2]，発癌のリスクは炎症範囲の広さ，持続期間，炎症の強さなどが関与すると考えられる．
- 潰瘍性大腸炎に伴う大腸癌を早期に発見するために定期的な内視鏡などによるサーベイランスが必要となる．サーベイランスの開始時期，施行方法については海外のガイドラインによる推奨がされている（後述）．
- 潰瘍性大腸炎の場合は中等度以上の炎症が存在している粘膜では病変部の認識が困難で，診断が容易ではない場合もあるので注意が必要である．

II. どのような症例にサーベイランスが必要か？

- 潰瘍性大腸炎すべての症例をサーベイランス症例とすることは医療経済的な点から適切ではない．大腸癌発症のリスクが高い症例を中心にサーベイランスを集中的にかつ効率よく施行すべきである．
- 臨床的には前述した全大腸炎型・左側大腸炎型は直腸炎型より，また罹病期間が長い症例のほうが大腸癌発症のリスクが高くなる．その他大腸癌の家族歴を有する症例，慢性持続型，原発性硬化性胆管炎（PSC）を合併した症例もリスクが高くなることが知られている．
- 内視鏡所見から見た大腸癌発症のリスク因子についても検討がなされている[3]．内視鏡的寛解例は発症のリスクを 0.37 倍に減らし，一方炎症性ポリープを有する症例，管腔の狭小化を有する症例の大腸癌発症のリスクはそれぞれ 2.29，4.62 倍に増加することが報告されており[3]，慢性に炎症が持続すること，過去に強度の炎症を有することにより炎症を母地とした発癌のリスクが高まると考えられる．
- 図 1 は dysplasia が検出される約 2 年前の内視鏡所見で顆粒状のやや浮腫状の粘膜が残存して，炎症が残存した状況で dysplasia が認められた 1 例であ

診断2年前　　　　　　　　　診断時

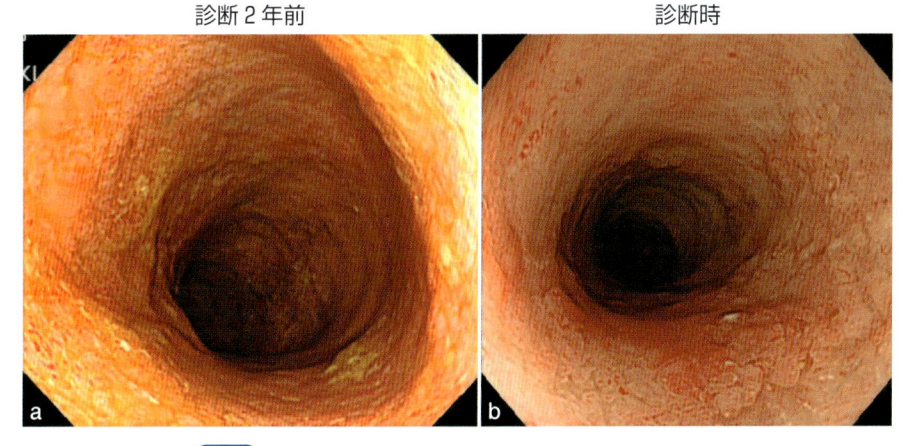

図1 潰瘍性大腸炎に合併した下行結腸の粘膜内癌
a：診断2年前の内視鏡像．浮腫状の顆粒状粘膜が連続して認められる．
b：平坦な顆粒状病変が認められ，生検にて高分化型腺癌と診断された．

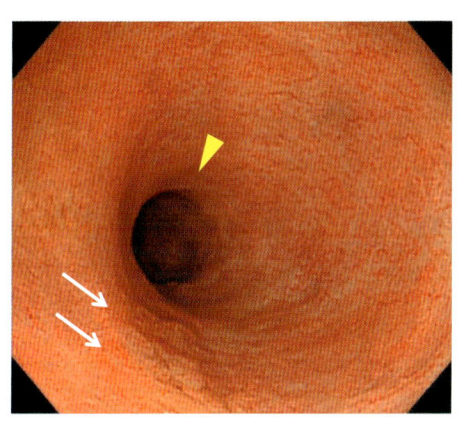

図2 S状結腸に認められた dysplasia
診断される以前より管腔の狭小化が認められていた（▶）．狭小化した部分の肛門側に平坦型の腫瘍病変が認められた（→）．

る．図2はS状結腸に狭小化した管腔を数年前より認めており，狭小化した部分のやや肛門側に平坦隆起の早期癌が認められた症例である．このように内視鏡的にリスク因子の高い症例はより厳重にサーベイランスを行うべきである．

III. サーベイランスの時期と間隔について

- 長期経過例で大腸癌発症リスクが高まることより，いつからサーベイランスを開始するかは重要なポイントである．
- ECCO（European Crohn's and Colitis Organization）の statement では発症後6〜8年で開始[4]，ACG（American College of Gastroenterology）のガイドライン[5]では8〜10年後から1〜2年ごとに施行することが記載されている．ただし当院において発症6年以内に発症した大腸癌・dysplasia が約15％存在することから，一概に罹病期間で決めるのではなく過去の炎症の重症度，治療に対する難治度などもあわせて勘案し，サーベイランスのタ

表　大腸癌発症リスクとサーベイランスの間隔

	サーベイランスの間隔	症　例
低リスク	5年	・過去の内視鏡で内視鏡的・組織学的に炎症がない ・左側大腸炎型
中間リスク	3年	・内視鏡的・組織学的に軽度の炎症 ・炎症性ポリープの存在 ・50歳以上で大腸癌が発生した家族歴を有する
高リスク	1年	・内視鏡的・組織学的に中等症以上の炎症 ・過去5年間に管腔狭小化を有した例 ・過去5年間にdysplasiaが認められた例 ・PSC ・50歳未満で大腸癌が発生した家族歴を有する

〔BSGガイドライン[6]により作成〕

イミングを検討すべきである．
- 施行間隔については British Society of Gastroenterology（BSG）のガイドライン[6]では発症リスク別に5年ごと，3年ごと，毎年施行すべき症例を提示している（表）．一律してすべての症例に毎年サーベイランスを施行する必要はないと考える．

IV. 観察のポイント

- まず通常内視鏡検査で，粘膜の凹凸，色調の変化の違いに注目して観察することが重要である（図3a）．dysplasia，早期癌で診断される症例の多くは病

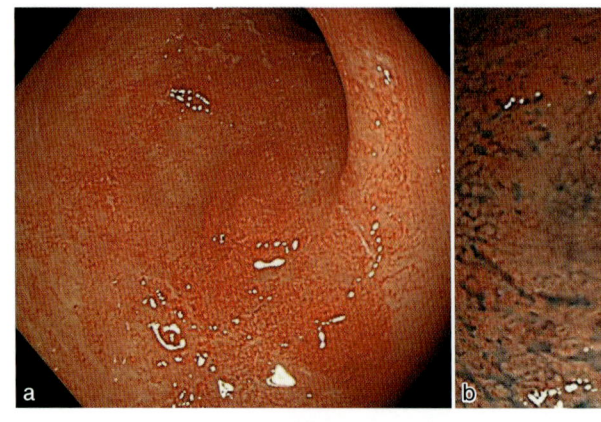

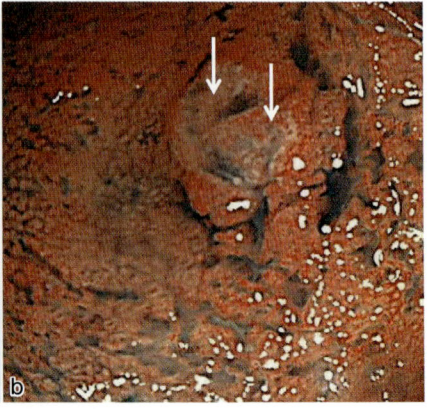

図3　直腸に認められた粘膜内癌
a：病変部は隆起を伴った発赤として認識された．
b：インジゴカルミンを散布したところ，中央に陥凹（→）を伴う病変であることが確認できた．

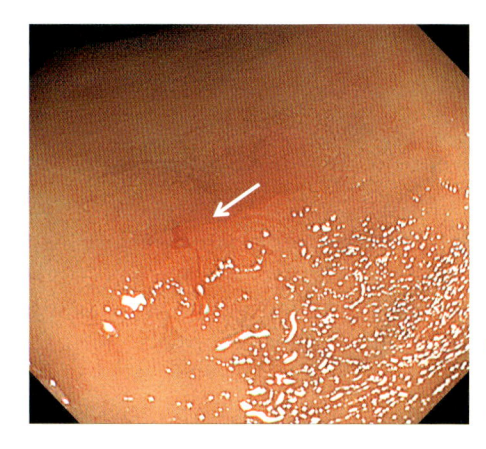

図4 病変部からの自然出血

限局した易出血性の粘膜によって（→）腫瘍病変が認識されることがある．

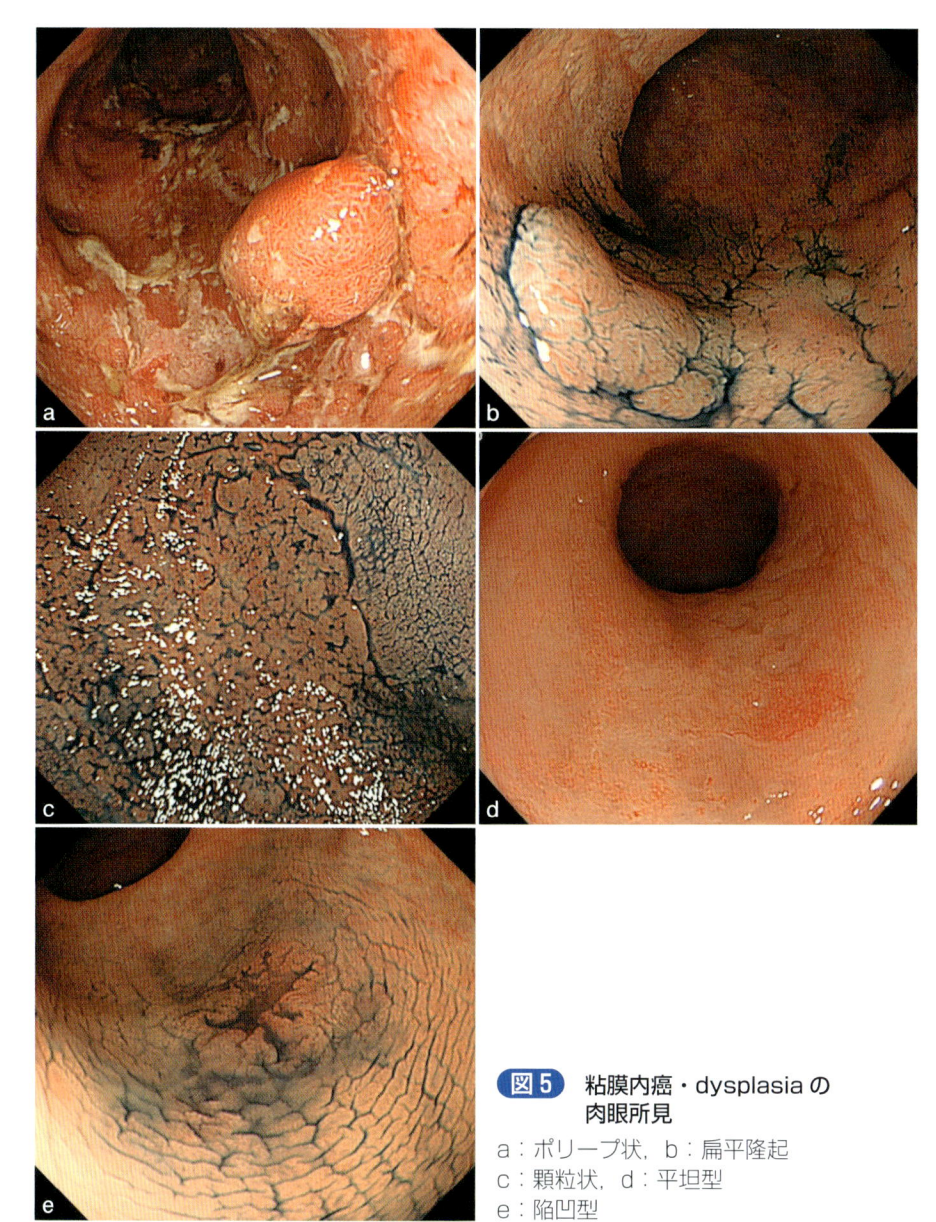

図5 粘膜内癌・dysplasiaの肉眼所見

a：ポリープ状，b：扁平隆起
c：顆粒状，d：平坦型
e：陥凹型

① 潰瘍性大腸炎患者におけるサーベイランス内視鏡

変部と非病変部における粘膜の色調の違いとして認識される場合が多い．領域性のある病変は腫瘍性病変であることが多い．
- インジゴカルミンによる色素散布にて粘膜の凹凸，表面の微細な変化を観察する（図 3b）．また病変部はスコープの接触などがないのに自然出血していることもあり，診断の一助になることもある（図 4）．
- dysplasia・粘膜内癌の内視鏡的な形態については大きくポリープ状，扁平隆起，顆粒状，平坦型，陥凹型に分類される（図 5）．当院の解析では顆粒状や平坦型などの境界識別が困難な病変は発赤として認識されることが多い．
- サーベイランスを行う場合に色素内視鏡は通常内視鏡より有意に病変の検出率が高くなるという報告があるが，全大腸すべてに色素内視鏡を行うためにインジゴカルミン散布，観察をするのは時間と手間がかかり効率は良くないと考える．実臨床においては疑わしい病変を中心に色素散布を行い，注意深く観察することが重要である．
- Narrow Band Imaging（NBI）観察については，通常内視鏡による観察では炎症がある場合に腫瘍病変を識別することは困難であり，また粘液が付着している場合にはすべて洗浄を行わないと適切な観察ができないなどの問題点がある．近年の報告では拡大しない NBI 観察によるサーベイランスの有用性に関しては否定的な報告[7),8)]が多い．一方で内視鏡の解像度の向上などにより，NBI 観察でも明確な画像が得られることもあり，現在，本邦では厚生労働省研究班によるプロジェクト研究において，dysplasia・大腸癌を検出するための NBI 観察の有用性に関する多施設共同研究が行われており，その結果が待たれる．
- NBI では拡大観察により病変の性状，病変部と非病変部の境界識別が容易になる．NBI 拡大観察における問題点として，炎症が存在すると非腫瘍部でも口径不同，拡張・蛇行，途絶，血管分布の不均一といった異常血管が観察されることがあり，腫瘍性病変の評価が容易でないことがある．しかし NBI 拡大観察のうち表面構造に関しては，隆起型を中心に比較的観察可能であることが多い．管状 pit，絨毛 pit などの腫瘍病変としての表面構造を呈することが多く，周囲の炎症がないもしくは軽度の場合には周囲の非病変部との境界識別が可能となる（図 6）．

V. 生検する際のポイント

- 元来，潰瘍性大腸炎に合併する大腸癌は病変検出することが困難であるとされており，サーベイランスの際には step biopsy，すなわち病変を疑われた部位だけでなく，疑われない病変からも 10cm おきに 4 個ずつ，30 個以上生検を行うことが海外を中心に提唱されてきた．ただし多くの生検を行うことによる出血のリスク，施行時間が長くなる点，医療経済的な面より効率性が低いことが指摘されている．
- 上記の問題点から本邦を中心に病変部を中心に生検を行う target biopsy の

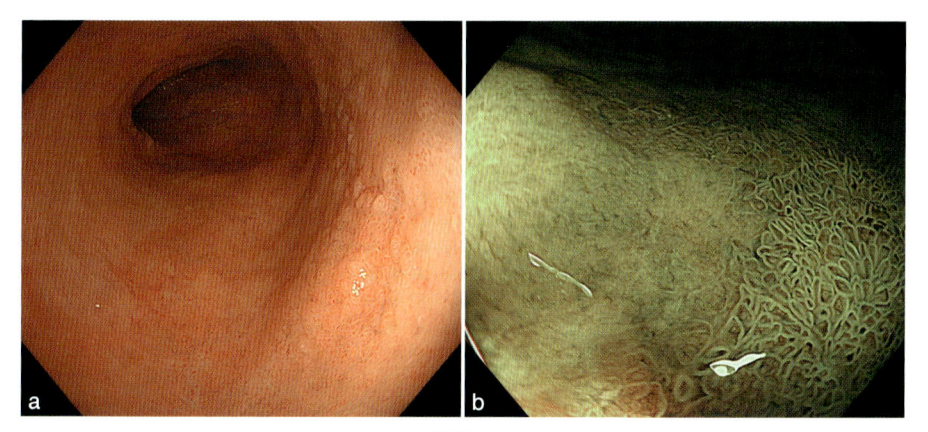

図6
a：S状結腸に認められた扁平隆起病変．
b：NBI拡大観察により病変部・非病変部境界の識別，隆起した病変部の表面構造が絨毛型であることが確認された．

概念が提唱されてきた．厚生労働省班会議の研究においても target biopsy による生検数は step biopsy による生検数より少ないこと，かつ同等の頻度で病変を検出可能であることが明らかになった．その後 target biopsy と step biopsy によるサーベイランスを無作為に割り付けて検査を施行する研究が，前述の班会議主導の研究として施行され，病変の検出能は target biopsy と step biopsy で差がないことが改めて報告された．われわれは原則として target biopsy によるサーベイランスを行っている．

- 生検部位に関しては病変部からのみならず周囲の粘膜からの生検を行うことが重要である．
- 潰瘍性大腸炎に合併する dysplasia・大腸癌の組織学的な特徴として，低分化腺癌，印環細胞癌といった予後が悪いタイプの組織像を呈することが通常の大腸癌より多い．近年，dysplasia・粘膜内癌については内視鏡的治療による切除を行うことも多くなっている．治療において，術前に生検をすることにより線維化が生じて処置困難となる可能性があるが，当院のデータでは dysplasia・粘膜内癌であっても低分化腺癌，印環細胞癌の症例を経験していることより，潰瘍性大腸炎の dysplasia・大腸癌ではまず生検診断による正確な組織評価が必要であると考えられる．

VI. 生検後の対応

- 原則として炎症を母地とした大腸癌もしくは high-grade dysplasia（colitic associated cancer；CAC）であれば大腸全摘が原則である．これは CAC の場合炎症を母地に癌が出現することより，一つの部位に大腸癌が認められた症例は，他の部位にも出現する可能性があること，内視鏡施行時に検出されない病変が他部位に存在する可能性があるためである．

- 潰瘍性大腸炎患者において腫瘍病変が検出された場合，CACであるのか，炎症とは関係なく偶発的な大腸癌であるのか（sporadic cancer）を診断することは重要である．
- 組織診断は腺管の異型により診断するが，異型は腫瘍のみならず，炎症によってもみられることもあり，診断には注意が必要である．場合によっては別の病理医にセカンドオピニオンによる診断を依頼し，総合的に判断を必要とする場合もある．

おわりに

　潰瘍性大腸炎に合併する大腸癌早期発見のためのサーベイランス内視鏡は現在では色素散布を併用したtarget biopsyによる方法が中心になっている．炎症を背景に発生する大腸癌・dysplasiaの発見は容易でないことも少なからずあるが，病変周囲との色調の違いに注意して観察を行い，拡大内視鏡を使用することにより腫瘍・非腫瘍の鑑別，病変の境界の判断が可能であると考えられる．ハイリスク群を中心とした集約的なサーベイランス方法が今後確立されることが望まれる．

文献

1) Ekbom A, Helmick C, Zack M, et al：Ulcerative colitis and colorectal cancer. A population-based study. N Engl J Med　1990；323：1228-1233
2) Velayos FS, Terdiman JP, Walsh JM：Effect of 5-aminosalicylate use on colorectal cancer and dysplasia risk：a systematic review and metaanalysis of observational studies. Am J Gastroenterol　2005；100：1345-1353
3) Rutter MD：Cancer surveillance in longstanding ulcerative colitis：endoscopic appearances help predict cancer risk. Gut　2004；53：1813-1816
4) Van Assche G, Dignass A, Bokemeyer B, et al：Second European evidence-based consensus on the diagnosis and management of ulcerative colitis part 3：special situations. J Crohns Colitis　2013；7：1-33
5) Kornbluth A, Sachar DB；Practice Parameters Committee of the American College of Gastroenterology：Ulcerative colitis practice guidelines in adults：American College Of Gastroenterology, Practice Parameters Committee. Am J Gastroenterol　2010；105：501-523
6) Mowat C, Cole A, Windsor A, et al：Guidelines for the management of inflammatory bowel disease in adults. Gut　2011；60：571-607
7) Efthymiou M, Allen PB, Taylor AC, et al：Chromoendoscopy versus narrow band imaging for colonic surveillance in inflammatory bowel disease. Inflamm Bowel Dis　2013；19：2132-2138
8) Ignjatovic A, East JE, Subramanian V, et al：Narrow band imaging for detection of dysplasia in colitis：a randomized controlled trial. Am J Gastroenterol　2012；107：885-890

〈長沼　誠，岩男　泰，金井隆典〉

2 クローン病患者における サーベイランス内視鏡

I. クローン病における炎症発癌

- 潰瘍性大腸炎のサーベイランス内視鏡（surveillance colonoscope；SC）は色素拡大内視鏡観察や狙撃生検による精度向上がはかられてきているが，クローン病のSCには課題が多く残されている．

- 欧米の文献ではクローン病の炎症関連腫瘍性病変は腸管に多いとされているが，本邦での好発部位は痔瘻に関係した直腸肛門管である．発見した際には病変が進行していて，初発部位が不明な場合が多いため，直腸肛門管癌と称されることが多い．

- クローン病炎症関連腫瘍の発育進展の病理学的検討は未解明な点が残されている．本来上皮を有しない瘻孔において，どの部位からどのような機序で炎症関連腫瘍が発生してくるのか，その検討が適切なサーベイランス法の検討に寄与する．

> **MEMO** 救命可能な段階で発見困難なクローン病関連腫瘍
>
> - 炎症発癌であるがゆえに低分化癌や未分化癌，粘液癌など予後不良な癌の比率が高いクローン病関連腫瘍は，炎症性腸疾患専門施設でも一般に予後不良で，直腸切断術を施行しても根治困難な段階で発見される直腸肛門管癌の症例が多い．SCでの深達度診断を含めた質的診断はまったく未確立であり，粘膜深層でより低分化になりやすい炎症関連腫瘍の病理学的特徴を想起したとき，粘膜表層の点の診断である生検の病理診断結果がたとえ癌でなく異形上皮だったとしても，その時点で直腸切断術を考慮すべきと筆者は考えている（図1）．

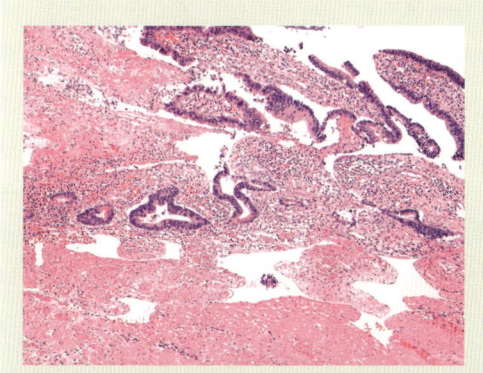

図1 内視鏡サーベイランスの狙撃生検でhigh grade dysplasiaだったが，直腸切断術を施行した症例の外科手術標本病理組織像

最終病理診断結果はRectal cancer associated with Crohn's disease.
RbP, 0-IIb, tub1, pSM (200μm), ly0, v0, inf a, med, 先進部組織型 tub1, sprouting (−), adenoma成分 (−), RM0であった．

II. クローン病サーベイランスの注意点と工夫

> **MEMO　クローン病関連腫瘍の存在を疑う症候**
> - 強い肛門部痛
> - 肛門部からのゼリー状の粘液排出
> - （内視鏡的バルーン）拡張療法抵抗性の狭窄
>
> 　炎症発癌であるがゆえに，強い炎症（狭窄や瘻孔の発生部位）が長期に継続した部位（内科的治療抵抗性の炎症性病変）に病変が生じやすいと考えるべきである．こうした症候を有する症例は，たとえ一度は陰性でもサーベイランスを繰り返し施行する必要性が高くなる．内視鏡的バルーン拡張などの拡張療法に抵抗する狭窄性病変では，癌性狭窄の可能性を考慮し，生検を施行すべきである．また難治性肛門病変に対してストマ造設術が施行され，直腸が空置されている場合があるが，クローン病関連腫瘍のハイリスクな部位であり，サーベイランスの対象として定期的な検査の施行が必要である．

- 発症後何年経過したクローン病症例をサーベイランスの対象とすべきかは未確立であり，上記の観点から，肛門性病変の有無など症例ごとの病状に応じてサーベイランスの必要性を考慮する．
- クローン病関連腫瘍に対するサーベイランス法には腫瘍マーカー（CEA, CA19-9, p53抗体）や骨盤（造影）MRI検査も含まれるが，早期発見には有用ではない．しかし早期発見可能なサーベイランス法が未確立な現状では，サーベイランス法に含めて，定期的に施行しても良いと考えている．
- 痔瘻からの粘液性排出物に対する細胞診や痔瘻に対するブラシ鉗子や生検鉗子などでの掻爬や生検，腰椎麻酔下での生検針による検体採取もクローン病関連腫瘍の発見に実績のある手法であるが，早期段階での発見には限界がある．とくに腰椎麻酔下での生検針による手法は，ある程度の大きさがある腫瘍性病変に対して盲目的に穿刺された針状鉗子が腫瘍性病変に的中する必要があり，早期発見は困難だと予想される．
- 炎症の強い部位を繰り返し検査されることはクローン病患者にとっても苦痛が大きい．サーベイランスの必要性を丁寧に説明することとともに，適宜十分なsedationなどを用い，繰り返し被検者が受けることが可能な検査を提供する必要がある．

> **ADVICE　穿孔による緊急手術．慌てるでしょうが，その時に**
> 　内視鏡的バルーン拡張術後のみならず穿孔による緊急手術の際には，外科との連携やご家族への説明など慌てると思います．しかし，「癌性病変の脆弱な部位が穿孔したのでは？」との思いを念頭に，術前に外科医と術中迅速診断の必要性などを協議してください．術後の病理診断で癌と判明しても，リンパ節郭清もせず閉腹した後で，対応に苦慮することになります．

ADVICE　痔瘻による疼痛に生物学的製剤が効いた？

前述の強い肛門部痛を痔瘻の炎症悪化による所見と捉えて生物学的製剤を投与した後に，疼痛が軽快して生物学的製剤が効いたと判断してサーベイランスを怠ってしまう場合がある．生物学的製剤投与を考慮するような強い炎症を伴う肛門病変もハイリスクでサーベイランスの対象であることを忘失してはならない（図2）．

図2　痔瘻，直腸腟瘻の強い疼痛に対しインフリキシマブを投与し，疼痛は軽快した

インフリキシマブ投与開始後約8カ月で施行した内視鏡検査による直腸反転観察で，隆起した腫瘍性病変を認めた．生検検体の病理診断結果は粘液癌であった．

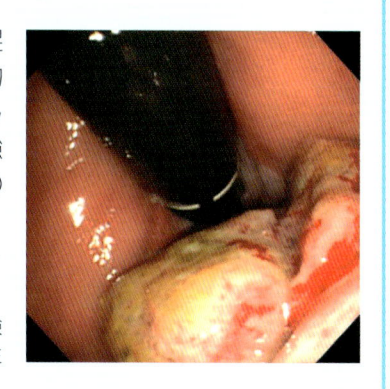

III. クローン病サーベイランス内視鏡の実際

- 空置直腸も含め，内視鏡が挿入できないほど，狭窄性病変を悪化させない．日常の自己ブジー励行（図3）や内視鏡検査時の deep sedation による用手的指ブジー，内視鏡的バルーン拡張などで内視鏡が挿入不可能な状態に陥らないよう直腸肛門管を含めた狭窄性病変をコントロールする．
- 上述の内視鏡的バルーン拡張療法抵抗性狭窄では，狭窄周辺からの生検を励行する．
- クローン病関連腫瘍が発生する頻度が高い直腸肛門管部で SC を施行する場合，慢性炎症や出血が存在し，詳細な内視鏡観察が困難な場合が多い．十分な sedation，丁寧な洗浄，緻密な内視鏡観察で，腫瘍性病変の可能性が高い所見の発見に努め，その部位を狙撃生検する．
- 肛門性病変が強度な場合には直腸反転観察が困難な症例もあるが，極力直腸反転観察を施行し，歯状線近傍の痔瘻一次口開口部の観察も行うように心掛

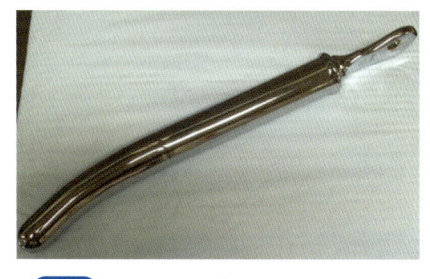

図3　ヘガールブジー

さまざまな太さがあり，至適な太さのものを1本，患者に購入してもらい，自宅で毎日自己ブジーする際に用いていただくようにしている．

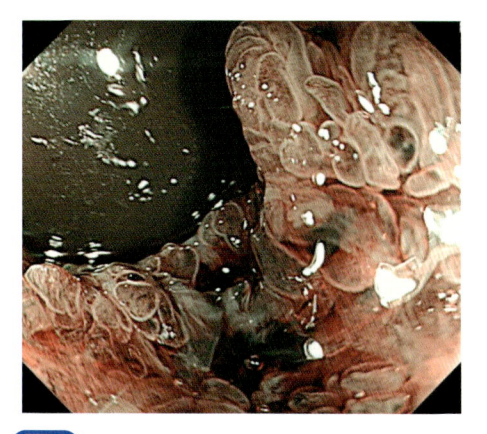

図4　サーベイランス内視鏡の直腸反転観察

痔瘻一次口から出ている腫瘍を早期発見したクローン病肛門管腫瘍性病変の NBI 弱拡大内視鏡像．
〔渡辺憲治，他：INTESTINE　2014；18：113-117[6]　より引用〕

ける（図4）.

- 粘膜表面に表出した腫瘍でなければ発見できないことが内視鏡によるSCの限界である．筆者も強くクローン病関連腫瘍の存在を疑って頻繁にSCを施行していながら，早期発見ができなかった症例も少数経験している．クローン病関連腫瘍は多様な病理像を呈すると思われ，SCでは早期発見困難な病変も存在することを念頭に置きつつ，SCの精度向上に努めなければならない．

> **ADVICE　小腸のサーベイランス内視鏡**
>
> クローン病小腸病変に対するサーベイランス内視鏡では，活動性潰瘍，狭窄，瘻孔，癒着などにより，バルーン小腸内視鏡でも深部挿入困難な場合がよくある．前述の内視鏡的バルーン拡張療法抵抗性狭窄に対する生検を忘失してはならない（図5）．また腸管切除せずに狭窄形成術を施行した部位もSCの必要な部位である．術後症例の内視鏡観察においては，吻合部付近のみならず，狭窄形成術部の観察，適宜生検もできるだけ行うように心掛ける（図6）． 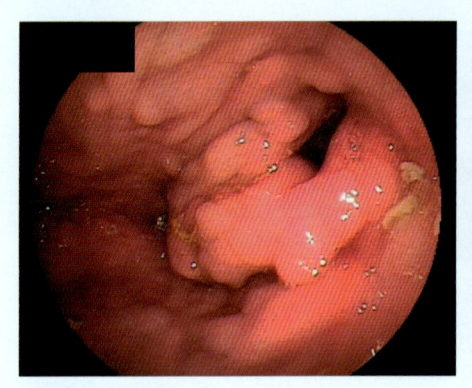
>
> **図5 内視鏡的バルーン拡張術の効果が不十分で再狭窄をきたした例**
> 外科手術を予定していたが，術前に穿孔をきたし，手術切除標本で小腸癌と診断された病変のダブルバルーン小腸内視鏡像． 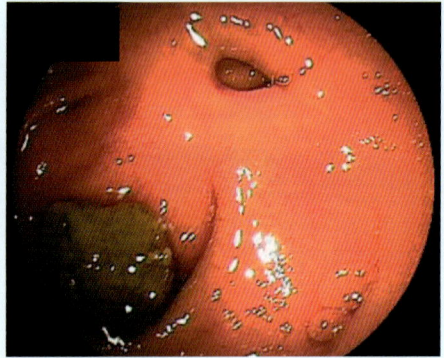
>
> **図6 回腸の部分切除と複数の狭窄形成術施行後にインフリキシマブを投与したが，腸閉塞症状をきたした例**
> ダブルバルーン内視鏡検査を施行したところ，狭窄形成術部の潰瘍が粘膜治癒に伴う狭窄を生じていた．内視鏡的バルーン拡張を施行し，以降は経過良好であった．

文献

1) Sogawa M, Watanabe K, Egashira Y, et al：Precise endoscopic and pathologic features in a Crohn's disease case with two fistula-associated small bowel adenocarcinomas complicated by an anal canal adenocarcinoma. Intern Med 2013；52：445-449
2) 渡辺憲治, 鎌田紀子, 山上博一：炎症性腸疾患の診断は，どこまで進歩してきたか？ 必要な検査 正確な診断のために何をどう行うか？ 炎症性腸疾患診断における画像検査のアルゴリズム. Medicina 2014；51：1024-1029
3) 渡辺憲治, 末包剛久, 佐野弘治, 他：炎症発癌の診断—内視鏡診断—色素拡大観察（拾い上げ）. INTESTINE 2015；19：367-372
4) 渡辺憲治, 新藤正喜, 浦岡好華, 他：カプセル/バルーン内視鏡がクローン病の診断，治療に及ぼすインパクト. IBD Research 2011；5：17-23
5) 野口篤志, 渡辺憲治, 味岡洋一, 他：再発を来したCrohn病関連小腸癌の1例. 胃と腸 2014；49：1339-1345
6) 渡辺憲治, 萩原良恵, 森本謙一, 他：炎症性腸疾患の画像診断 modality；大腸内視鏡—NBI. INTESTINE 2014；18：113-117

〈渡辺憲治，十河光栄，山上博一〉

付　録

1. IBDの内視鏡スコア

潰瘍性大腸炎

付録1 厚生労働省研究班の活動期内視鏡所見による分類

軽度	血管透見像消失，粘膜細顆粒状，発赤，アフタ，小黄色点
中等度	粘膜粗糙，びらん，小潰瘍，易出血性（接触出血），粘血膿性分泌物付着，その他の活動性炎症所見
強度	広範な潰瘍，著明な自然出血

〔松井敏幸：潰瘍性大腸炎診断基準改定案（平成21年度）．難治性炎症性腸管障害に関する調査研究（渡辺班）．平成21年度総括・分担研究報告書，2010，pp484-488より改変引用〕

付録2 Matts classification

Grade 1	正常
Grade 2	軽度顆粒状粘膜，軽度接触出血あり
Grade 3	著明な顆粒状粘膜，粘膜浮腫，接触出血，自然出血
Grade 4	自然出血を伴う活動性潰瘍

〔Matts SGF：Q J Med　1961；30：393-407より改変引用〕

付録3 Matts classification（日本語改変版）

Grade 1　正常	血管透見像正常，易出血性なし
Grade 2　軽度	血管透見像なし，易出血性なし，またはごく軽度，自然出血なし 粘膜発赤軽度，微細顆粒状，膿性粘液なし
Grade 3　中等度	血管透見像なし，易出血性あり，自然出血あり 粘膜浮腫状，発赤しやや粗，膿性粘液の付着あり
Grade 4　高度	潰瘍，易出血性，自然出血著明 粘膜浮腫状，膿性粘液の付着あり，腸管の拡張不良

〔丹羽寛文：日内会誌　1993；82：639-643より改変引用〕

各スコアの解説ならびに出典文献の詳細は96～103頁を参照のこと

付録4 Baron score

Grade 0	正常あるいは寛解期： 平坦な粘膜，正常血管透見像，自然出血なし，接触出血なし
Grade 1	軽度：（異常だが非出血性，grade 0 ～ 2 の中間） 発赤，血管透見減少，軽度易出血性
Grade 2	中等度： 強発赤，血管透見消失，びらん，軽い接触による出血， 自然出血なし（内視鏡検査前に）
Grade 3	重症： 自然出血が内視鏡検査前にある，明らかな潰瘍，接触出血もある

〔Baron JH, et al：Br Med J 1964；1（5375）：89-92 より改変引用〕

付録5 改変 Baron score（Feagan index）

Grade 0	正常粘膜
Grade 1	血管透見像異常を伴う顆粒状粘膜
Grade 2	脆弱な粘膜
Grade 3	自然出血を伴う小潰瘍
Grade 4	著明な潰瘍

〔Feagan BG, et al：N Engl J Med 2005；352：2499-2507 に基づく〕

付録6 Mayo endoscopic subscore（Schroeder index）

Grade 0	正常または非活動性所見
Grade 1	軽症（発赤，血管透見像の減少，軽度脆弱）
Grade 2	中等症（著明に発赤，血管透見像の消失，脆弱，びらん）
Grade 3	重症（自然出血，潰瘍）

〔Schroeder KW, et al：N Engl J Med 1987；317：1625-1629 に基づく〕

潰瘍性大腸炎

付録7 Blackstone index

Grade 1：完全寛解期：まったく正常
Grade 2：寛解期：血管透見像の乱れがあるが，易出血・粘膜粗糙は認めない
Grade 3：寛解期：上記所見に加えて凹凸顆粒状の粘膜所見
Grade 4：軽度活動期：びまん性ないし限局性の発赤
Grade 5：軽度活動期：発赤所見と易出血性
Grade 6：中等度活動期：粘液膿性滲出液を認める
Grade 7：中等度活動期：単発ないし多発潰瘍を認める（径5 mm以下，10 cmに10個以下）
Grade 8：重症活動期：大潰瘍（径5 mm以上，10 cmに10個以上）
Grade 9：重症活動期：自然出血

〔Blackstone MO：Raven Press，New York，1984，pp464-496に基づく〕

付録8 Rachmilewitz endoscopic index

評価項目	スコア 0	スコア 1	スコア 2	スコア 4
1：顆粒像（反射光による判定）	なし	—	あり	—
2：血管透見像	正常	弱い/乱れ	まったくない	—
3：粘膜の脆弱性	なし	—	軽度（接触出血）	高度（自然出血）
4：粘膜損傷（粘液，フィブリン，浸出物，びらん，潰瘍）	なし	—	軽度	高度

全スコア：各スコアの合計

〔Rachmilewitz D：Br Med J 1989；298：82-86 より作表〕

付録9 Ulcerative colitis endoscopic index of severity (UCEIS)

評価項目 (最重症部で評価)	スケール	定義
1：血管像	正常（1）	正常血管像 (樹状血管，毛細血管のにじみ・斑状消失)
	斑状消失（2）	血管像の斑状消失
	消失（3）	血管像の完全消失
2：易出血性	なし（1）	出血なし
	粘膜出血（2）	内視鏡挿入時，粘膜表面の線状，縞状の凝固血液 (洗浄で洗い流し可能)
	軽度の出血（3）	管腔内の液状出血
	中〜高度の出血（4）	内視鏡挿入時の明らかな出血 管腔内洗浄後，出血性粘膜からの湧出性出血
3：粘膜損傷	なし（1）	びらん，潰瘍のない正常粘膜
	びらん（2）	白ないし黄色の平坦な小粘膜欠損（＜5 mm）
	表層潰瘍（3）	大きな粘膜欠損（≧5 mm） 白苔を伴った平坦な孤立性潰瘍
	深掘れ潰瘍（4）	辺縁隆起を伴った深い潰瘍

〔Travis SPL, et al：Gut　2012；61：535-542 より改変引用〕

付録10 Ulcerative colitis colonoscopic index of severity (UCCIS)

評価項目	スコア	定義
1：血管像	0	正常血管像
	1	部分的な血管透見
	2	血管像の完全消失
2：顆粒像	0	正常，平滑な光沢
	1	微細顆粒状
	2	粗糙

評価項目	スコア	定義
3：潰瘍	0	正常，粘膜欠損なし
	1	びらん，極小潰瘍
	2	粘液付着を伴った多発浅潰瘍
	3	深掘れ潰瘍
	4	粘膜脱落潰瘍（30％以上）
4：出血/脆弱性	0	正常，出血・脆弱性なし
	1	脆弱，接触により出血
	2	自然出血

UCCIS=3.1×Sum（5区域の血管像スコア合計）+3.6×Sum（5区域の顆粒像スコア合計）
　　　+3.5×Sum（5区域の潰瘍スコア合計）+2.5×Sum（5区域の出血/脆弱性スコア合計）

〔Samuel S, et al：Clin Gastroenterol Hepatol　2013；11：49-54 より改変引用〕

クローン病

付録 11　Crohn's disease endoscopic index of severity (CDEIS)

1. ISRCF（個々の直腸大腸セグメントに認められる深層潰瘍の頻度）
   X_1 =（深層潰瘍が認められるセグメント数）/（観察したセグメント数）　　　$X_1 \times 12 = Y_1$

2. ISRCF（個々の直腸大腸セグメントに認められる表層潰瘍の頻度）
   X_2 =（表層潰瘍が認められるセグメント数）/（観察したセグメント数）　　　$X_2 \times 6 = Y_2$

3. ASSU（観察セグメント当りの病変〈潰瘍性病変を含む〉の広がり[cm]）
   X_3 =（セグメント表面における病変の広がり[cm]の和）/（観察したセグメント数）　　　$X_3 \times 1 = Y_3$

4. ASSU（観察セグメント当りの潰瘍性病変の広がり[cm]）
   X_4 =（セグメント表面における潰瘍性病変の広がり[cm]の和）/（観察したセグメント数）　　　$X_4 \times 1 = Y_4$

5. PRES（非潰瘍性狭窄の有無）
   X_5 = 観察したセグメントにおける非潰瘍性狭窄の有無　0 = なし，1 = あり　　　$X_5 \times 3 = Y_5$

6. PRES（潰瘍性狭窄の有無）
   X_6 = 観察したセグメントにおける潰瘍性狭窄の有無　0 = なし，1 = あり　　　$X_6 \times 3 = Y_6$

$$\text{CDEIS} = \sum_{i=1}^{6} Y_i$$

〔Mary JY, et al：Gut　1989；30：983-989 に基づく〕

付録 12　Simple endoscopic score for Crohn's disease (SES-CD)

評価項目	simple endoscopic score for Crohn's disease values			
	0	1	2	3
潰瘍の大きさ	なし	アフタ性潰瘍 （Φ 0.1〜0.5 cm）	潰瘍 （Φ 0.5〜2 cm）	大潰瘍 （Φ > 2 cm）
潰瘍面積	なし	< 10 %	10〜30 %	> 30 %
病変面積	なし	< 50 %	50〜75 %	> 75 %
狭窄の有無	なし	1 カ所，通過可能	多発，通過可能	通過不能

〔Daperno M, et al：Gastrointest Endosc　2004；60：505-512 より改変引用〕

付録13 Rutgeerts endoscopic score

[スコア]
i0	回腸末端に病変部位が認められない
i1	アフタ性病変数が5未満
i2	アフタ性病変数が5以上（病変と病変の間に正常粘膜を認める）skip lesionまたは病変が回腸結腸吻合部に限局（＜1cm）している
i3	びまん性炎症粘膜を伴う，びまん性アフタ性回腸炎
i4	大きな潰瘍や結節，そして/または狭窄を伴ったびまん性炎症

〔Rutgeerts P. et al：Gastroenterology 1990；99：956-963に基づく〕

付録14 Fukuoka index

隆起性病変（敷石像または炎症性ポリープ）

0点：なし
1点：疎な炎症性ポリープ
2点：散在性に認められるのみ
3点：散在性と密在の中間または狭い範囲（長さ4cm以下）に密在するもの
4点：比較的広範囲に密在するもの

潰瘍性病変（縦走潰瘍，不整形潰瘍または瘢痕）[※1]

0点：なし
1点：瘢痕
2点：開放性か瘢痕か不明
3点：潰瘍が活動性で横径が5mm未満の縦走潰瘍または浅く幅広の不整形潰瘍
4点：潰瘍が活動性で横径が5mm以上の縦走潰瘍または境界鮮明な深い幅広の不整形潰瘍

狭窄[※2]

0点：なし
1点：狭窄部より口側の拡張がなく狭小部分の管腔幅が隣接する正常腸管の1/2以上
2点：口側の拡張がなく狭小部分の管腔幅が1/2以下
3点：管腔の狭小化が著明で口側腸管の拡張を伴う

[※1]：縦走潰瘍は長さ5cm以上とし，5cm未満の場合は不整形潰瘍とした
[※2]：狭窄は十分な空気量が注入された二重造影像で判定した

〔古川尚志，他：日消誌 1997；94：813-825．Sou S, et al：Dig Endosc 2006；18：29-33より改変引用〕

クローン病

付録 15 Lewis score

①		数		長軸方向の病変範囲		類別	
絨毛	正常	0	短い	8	単発	1
	浮腫	1	長い	12	散発	14
			全体	20	びまん性	17
潰瘍	なし	0	短い	5	<1/4	9
	単発	3	長い	10	1/4～1/2	12
	数個	5	全体	15	>1/2	18
	多発	10				

②		数		潰瘍の併存		通過	
狭窄	なし	0	あり	24	可能	7
	単発	14	なし	2	不可能	10
	多発	20				

表に示す項目と数値から，通過時間から計算した小腸の1/3ずつの領域ごとで
① 絨毛（数×範囲×類別）＋潰瘍（数×範囲×類別）を求め，3領域の和に ② を足す．
　Lewis score ＝①（上部小腸）＋①（中部小腸）＋①（下部小腸）＋②

〔Gralnek IM, et al：Aliment Pharmacol Ther　2008；27：146-154 より作表〕

付録 16 Capsule endoscopy Crohn's disease activity index（CECDAI）

A. 炎症スコア	0＝なし 1＝軽度から中等度の浮腫，充血 2＝重度の浮腫，充血 3＝出血，滲出，アフタ，びらん，潰瘍（＜0.5 cm） 4＝中等度の潰瘍（0.5～2 cm），偽ポリープ 5＝大きい潰瘍（＞2 cm）
B. 罹患範囲	0＝なし 1＝単発 2＝散在（多発） 3＝びまん性
C. 狭窄	0＝なし 1＝単発かつ通過 2＝多発かつ通過 3＝通過せず

部位別スコア＝A×B＋C
総スコア＝近位（A×B＋C）＋遠位（A×B＋C）　（通過時間で半分）

〔Gal E, et al：Dig Dis Sci　2008；53：1933-1937 より改変引用〕

付録17 Lémann Score

器官	区分	Upper Endoscopy	Colonos-copy	Abdominal MR Enterography	Pelvic MRI	Abdominopelvic CT Enterography
上部消化管	食道 胃 十二指腸	○		○		○
小腸	20 cm 単位			○		○
結腸および直腸	盲腸 上行結腸 横行結腸 下行結腸 S状結腸 直腸		○	○		○
肛門	肛門			○	○	○

各区分において以下の通りにスコアを評価する

Grade	なし	軽症	中等症	重症
Score	0	1	2	3
狭窄病変	正常	狭窄拡張を伴わない3 mm 未満の壁肥厚	狭窄拡張を伴わない3 mm 以上の壁肥厚	狭窄拡張を伴う狭窄
穿孔性病変	正常	−	腸周囲の脂肪組織の密度増加を伴う貫壁性の裂溝	膿瘍または瘻孔
手術の既往またはその他介入治療	なし	内視鏡拡張術	バイパス，狭窄形成術	切除

〔Pariente B, et al：Inflamm Bowel Dis 2011：17：1415-1422 より改変引用〕

（別府剛志，平井郁仁，松井敏幸）

2. IBD診療におけるコントラバーシーな話題

編者注：各執筆者には，あえてそれぞれの立場になりきって執筆していただいております．

❶ 潰瘍性大腸炎急性期の内視鏡
― 前処置は必要か？

・必要である

　潰瘍性大腸炎急性期の大腸内視鏡検査目的は，診断の確定，炎症範囲の把握と内視鏡重症度診断にある．結果に基づいて治療法を決定することが求められているが，前処置なしでは決定困難な場合があると考える．

　初発例ではアメーバ赤痢やクローン病などとの鑑別がしばしば問題となる．血管透見像の有無を観察し炎症分布がびまん性であることを確認することが診断の基本であるが，前処置なしでは不可能と考える．

　再燃時の重要な鑑別疾患としてサイトメガロウイルス腸炎が挙げられる．潰瘍の深さが重要となるが，残便や粘液が多いと深さの把握は困難である．再燃時には右側結腸の炎症が強い症例もあり，前処置なしのsigmoidoscopyでは重症度を間違える可能性がある．

　自発痛や腹部圧痛が強い場合は，腸管洗浄液服用は避けるべきであるが，この場合も高圧浣腸による前処置と注水洗浄を併用し良好な条件での内視鏡観察を行う必要がある．

　造影CT[1]，腹部超音波検査[2]で大まかな範囲・重症度診断は可能である．前処置なしでの大腸内視鏡検査では造影CT，腹部超音波を超える臨床情報を得ることは期待できない．また，最近では治療効果判定に内視鏡を用いることが多いが，前処置なしの検査では治療後の所見との比較が困難となる．内視鏡検査では鑑別診断と診断の確定，治療効果の比較が可能な状態での検査が要求されているものと考えるため，前処置は必要である．

文献
1) Dignass A, Eliakim R, Magro F, et al : Second European evidence-based consensus on the diagnosis and management of ulcerative colitis Part 1 : Definitions and diagnosis. J Crohn's Colitis 2012 ; 6 : 965-990
2) Yoshida A, Kobayashi K, Ueno F : Possible role of early transabdominal ultrasound in patients undergoing cytapheresis for active ulcerative colitis. Intern Med 2011 ; 50(1) : 11-15

〔遠藤　豊〕

・必要でない

　急性期の潰瘍性大腸炎患者に対して，大腸内視鏡検査（以下，CF）を行う場合に，前処置が必要ないという立場にて解説する．そもそも急性期の潰瘍性大腸炎患者に対し，CFを施行する意義としては，①潰瘍性大腸炎の診断，②潰瘍性大腸炎の治療抵抗例の原因精査の大きく二つに分類できる．まず潰瘍性大腸炎の診断を行う際に，深部大腸を観察する必要性であるが，潰瘍性大腸炎患者の病型分類別頻度は直腸炎型が22％，左側大腸炎型27％，全大腸炎型38％で，これ以外の区域性大腸炎や右側大腸炎型は10％程度である．このことから診断基準である直腸から連続性の病変の観察は

86％の患者でS状結腸までの観察で十分であると考える．

　急性期の患者の場合，もともと下痢が多いため硬便は少なく，S状結腸までの範囲なら前処置をしなくても十分観察に値する．また日常臨床において急性期の患者ではCF挿入にて疼痛を訴える患者が多く，疼痛のため全大腸観察が困難なケースを多々経験する．よって無理に前処置を行っての検査は必要ないと思われる．全大腸炎の患者でもS状結腸までの病変より口側の深部腸管に重い病変を有する患者は少ない．

　次に治療抵抗性を示す潰瘍性大腸炎の場合には，観察のポイントは内視鏡所見の増悪の有無や深掘れ潰瘍，そのほか，サイトメガロウイルス腸炎や偽膜性腸炎の鑑別であるが，深掘れ潰瘍の形成は経験上，直腸になくてもS状結腸に多く認められるため，S状結腸まで観察していれば多くの症例で観察することができる．潰瘍性大腸炎の場合，*Clostridium difficile*（*C. difficile*）の感染がたとえあったとしても，典型的な偽膜形成がない症例が多く，とくに免疫調整薬を使用している患者では内視鏡所見で偽膜がないからといって *C. difficile* の感染がないとはいいきれない[1]．この場合，内視鏡所見よりも便の細菌検査が重要である．サイトメガロウイルス腸炎の併存例でも典型的な内視鏡所見の特徴はない．この場合にも日常診療の経験からS状結腸まで観察できれば十分であると考える[2]．

文献

1) Nomura K, Fujimoto Y, Yamashita M, et al：Absence of pseudomembranes in Clostridium difficile-associated diarrhea in patients using immunosuppression agents. Scand J Gastroenterol　2009；44(1)：74-78

2) Iida T, Ikeya K, Watanabe T, et al：Looking for endoscopic features of cytomegalovirus colitis：a study of 187 patients with active ulcerative colitis, positive and negative for cytomegalovirus. Inflamm Bowel Dis　2013；19(6)：1156-1163

〔加藤真吾〕

2. IBD診療におけるコントラバーシーな話題

編者注：各執筆者には，あえてそれぞれの立場になりきって執筆していただいております．

❷ 寛解導入後に必ず内視鏡をやるべきか？

・客観的評価としてやるべき

IBDでは内視鏡検査による穿孔リスクが高く，生涯繰り返し検査を受けることから，患者の身体的経済的負担も高い．そのため欧州IBD学会内視鏡ガイドライン[1]に記載されているように，得られた情報により治療方針を変更しないのであれば，IBDで内視鏡検査を行うべきではないが，IBDの寛解導入後に客観的評価として，内視鏡検査を施行すべきポイントがある．

まず，IBD寛解導入後の時期として，急性期寛解導入後の短期治療効果判定と，十分寛解が得られ安定した時期の二つの時期がある．潰瘍性大腸炎では，とくに大量出血や高度腹痛のために絶食管理を要するような高度下掘れ潰瘍を認める重症例の寛解導入後では，内視鏡による効果判定が必要と考える．その理由として，臨床寛解が得られていても，ステロイドにより腹痛や炎症値がマスクされていて，出血リスクのある活動期の深い潰瘍が残存し，追加治療を要するケースがあるためである．

寛解導入し潰瘍性大腸炎が安定した時期には，大腸癌（CRC）ハイリスク群に対するサーベイランスCSが必要である．その他，近年では臨床寛解のみならず内視鏡的粘膜治癒が得られた潰瘍性大腸炎例では，再燃，手術率が低下し長期予後が改善するとする報告が増えていることから，内視鏡的粘膜治癒を確認し，治療を調整することも検討できる．

クローン病は，潰瘍性大腸炎と異なり壁全層が炎症の主座で，どこまで粘膜治癒を目指すべきかについてのエビデンスはないが，臨床活動性（CDAIスコア）と内視鏡的活動度は相関しないため[2]，病変評価を目的に内視鏡を施行することに意味がある．また，内視鏡は，CT・MRIでは拾い上げにくい膜様腸管狭窄や，回盲弁狭窄，肛門狭窄などの病変を，もっとも確実に検出でき，これらに対する治療的拡張術も施行可能である．本邦のクローン病ではまだ少ないが，長期罹患例の増加に伴い，今後大腸癌サーベイランスの重要性も増すことが予想される．

文献

1) Annese V, Daperno M, Rutter MD, et al：European evidence based consensus for endoscopy in inflammatory bowel disease. J Crohns Colitis 2013；7：982-1018
2) Peyrin-Biroulet L, Reinisch W, Colombel JF, et al：Clinical disease activity, C-reactive protein normalisation and mucosal healing in Crohn's disease in the SONIC trial. Gut 2014；63：88-95

（国崎玲子，木村英明）

・臨床試験でなければ臨床症状で十分

現在，IBDにおける治療目標は，従来の"臨床症状の改善"から，"粘膜治癒の達成"や"腸管障害（ダメージ）の回避"へとより客観的で

高い次元へと移ってきている．それゆえ，IBD診療における内視鏡の果たす役割が大きくなってきたのは事実である．実際，日々のIBD診療でも寛解導入後に治療効果判定と称して内視鏡検査が盛んに行われている．しかし，IBD患者が日常でもっとも期待するのは臨床症状の改善（臨床的寛解）であり，その苦痛からの解放である．

最近，多くの臨床試験において，寛解導入後の内視鏡検査が試験デザインの観察項目に組み込まれている．このような臨床試験では，一定の基準で異なる症例を評価しないといけないので仕方のないことである．しかし，これらは治療薬（あるいは治療法）のその時点での有効性を客観的に評価する一つの指標であって，その際に得られた内視鏡的改善度が，本当にその後のIBD診療の時間的経過のなかで常に何らかの重要なdecision-makingになるかというと疑問である．実臨床においても，臨床症状の改善が乏しければ，内視鏡所見に基づいて治療変更や強化を行うことはよくある．しかし，臨床的に寛解導入に到達した場合，得られた内視鏡所見に基づいて，どれほどの症例が治療内容を変更するだろうか？　とくに寛解導入後にまだ時間的経過が少ない場合には，内視鏡的に多少の炎症所見が残存していても，しばらくは現行治療を継続することが多いのではないだろうか？患者の症状よりも内視鏡所見に基づく治療介入は時に過剰な治療につながらないだろうか？

このように考えると，はたして寛解導入後の内視鏡検査の意義は何なのだろうか？　もちろん，寛解導入後に行う内視鏡検査のすべてを否定するつもりはない．しかし，治療効果発現までの時間は用いる治療薬の種類や個々の症例で異なり，また内視鏡検査を行う最適なタイミングにも一定の見解がない．したがって，通常のIBD診療では，寛解導入後は基本的には臨床症状で判断し，治療内容の変更を積極的に考える場合には内視鏡検査を検討することで十分ではないかと思われる．IBD診療に携わる者は，多少の不快や苦痛を我慢してでも内視鏡検査を受けるメリットが患者自身にあるのか否かを常に意識して，その適応を判断しないといけない．

（松浦　稔，本澤有介，仲瀬裕志）

2. IBD 診療におけるコントラバーシーな話題

編者注：各執筆者には，あえてそれぞれの立場になりきって執筆していただいております．

❸ クローン病の小腸病変は内視鏡的モニタリングが必要か？

・患者負担が大きく全小腸を評価できない

クローン病において適切な治療介入を行うためには疾患活動性モニタリングが必須であるが臨床症状のみでは十分でないことは知られており，とくに小腸病変では画像モダリティーが重要となる．

小腸内視鏡はその他の画像診断の gold standard としての位置づけとなるモダリティーであるが万能ではない．まずモニタリングは定期的に繰り返し行ってこそ意味があるため，苦痛がなく非侵襲的でさらに被曝を伴わないことが重要である．小腸内視鏡においては苦痛を伴うためセデーションは必須であり，施行中に若干の透視を必要とする．次に病変の評価能が十分である必要がある．内視鏡は可視範囲においては gold standard であるが，観察範囲に制限があることに問題がある．狭窄や癒着がある場合深部の観察は困難となる．また粘膜面を観察するため，それのみでは壁の肥厚や壁外の瘻孔，膿瘍などの病変の評価は困難である．瘻孔性病変は透視の併用によって評価可能となるが，壁そのものや，腸管内腔とある程度の連絡がない膿瘍は評価不能でまた透視である以上画像に陰影の重なりが避けられない．

モニタリングにおいてはこれらが解決されうる MR enterography（MRE）/MR enterocolonography（MREC）や CT enterography（CTE）などの cross sectional imaging が適している[1]．近年 MR では内視鏡的粘膜治癒も高い正確性で検出可能であると報告され[2]，さらに腸管壁および壁外の情報についてはより優れている．また非侵襲的で苦痛は伴わず MR であれば被曝もまったくない．

少なくとも小腸病変の定期的な活動性モニタリングにおいては MRE/MREC で行い，初回の診断やモニタリング結果での二次精査として，そしてバルーン拡張などの治療において小腸内視鏡を用いるというモダリティーを使い分けた診療ストラテジーが重要であろう．

文献

1) Takenaka K, Ohtsuka K, Fujii T, et al：Comparison of magnetic resonance and balloon enteroscopic examination of the small intestine in patients with Crohn's disease. Gastroenterology 2014；147：334-342
2) Takenaka K, Ohtsuka K, Kitazume Y, et al：Correlation of the endoscopic and magnetic resonance scoring systems in the deep small intestine in Crohn's disease. Inflamm Bowel Dis 2015；21：1832-1838

（藤井俊光）

・粘膜治癒判定を行うべき

クローン病治療は，生物学的製剤の登場で大きく進歩したが，成分栄養療法や免疫調節薬で粘膜治癒（MH）が達成可能なクローン病患者も存在する．客観的な指標に基づいて治療介入すべきポイントを見出し，その後の経過をモニタリングすることが重要とされている．

クローン病小腸病変に対する診療におけるポイントの一つは，クローン病小腸活動性病変が大腸活動性病変に比べ，自覚症状やCRPなどに反映される度合いが低く，縦走潰瘍が形成されたり腸管破壊が進行していても，患者も医師も気づかず，対応が後手に回る可能性があるということである[1]．したがって，クローン病小腸病変こそ，客観的指標に基づくモニタリングが重要であるということを強調しておきたい．

　次のポイントは何を治療目標とするかである．上述の事項から，クローン病小腸病変の治療目標を臨床的寛解においてはならないことはご理解頂けると思う．客観的な指標の軽快を確認することが必要であり，その一つがMHである．腸管全層性炎症を病理学的特徴とするクローン病において粘膜面のみを評価するMHが真に適正な治療目標といえるかは議論の余地があるが，現時点での現実的な治療目標としてMHは，必要十分条件とはいえないまでも，妥当な必要条件であると著者は考えている[1]．MHの評価は内視鏡観察がgolden standardであり，他は代替検査である[2]．Rutgeertsらは1990年にクローン病術後の内視鏡的再燃が臨床的再燃に先行して起こることを示している[3]．またわれわれは，インフリキシマブの増量投与移行やアダリムマブへの切り替えのタイミングについて，臨床的症状が出現してからでは，変更後の内視鏡的軽快は得られにくく，適切なデバイスによる定期的な内視鏡モニタリングによって，たとえ臨床的には再燃していなくても内視鏡的な悪化傾向を認めた段階で後手に回ることなく切り替えれば，変更後の内視鏡的軽快が期待できることを示してきた．こうした検討結果から，できうるかぎり，クローン病小腸病変は内視鏡的モニタリングを施行すべきと考えている．

　最後のポイントは，いかにしてクローン病小腸病変の内視鏡的モニタリングを行うかである．パテンシーカプセルによる消化管開通性確認後のカプセル内視鏡検査はMHの評価に低侵襲で有用である[4]．しかし，カプセル内視鏡は高度な狭窄がある症例には使用できず，吻合部付近の詳細な観察も不得手である．こうした場合には細径内視鏡[2]やバルーン内視鏡による検査が有用で，十分な鎮静を行えば，検査中の被検者の苦痛は少ない．問題は高度な活動性病変，狭窄，瘻孔などで必要な範囲の内視鏡観察が困難な場合であるが，この場合には内視鏡的選択造影が非常に有用である．口側よりバリウムを流す小腸造影と異なり，粗大病変近傍で行う選択造影は，高度な技量を要さず，情報量の多い，補助的検査法であり，体位変換や圧迫を併用して丁寧に観察する．とくにバリウム造影可能な専用チューブ（福大筑紫式小腸造影ゾンデ，クリエートメディック社製）は裂溝の描出や狭窄の正確な局在把握など，精度の高い小腸検査が可能で，非常に有用である．

　個々のクローン病患者の病変の状態に適した小腸内視鏡検査法の選択で，後手に回らないクローン病診療を心がけること，その意義をクローン病患者にご理解頂くことも重要な事項である．

文献

1) 渡辺憲治，細見周平，野口篤志，他：クローン病におけるカプセル内視鏡の意義と課題—適正使用に向けて．日消誌　2015；112：1259-1269
2) Morimoto K, Watanabe K, Noguchi A, et al：Clinical impact of ultrathin colonoscopy for Crohn's disease patients with strictures. J Gastroenterol Hepatol　2015；30 Suppl 1：66-70
3) Rutgeerts P, Geboes K, Vantrappen G, et al：Predictability of the postoperative course of Crohn's disease. Gastroenterology　1990；99：956-963
4) Leighton JA, Watanabe K, Argüelles-Arias F, et al：Video Capsule Endoscopy in Suspected Crohn's Disease. Keuchel M, Hagenmüller F, Tajiri H（eds.）：Video Capsule Endoscopy：A Reference Guide and Atlas. 2014, 221-230, Springer, Verlag Berlin Heidelberg

〈渡辺憲治，野口篤志，鎌田紀子〉

❹ クローン病小腸狭窄に対するバルーン拡張術後の再拡張は症状再発時まで待つか？

編者注：各執筆者には，あえてそれぞれの立場になりきって執筆していただいております．

・定期検査で再狭窄があれば行う

　生物学的製剤など強力な薬物療法が登場し，クローン病自体の病勢は以前よりコントロールしやすくなったといえるが，決して疾患自体を治癒させるわけではない．この点が，他の原因による小腸狭窄と大きく異なることを注意する必要がある．たとえば NSAIDs による小腸狭窄であれば，拡張術後に NSAIDs の再内服がなければ，再狭窄はまずない．一方クローン病では，維持療法によって臨床的には寛解が維持されていても（CRP 陰性，CDAI 150 以下），ダブルバルーン内視鏡（DBE）で観察すると潰瘍が存在することはよく経験する．このため内視鏡で定期的に観察して，粘膜の状態を適切に評価し，最適な治療戦略を組むことが推奨されている．拡張術後も同様であり，前回拡張術を行った部位の開存や他部位の新規の狭窄の有無を確認し，適切に拡張術を追加していくことが大切である．完治しない疾患であるからこそ "maintenance" 的な考え方での対応が必要で，それによって長期に外科手術が回避できると考えている．

　拡張目標径についてはコンセンサスは得られていないが，われわれは初回 12 mm，維持期では 15 mm を目標としている．この点を踏まえて，初回治療で，① すべての狭窄を 12 mm 以上まで拡張→次回 1 年後，② 12 mm 未満の拡張に留まった，あるいは残存狭窄がある→次回 3～6 カ月後，に観察と追加拡張することを原則としている．最終的にすべての狭窄が 15 mm まで拡張できれば，その後は病勢評価もかねて 1～2 年ごとに DBE を行っている．

　症状が出てからの追加拡張では，患者の QOL を損ねるだけでなく，狭窄はすでに tight になり拡張術自体のリスクも高くなる．また，tight な狭窄により口側腸管の炎症の増悪や瘻孔が出現し，外科手術を選択しなければならなくなる可能性も高くなると考える．

（砂田圭二郎）

・症状発現まで待って行う

　クローン病の小腸狭窄バルーン拡張術（EBD）の問題点は頻回の再拡張を必要とする点にある．初回 EBD の適応は "狭窄に関連する症状があり長さ 5 cm 以下で潰瘍・高度屈曲・瘻孔がない[1]" である．再拡張の適応を考える場合，EBD の長期経過，クローン病における小腸画像経過観察法と検査間隔，偶発症を考慮する必要がある．

　小腸 EBD 後の長期経過は明らかではなく現在進行中の厚生労働省研究班の研究結果を待つ必要がある．小腸画像評価は MRE（MR enterography）が推奨されているが，EBD 適応となる短い狭窄病変[2]の同定率は内視鏡に比べて劣る．このため EBD 後の狭窄はバルーン内視鏡で定期的に経過観察せざるをえない症例が

多い．検査間隔は最短1年ごとと推察される．EBDで60〜83％の外科手術回避が可能だが，穿孔を含む8〜9％[1]の偶発症を伴う．クローン病ではバルーン内視鏡挿入による穿孔率も高い点にも注意が必要である．

われわれは初回EBD後，腹満感や通りの悪い感じに注意するように患者指導を行い，軽い通過障害症状を有する例に再拡張を行っている．初回15 mm拡張での再拡張期間の多くは1年以上である．再拡張時に高度狭窄でEBD困難例はなく，1年間隔の定期内検査時の予防的EBDと症状再発でのEBD施行との差は1年未満と考えられる．穿孔リスクを考慮し，症状再発時にEBDを行うべきと考えている．

文献

1) Yamagami H, Watanabe K, Kamata N, et al：Small bowel endoscopy in inflammatory bowel disease. Clin Endosc 2013；46：321-326
2) Takenaka K, Ohtsuka K, Kitazume Y, et al：Comparison of magnetic resonance and balloon enteroscopic examination of the small intestine in patients with Crohn's disease. Gastroenterology 2014；147：334-342

（遠藤　豊）

3. IBD 診療において陥りやすいピットフォール （症例ケース）

❶ 潰瘍性大腸炎
―急性増悪？それとも感染性腸炎の合併？

【症例1】60歳代，男性（図1）
　主　訴：腹痛，発熱（38.5℃），悪寒，水様性下痢
　現病歴：潰瘍性大腸炎，左側大腸炎型に対し 5-ASA 2.25 g/日により寛解維持療法中に，悪寒を伴う発熱とともに下腹部痛と水様性下痢(1日20回以上)が出現し即日入院となった．
　入院時血液検査所見：WBC 8,600/μl, CRP 9.4 mg/dl, Hb 14.1 g/dl, Alb 3.4 g/dl
　大腸内視鏡検査所見（発症4日目）：直腸に潰瘍の散在，S状結腸から盲腸にかけて比較的びまん性の発赤・浮腫・白斑，回盲弁上に白苔を有する潰瘍を認めた．
　入院後経過：入院後に便細菌検査で *Campylobacter jejuni* が同定され，保存的治療のみで軽快，退院した．

【症例2】20歳代，女性（図2）
　主　訴：発熱（37.5〜38℃），下痢（1日4〜5回，軟便〜下痢），粘血便
　現病歴：約3年前に発症した潰瘍性大腸炎，全大腸炎型，再燃寛解型，ステロイド依存性の難治例．5-ASA 4.0 g/日にアザチオプリン（AZA）50 mg/日を追加併用しプレドニゾロン（PSL）離脱に成功するも，早期に再燃をきたし，インフリキシマブ（IFX）治療導入により寛解，5-ASA・AZA・IFXで維持治療中，発熱を伴う下痢，粘血便を認め当院を紹介受診．
　受診時血液検査所見：WBC 10,690/μl, CRP 1.8 mg/dl, Hb 12.2 g/dl, Alb 3.4 g/dl
　大腸内視鏡検査所見（受診時）：直腸から下行結腸を中心に表層性潰瘍を伴うびまん性の炎症を認めた．
　受診後経過：受診時の便迅速検査で *C.difficile*（CD）toxin 陽性が指摘され（便培養で病原菌は陰性），メトロニダゾール（MNZ）0.5 g/日を開始，1週間後には1日1回の有形便となり，粘血便も消失し臨床的に寛解となった．

【症例3】70歳代，女性（図3）
　主　訴：腹痛，下痢（1日5〜6回），血便
　現病歴：70歳頃に潰瘍性大腸炎，全大腸炎型

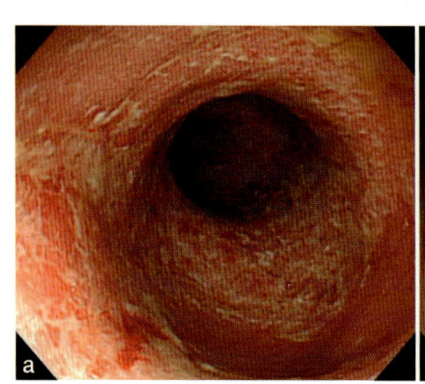

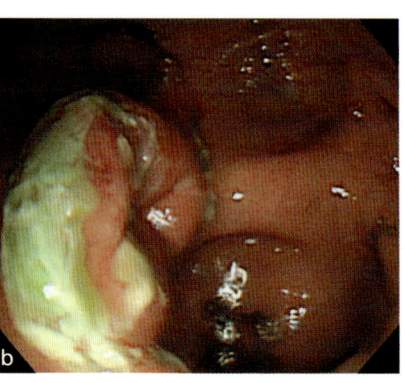

図1　症例1
a：直腸
b：盲腸（回盲弁）

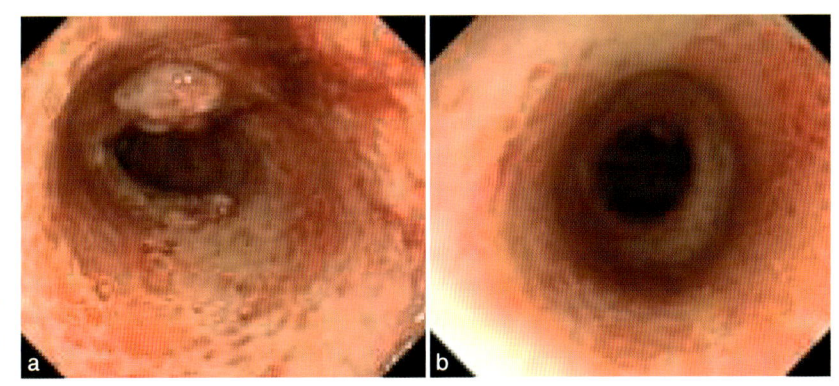

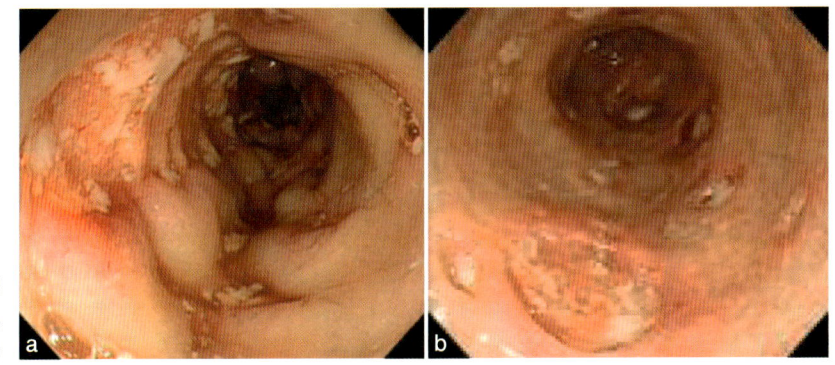

図2 症例2
　a：S状結腸
　b：下行結腸

図3 症例3
　a：下行結腸
　b：S状結腸

を発症し，再燃寛解を繰り返した．AZA・メルカプトプリン（6-MP）に不耐性を示し，約1年前からPSL依存性となっていた．再燃時PSL 30 mg/日に増量するも抵抗性のため入院．

　入院時血液検査所見：WBC 18,080/μl, CRP 12.4 mg/dl, Hb 8.6 g/dl, Alb 2.8 g/dl

　大腸内視鏡検査所見（入院時）：全大腸に深掘れ潰瘍が散在し，白苔は薄く，背景粘膜には浮腫を認めた．

　入院後経過：内視鏡所見からサイトメガロウイルス（CMV）感染を疑い，C7-HRP陽性かつ生検で封入体が確認されCMV腸炎と診断，ガンシクロビル（GCV）の投与とPSL減量により軽快した．

【鑑別のポイント】

　潰瘍性大腸炎再燃時には，常に感染性腸炎合併の可能性を疑い感染因子に関する適切な検査を実施する．食中毒菌感染では一般的に潰瘍性大腸炎再燃に比べ急性経過を示し発熱やCRP値も高度である．CDやCMV感染はPSLや免疫調整薬併用例での合併が多い．内視鏡所見では，カンピロバクター腸炎では回盲弁上の潰瘍，サルモネラ腸炎では右側結腸有意の出血性びらん，O-157腸炎では右側結腸の全周性の出血性びらんと著明な全層性浮腫が特徴的である．CMV腸炎では深掘れ潰瘍が多く，乏しい潰瘍周囲の炎症や薄い白苔も診断の参考となる．潰瘍性大腸炎に合併するCD腸炎では，一般的に偽膜形成を認めない．CMVやCD感染合併例では，抗ウイルス薬や抗菌薬のみでは病状に改善を認めない場合も多く，慎重で適切な内科治療が必要である．

（中村志郎，河合幹夫，佐藤寿行）

❷ 潰瘍性大腸炎　急性増悪？　それとも5-ASAアレルギー？

　5-アミノサリチル酸（aminosalicylic acid；ASA）製剤開始1～4週間後に，下痢・血便・腹痛・発熱といった症状が出現することがある．この病態は5-ASAアレルギーと呼ばれている．5-ASAアレルギーの症状は，潰瘍性大腸炎の症状と似ているため，潰瘍性大腸炎の増悪との鑑別が問題となる．

【症例】20歳代，女性

経過：20XX年12月下旬より発熱・下痢を認め，翌年1月中旬に前医で潰瘍性大腸炎と診断された．5-ASA製剤が開始され，血便・下痢は改善した．しかし，2月上旬より発熱・腹痛・下痢を認めるようになり，2月中旬に前医に入院した．ステロイド静注療法が開始され腹部症状は改善したが，38℃台の発熱が持続するため，転院となった．

入院後経過：5-ASAアレルギーを疑い，5-ASA製剤を中止したところ翌日より解熱した．

【鑑別のポイント】

　5-ASAアレルギーを疑うのは，このように潰瘍性大腸炎の初発例である．5-ASA製剤開始後数週間以内に発熱や腹部症状の増悪を認めた場合は，5-ASAアレルギーの可能性を考え5-ASA製剤を休薬する．休薬後，数日で症状が軽快した場合は5-ASAアレルギーを疑う．5-ASAアレルギーを疑った場合，5-ASA製剤の投与を再開するのか難しいところである．5-ASAアレルギーは5-ASAそのものへの反応のこともあるが，基剤への反応が関与している場合もあり，製剤の変更が有効なこともある[1]．また，少量から再開する脱感作も有効であることもある．

　5-ASAアレルギーを見逃さないことは重要であるが，5-ASA製剤は潰瘍性大腸炎の基本治療薬であり，5-ASA製剤が使えないとその後の患者の経過に大きな影響を与えることが多いので，安易に5-ASAアレルギーのレッテルを貼らないことも大事である．

文献

1) Giaffer MH, O'Brien CJ, Holdsworth CD：Clinical tolerance to three 5-aminosalicylic acid releasing preparations in patients with inflammatory bowel disease intolerant or allergic to sulphasalazine. Aliment Pharmacol Therap 1992；6：51-59

（松岡克善，渡辺　守）

❸ 潰瘍性大腸炎
―急性増悪？ それとも IBS 症状？

　過敏性腸症候群（IBS）は，便通異常と腹痛を主症状とする機能的腸疾患の代表で，頻度の非常に多い疾患である．また，寛解状態にある IBD 患者において高頻度に IBS 症状を合併することも知られている[1]．実際の臨床現場においても，潰瘍性大腸炎の増悪か IBS 症状なのかの鑑別に迷う状況には頻繁に遭遇する．

　症例（図）は左側大腸炎型潰瘍性大腸炎（20歳代男性）である．難治であったが抗 TNFα 抗体製剤と局所製剤・免疫調節薬を併用して数カ月後に寛解導入が可能であった．休職後試験的に職場復帰したところ下痢が増悪し，再燃を疑い内視鏡を行ったところ寛解所見のみであった．IBS 下痢型に対する投薬と，内視鏡にて再燃への不安から解放されたこともあって症状は軽快，職場へも完全復帰が可能となった．

　このように，問診や血液検査だけでは時として困難な潰瘍性大腸炎急性増悪と IBS 症状との鑑別に内視鏡検査は有用である．今後はカルプロテクチンなどの便中マーカーなど，より侵襲の少ない方法も活用しながら鑑別診断を進めていくべきであろう．

文　献

1) Farrokhyar F, Marshall JK, Easterbrook B, et al：Functional gastrointestinal disorders and mood disorders in patients with inactive inflammatory bowel disease：prevalence and impact on health. Inflamm Bowel Dis　2006：12：38-46

（小林　拓）

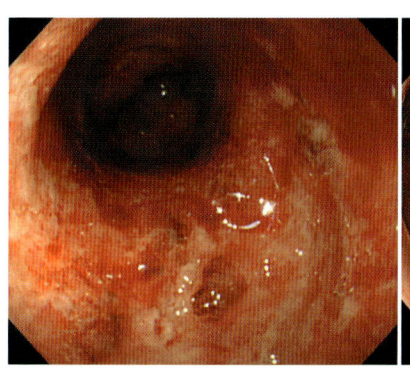

抗 TNFα 抗体治療前内視鏡（直腸）　　症状再燃時の内視鏡（直腸）

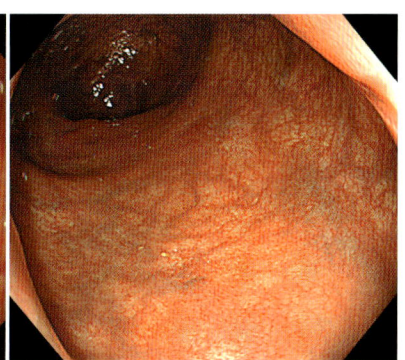

図

3. IBD診療において陥りやすいピットフォール （症例ケース）

❹ クローン病の増悪？ それとも感染？
（肛門周囲膿瘍，腹腔内膿瘍）

【症例】45歳，男性．回腸のクローン病変に対し生物学的製剤が導入された．肛門狭窄，排膿を伴う痔瘻を合併していたが，細径内視鏡は通過し（図1），肛門周囲の腫脹がなく，ドレナージされていると判断された．生物学的製剤投与3日後に肛門左側の腫脹が急速に悪化し（図2），造影上，狭窄と瘻孔を認めた（図3）．

本来，狭窄病変や膿瘍に対する生物学的製剤投与は禁忌である．腸管の狭窄病変では内視鏡的バルーン拡張術＋生物学的製剤投与が奏功する症例もみられるが，膿瘍は，活動期にあるクローン病変に穿孔性病変が合併することにより引き起こされる．したがって，クローン病，腹腔内膿瘍合併例に対しては，内視鏡的バルーン拡張術や生物学的製剤の適応はなく，膿瘍ドレナージや手術が選択される．

クローン病の肛門病変も同様の病態である．一般的な痔瘻，肛門周囲膿瘍と同様の機序で発生する場合もあるが，多くは活動期にある直腸肛門部のクローン病変が穿孔することにより膿瘍が形成されると捉えるべきで，これが難治性

図1 大腸内視鏡検査
直腸肛門管に全周性狭窄を認めたが，細径内視鏡は通過した．瘻孔は確認できなかった．

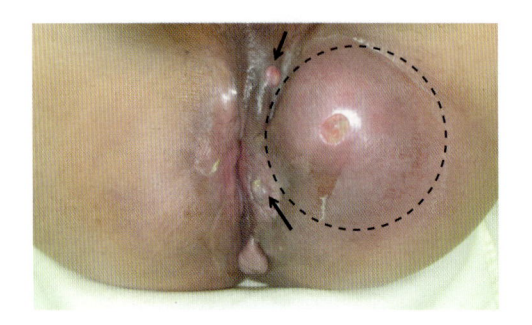

図2 肛門所見
痔瘻二次口を1時，3時方向に認める（矢印）．生物学的製剤投与3日後に肛門左側の著明な腫脹（点線）を認めた．

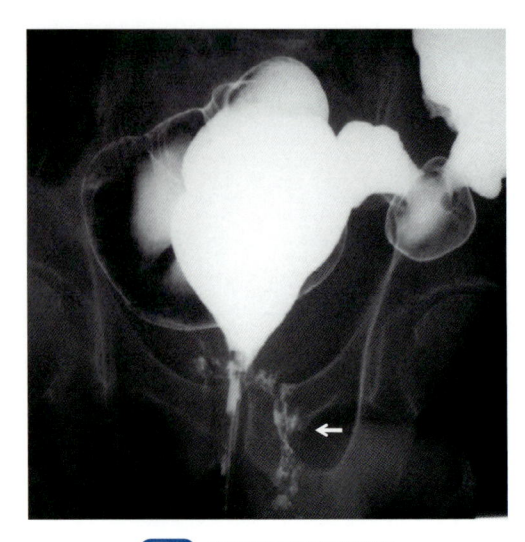

図3 直腸肛門部造影検査
直腸肛門管の狭窄および高位の瘻孔形成（矢印）を認めた．

たるゆえんである．しかし重度の直腸肛門病変では手術＝直腸切断術，永久的人工肛門造設となるため，姑息的に肛門拡張術，膿瘍ドレナージ＋生物学的製剤投与が選択される場合も少なくない．膿瘍や狭窄病変の評価が十分になされていない症例，つまり非適応症例に対する安易な生物学的製剤投与ではクローン病肛門病変，とくに肛門周囲膿瘍が増悪する可能性を認識しておく必要がある．要するに，病変部位にかかわらず生物学的製剤投与前には，膿瘍ドレナージや，狭窄拡張に加え，感染コントロールを行う必要がある．高度狭窄症例や感染コントロールが不十分な症例では，生物学的製剤投与による膿瘍増悪，さらに敗血症へ進展する可能性を意識するべきである．直腸肛門病変のみならずすべての腸管病変に対し，生物学的製剤の導入や増量の前には狭窄，膿瘍を造影，CT，MRIで評価し，適切に拡張，ドレナージを行い感染状態から離脱することが必須である．本症例は膿瘍ドレナージ，人工肛門造設により軽快したが，その後放置し発癌した．活動性の持続した，狭窄を伴う穿孔性クローン病変では発癌リスクが高いことも念頭に総合的に治療方針を立てる必要がある．

（内野　基，池内浩基）

索　引

数　字

5-アミノサリチル酸（5-ASA）　135, 178
　　――アレルギー　178, 252
6-メルカプトプリン（6-MP）　135

和　文

あ

アザチオプリン　135
アダリムマブ　108, 142, 156, 157
アフタ　26, 31, 34
アメーバ性大腸炎　22, 46, 81

い

イレウス　186
インジゴカルミン　35, 226
インフリキシマブ　108
萎縮像　132
萎縮瘢痕帯　44

う

打ち抜き潰瘍　29

え

栄養体　47
円形潰瘍　77, 78
炎症性腸疾患
　――，基本肉眼型　78
　――，自然史　90
　――，治療目標　90
　――，肉眼副所見　78
炎症性ポリープ　80, 132
炎症性ポリポーシス　77, 78

お

横断的画像診断法　62, 140, 246
帯状潰瘍　44

か

カプセル内視鏡　146, 154, 206, 212, 216, 247
　――排出遅延　213
　潰瘍性大腸炎における――　10
　クローン病疑い症例の――像　216
　クローン病における小腸――　207, 209
　小腸用――　206
　大腸――　206
カンピロバクター腸炎　49
外陰部潰瘍　37
開放性潰瘍　38
回盲部病変　20
潰瘍
　――性病変の分類　166
　――瘢痕　38, 132
　帯状――　44
　外陰部――　37
　開放性――　38
　再発性アフタ性――　37
　縦走――　31, 36, 40, 41, 54, 77, 78, 80
　樹枝状――　28
　線状――　51
　地図状――　219
　輪状――　77, 78
潰瘍性大腸炎　33, 80
　――，カプセル内視鏡　210
　――，急性期　242
　――，急性増悪　250, 252
　――，血液・生化学的検査　18
　――，厚生労働省研究班の活動期内視鏡所見による分類　25, 96, 234
　――，細菌学的・寄生虫学的検査　18
　――，重症例　19
　――，身体所見　17
　――，診断確定　18
　――，診断的アプローチ　16
　――，生検　79
　――，腸管外合併症　17
　――，典型的内視鏡所見　24
　――，発症年齢　17
　――，病型分類別頻度　242
　――，右側／区域性大腸炎型　25
　――，再燃寛解型　17
　――，左側大腸炎型　25
　――，初回発作型　17
　――，全大腸炎型　25
　――，直腸炎型　25
　――，治療抵抗性　165, 243
　――，難治性　162
　――，慢性持続型　120, 122
潰瘍性大腸炎に伴う大腸癌　222
拡大内視鏡　106
拡張目標径　248
拡張用バルーン　195
核内封入体　49
画像強調内視鏡　106
家族歴　17
過敏性腸症候群　129, 253
寛解導入　104, 108, 114, 244
　――効果　109
感染性腸炎　18, 250
乾酪性肉芽腫　44

き

キャストフード®　193, 202
ギランバレー症候群　49
偽憩室　132
機能的端々吻合　147, 148
偽ポリポーシス　29
偽膜　172, 173
偽膜性大腸炎　47, 171
狭窄（肛門）　147
狭窄（小腸）　187, 193, 248
　――，質的評価　186
　――，存在診断　186
　――，内視鏡観察　194
　　複数――　196
　　吻合部――　150
狭窄形成術　148, 232
虚血性腸炎　33, 80
　――における生検　79

く

クォンティフェロン®　45
クローン病　31, 80, 145, 229, 230, 246
　――，潰瘍像　217
　――，カプセル内視鏡　207, 209
　――，血液・生化学検査　21
　――，高齢発症　153
　――，再発　149
　――，自然史　86
　――，術後再発　145
　――，小腸狭窄　187, 248
　――，小腸病変　247

―，初期症状 20
―，身体所見 20
―，診断確定 21
―，診断的アプローチ 20
―，生検 79
―，増悪 254
―，腸管外合併症 19
―，治療強化 151
―，典型的内視鏡所見 31
―，内視鏡的再発 145, 147
―，発症年齢 19
クローン病を疑う小腸炎 216
――のカプセル内視鏡像 216
クローン病関連腫瘍 229, 230, 231
クローン病診断基準 31
黒丸分類 44

け

血液・生化学的検査 18, 21, 87
血管透見像消失 26
血性下痢 17
結節性紅斑 37
原発性硬化性胆管炎 222

こ

5類感染症 46
抗TNFα抗体製剤 108, 135, 139
――大規模試験 92
――治療前後のモニタリング 112
膠原線維性大腸炎 80
酵素免疫法 172
広範粘膜脱落 29
肛門狭窄 147
肛門周囲膿瘍 254
極細径内視鏡 147

さ

サーベイランス（内視鏡） 222, 229, 230, 232
　潰瘍性大腸炎における―― 222
　クローン病における―― 231
　内視鏡的バルーン拡張術後の―― 200
サイトメガロウイルス 36, 49, 58, 104, 105
――感染 109
――感染合併 162
――抗原陽性白血球 49
――の組織診断 163
―― -DNA copy 数 168

腸管局所――再活性化 165
human――：HCMV 162
human―― antigenemia 法 163
サイトメガロウイルス腸炎 49, 81, 242
――の潰瘍形成機序 165
細顆粒状粘膜 26
細菌学的・寄生虫学的検査 18
再発性アフタ性潰瘍 37

し

敷石像 31, 33, 40, 54, 80, 217
自然出血 29, 219
疾患活動性モニタリング 86, 246
樹枝状潰瘍 28
縦走潰瘍 31, 36, 40, 41, 54, 77, 78, 80
小黄色点 26
消化管運動低下 213
消化管開通性評価 212
焼灼療法 51
小腸炎（診断未確定の） 216
小腸狭窄 →「狭窄」の項を見よ
小腸用カプセル内視鏡 206
痔瘻 42
――一次口 231
――二次口 254

す

ステロイド強力静注療法 104

せ

性感染症 46
生検 79
――部位 80
成分栄養療法 246
接触性出血（脆弱性） 28
穿孔
――リスク 249
小腸――の推定メカニズム 75
線状潰瘍 51
前処置 242
選択的造影 72, 194

そ

組織分解能 156

た

タクロリムス 110, 114
――急速飽和療法 116
――，至適トラフ値 115
タコイボ様びらん 46
大腸カプセル内視鏡 206

大腸内視鏡検査 124
滞留 156
竹の節状（様）外観 34, 40, 54
単純性潰瘍 37
端々吻合 148
　機能的―― 147, 148

ち

地図状潰瘍 219
虫垂開口部病変 26
中毒性巨大結腸症 70, 104, 174
超音波検査 67
腸管外アメーバ症 46
腸管外合併症
　クローン病の―― 19
　潰瘍性大腸炎の―― 17
腸管ベーチェット病 37, 80
腸間膜付着側 33, 78, 80
腸結核 21, 44, 81
腸内細菌叢 170
直腸肛門管 231, 254
直腸肛門管癌 229
治療抵抗潰瘍性大腸炎 165, 243
治療 step up 129
鎮静 147

て

デクスメデトミジン塩酸塩 74

と

トラフ値依存性 114

な

内視鏡的拡張術 160
内視鏡的活動性スコア 96
内視鏡的寛解 87, 91 →「粘膜治癒」の項も見よ
内視鏡的再発 145, 147
内視鏡的（下）選択造影 146, 247
内視鏡的バルーン拡張術 58, 150, 186, 193, 231
――後のサーベイランス方針 200
――後の再拡張 202, 248
――後の治療方針 200
――抵抗性狭窄 232
難治性潰瘍性大腸炎 162

ね

粘血便 17
粘膜橋 132
粘膜治癒（mucosal healing） 87,

索　引 | 257

―― 90, 91, 244
――, 潰瘍性大腸炎 121, 124, 134
――, クローン病 139, 148, 246
粘膜治癒率 92
粘膜の線維化 132

の
ノッチ様陥凹 34, 41, 55
膿性白苔付着 28
膿瘍
　肛門周囲―― 254
　腹腔内―― 254

は
パテンシーカプセル 146, 156, 208, 212, 217, 247
バリウム 154
バルーン内視鏡 31, 147, 154, 232, 247
パロモマイシン 47
バンコマイシン 173

ひ
非乾酪性類上皮細胞肉芽腫 31, 42, 56, 81
皮垂 42
被曝 155, 156
皮膚症状 37
病院内伝播 176
びらん 28, 40, 42
　タコイボ様―― 46
非連続性病変 26

ふ
フィダキソマイシン 173
プレドニゾロン 106
封入体 164
腹腔内膿瘍 254
服薬状況 17
不整形〜類円形潰瘍 33
不整形潰瘍 40, 42
吻合術式 147
吻合線 149
吻合部狭窄 150
吻合部虚血 149
糞便検査 87

へ
ヘガールブジー 231
ペチジン塩酸塩 70
ヘパリン 105
便潜血反応 140

便中カルプロテクチン 140, 253
便中カルプロテクチン・ラクトフェリン定量法 18
便中ヘモグロビン定量法 18

ほ
ポリポーシス
　炎症性―― 77, 78
　偽―― 29
放射線照射後の晩期後遺症 50
放射線腸炎 50
発赤 26

み
ミダゾラム 70

め
メサラミン 178
メトロニダゾール 47, 173
免疫調節薬 246

も
モニタリング 131, 145, 246
　抗TNFα抗体製剤治療前後の―― 112
　疾患活動性―― 86, 246
モニタリング・サーベイランス 57
目標拡張径 195
問診 16

や
薬剤のアドヒアランス 125

り
理学的所見の取り方 16
輪状潰瘍 77, 78
臨床的寛解 124, 245
　――率 92

欧文

B
back wash ileitis 69, 218
Baron score 97, 235
binary toxin 170
BioShield® irrigator 193
Blackstone index 98, 236

C
Campylobacter jejuni 49
capsule endoscopy → 「カプセル内視鏡」の項も見よ
　colon ――；CCE 206
　small bowel ――；SBCE 206
capsule endoscopy Crohn's disease activity index；CECDAI 101, 157, 240
Clostridium difficile 47, 104, 170, 243
　――トキシン 48
　非偽膜性――腸炎 171
colitic cancer 120, 122
collagen band 51
collagenous colitis 51
colon capsule endoscopy；CCE 206
comb sign 63
conscious sedation 74
creeping fat 65
Crohn's disease activity index；CDAI 139
Crohn's disease endoscopic index of severity；CDEIS 100, 140, 159, 238
cross sectional imaging → 「横断的画像診断法」の項を見よ
CT 62, 66
CT enterography；CTE 62, 140, 154, 246
CT enteroclysis 154
cytomegalovirus；CMV → 「サイトメガロウイルス」の項を見よ
cytoplasmic inclusion body 164

D
discrete ulcer 33
double-balloon endoscopy 157
drug-induced lymphocyte stimulation test；DLST 178
dysplasia 222
　high-grade―― 227

E
endoscopic balloon dilation；EBD → 「内視鏡的バルーン拡張術」の項を見よ
endoscopic index；EI 96
Entamoeba histolytica 46
enzyme immunoassay；EIA 172
European Society of Gastrointestinal Endoscopy；ESGE 209

F
Feagan index 235

fecal microbiota transplantation；FMT　173
fidaxomicin　173
Fukuoka index　101，239

G

glutamate dehydrogenase；GDH　172
granulocyte macrophage-colony stimulating facter；GM-CSF　162

H

high-grade dysplasia　227

I

inflammatory bowel disease；IBD → 「炎症性腸疾患」の項を見よ
inflammatory bowel disease unclassified；IBDU　72
indeterminate colitis　72
in-situ DNA probe　163
International Organization for Study Inflammatory Bowel Disease；IOIBD　139
irritable bowel syndrome；IBS　129，253

L

Lémann score　102，241
Lewis score　101，157，240

M

magnetic resonance index of activity；MaRIA　156
Matts classification　97，234
──，病理学的分類　133，134
Mayo スコア〔Mayo endoscopic subscore（Schroeder index）〕69，93，97，124，133，134，235
MR enteroclysis　154
MR enterocolonography；MREC　156，246
──シークエンス　156，158
MR enterography；MRE　62，140，154，246
MRI　62
mucosal healing → 「粘膜治癒」の項を見よ
mucosal PCR 法　163
mucosal tears　51
Mycobacterium tuberculosis　44

N

NAPI/BI/027　170
Narrow Band Imaging；NBI　226
neoterminal ileum　147

P

polymerase chain reaction；PCR　172
primary response　109
primary sclerosing cholangitis；PSC　222

R

Rachmilewitz endoscopic index　98，236
re-set 療法　192
Rutgeerts endoscopic score　100，140，239

S

Schroeder index → 「Mayo スコア」の項を見よ
sigmoidoscopy　106，242
Simple endoscopic score for Crohn's disease；SES-CD　100，140，159，238
single-balloon endoscopy　157
skin tag　42
small bowel capsule endoscopy；SBCE　206
sporadic cancer　228
step biopsy　226

T

target biopsy　226
target sign　63
toxin A　170
toxin B　170
treat-to-target strategy　139，153
TTS（through the scope）バルーン　72
tumor necrosis factor a；TNFa　162

U

Ulcerative colitis colonoscopic index of severity；UCCIS　98，237
Ulcerative colitis endoscopic index of severity；UCEIS　98，237
ULTRA 1，2　112
ultrasonography；US　62

V

vancomycin　173

W

water exchange method　194

実臨床に役立つ IBD 内視鏡
―診断・モニタリング・サーベイランス―

2015年10月10日　第1版1刷発行

監　修	日比　紀文, 山本　博徳
編　集	久松　理一, 矢野　智則
発行者	増永　和也
発行所	株式会社 日本メディカルセンター
	東京都千代田区神田神保町1-64（神保町協和ビル）
	〒101-0051　TEL 03(3291)3901㈹
印刷所	三報社印刷株式会社

ISBN978-4-88875-282-4

Ⓒ 2015　乱丁・落丁は，お取り替えいたします．

本書に掲載された著作物の複製・転載およびデータベースへの取り込みに関する許諾権は日本メディカルセンターが保有しています．

JCOPY ＜出版者著作権管理機構　委託出版物＞

本書のコピーやスキャン等による無断複製は著作権法上での例外を除き禁じられています．複製される場合は，そのつど事前に，出版者著作権管理機構（電話 03-3513-6969，FAX 03-3513-6979，e-mail : info@jcopy.or.jp）の許諾を得てください．